Hans Peter Meier-Baumgartner
Ulrike Dapp
Jennifer Anders

Aktive Gesundheitsförderung im Alter

Ein neuartiges Präventionsprogramm für Senioren

2., aktualisierte und erweiterte Auflage

Verlag W. Kohlhammer

2., aktualisierte und erweiterte Auflage 2006

Alle Rechte vorbehalten
© 2004/2006 W. Kohlhammer GmbH Stuttgart
Umschlag: Gestaltungskonzept Peter Horlacher
Gesamtherstellung:
W. Kohlhammer Druckerei GmbH + Co. KG, Stuttgart
Printed in Germany

ISBN-10: 3-17-019327-9
ISBN-13: 978-3-17-019327-7

Kohlhammer

Geleitwort zur zweiten Auflage

Mit Abschluss des dritten Teils der Hausarztstudie, einer Projektreihe am Albertinen-Haus in Hamburg, ist die Herausgabe einer erweiterten und überarbeiteten Version des Buchs „Aktive Gesundheitsförderung im Alter„ erforderlich geworden.

Viele Interessenten haben dafür gesorgt, dass die erste Auflage rasch vergriffen war.

Das allein finde ich schon beeindruckend: Wann werden einem die eigentlich unbequemen Botschaften der Prävention schon regelrecht aus der Hand gerissen?

Das Geheimnis liegt offenbar in der einfachen und überzeugenden Anleitung zur Erarbeitung und Umsetzung eines individuellen Präventionskonzepts, das auf die Bedürfnisse von Durchschnittsbürgern zugeschnitten ist und auf Eigenverantwortung baut. Mit struktur- und professionsübergreifender Vernetzung wird zudem Nachhaltigkeit gewährleistet.

Es ist deshalb nur folgerichtig, dass der erste Platz des Deutschen Präventionspreises 2005 diesem innovativen Programm zuerkannt worden ist!

Im Rahmen der Hausarztstudie 3 konnte das Programm „Aktive Gesundheitsförderung im Alter" unter kontrollierten Bedingungen nach aktuellen wissenschaftlichen Erkenntnissen weiterentwickelt und in der breiten Anwendung erfolgreich getestet werden. Aber auch die Grenzen seiner Anpassungsfähigkeit, die Zielgruppenpassung und alternative Zugangswege wurden untersucht.

Ich will nur einige zentrale Ergebnisse herausgreifen.

- Geeignete Setting-Ansätze: Kooperationen mit Wohnungsbaugenossenschaften, kommunalen Gesundheitstreffs und mit Krankenkassen erwiesen sich als besonders Erfolg versprechend.
- Spezifische Zielgruppen: Migranten werden am besten über Berater erreicht, die in beiden Kulturen aufgewachsen sind, sowie über Hausbesuche.
- Schlüsselfunktion des Hausarztes: Die Vernetzung mit den Hausärzten bleibt die beste Voraussetzung für einen erfolgreichen Verlauf des Gruppenprogramms.

Ganz besonders begrüße ich, dass das Hamburger Team mit einer Qualifikation von Multiplikatoren an der Akademie des Albertinen-Hauses bereits begonnen hat. Damit werden beste Voraussetzungen für einen bundesweiten Transfer des Programms geschaffen.

In Zukunft wird es immer stärker darum gehen, die präventiven Potenziale des Alters zu identifizieren und auszuschöpfen.

Gleichzeitig müssen präventive Angebote insbesondere für Menschen, die Risikogruppen angehören, weiter entwickelt werden.

Mit dem Programm „Aktive Gesundheitsförderung im Alter" sind wir auf dem richtigen Weg.

Was besonders erfreulich ist: Alle gesetzlichen Krankenkassen haben inzwischen ihre Bereitschaft zur Kostenübernahme gemäß der jeweiligen Satzung erklärt.

Diese Anerkennung ist eine wichtige Voraussetzung dafür, dass das Präventionsprogramm tatsächlich breitenwirksam werden kann.

Petra Weritz-Hanf   Berlin, November 2005
Ministerialrätin

Bundesministerium für Familie,
Senioren, Frauen und Jugend

Grußwort zur zweiten Auflage

Die Erstauflage dieses Buches zu unserem Präventionsprogramm für Senioren war bereits nach einem Jahr vergriffen, sodass eine leicht erweiterte Neuauflage erforderlich wurde. Dies ist für die AutorInnen ein sehr schöner Erfolg. Für die Protagonisten und MitarbeiterInnen dieses Programms zur eigenverantwortlichen Gesundheitsförderung im Alter ist es außerdem eine großartige Bestätigung ihrer Arbeit, worüber wir uns mit ihnen herzlich freuen.

Dem Bundesministerium für Familie, Senioren, Frauen und Jugend danken wir für die Gewährung eines Druckkostenzuschusses für die 2. Auflage. Allen Institutionen, Stiftungen und Förderern der Arbeiten an diesem Programm gilt unser Dank. Wir sind natürlich auch sehr froh darüber, dass das weite öffentliche Interesse und die Würdigung dieser Arbeit mit dem 1. Preis des Deutschen Präventionspreises 2005 allen Förderern zeigt, dass ihre Unterstützung sinnvoll und erfolgreich war!

Dieses Buch soll mit dazu beitragen, den Sinn und die Umsetzung von Gesundheitsförderung sowie Prävention für das Altern und im Alter weitreichend zu verbreiten. Die 2005 durchgeführten Zertifizierungen weiterer „Kleeblatt-Teams" aus dem In- und Ausland legen den hoffnungsvollen Grundstock dafür, dass aus wachsendem Interesse die erforderlichen praktischen Konsequenzen folgen können.

Für das Albertinen-Haus ist das Thema „Gesundheitsförderung im Alter" zweifellos ein Ansporn, weiterhin praktisch und wissenschaftlich daran zu arbeiten.

Ralf Zastrau
Friedhilde Bartels
Prof. Dr. med. W. von Renteln-Kruse

Direktorium, Albertinen-Haus   Hamburg, im Dezember 2005

Vorwort der Autoren zur zweiten Auflage

Für die große, bisher wenig berücksichtigte Zielgruppe selbständig lebender älterer Menschen gab es bisher kein nachhaltig wirksames Gesundheitsförderungsprogramm. Dieser Herausforderung haben wir uns vor fünf Jahren gestellt, indem wir begannen, ein wissenschaftlich kontrolliertes Programm zu entwickeln, das weitläufig umsetzbar und preisgünstig ist. Es ist uns dabei ein großes Anliegen, diese bisher wenig berücksichtigte Zielgruppe anzusprechen.

Von Anfang an halfen uns dabei die Begeisterung und der Zuspruch der Teilnehmer und die exzellente Mitarbeit des mit uns zusammenarbeitenden interdisziplinären Experten-Teams. So konnte nach schwierigem Beginn das Programm „Aktive Gesundheitsförderung im Alter" aus der Taufe gehoben werden. Inzwischen ist es nicht nur inhaltlich und didaktisch den Kinderschuhen entwachsen, sondern hat Bestätigung in der Öffentlichkeit erfahren.

Besonders zwei wichtige Aspekte haben uns gefreut: die Öffnung und finanzielle Anerkennung des Programms für alle gesetzlich Versicherten in Deutschland sowie die mehrfache Auszeichnung des Programms jeweils durch eine Krankenkasse, eine wissenschaftlich-gerontologische Jury und die Bundespolitik (1. Preis Deutscher Präventionspreis 2005).

Die erste Auflage diese Buches war bald vergriffen und ging mit zahlreichen persönlichen Nachfragen einher. Dies, in Verbindung mit der zeitgleichen Weiterentwicklung des wissenschaftlichen Modellprojekts zum erfolgreichen Programm im deutschen Gesundheitssystem, war willkommener Anlass zu der vorliegenden erweiterten Neuauflage. Für diese Möglichkeit bedanken wir uns beim Bundesministerium für Familie, Senioren, Frauen und Jugend – und dort vor allem bei Medizinalrätin Frau Weritz-Hanf – sowie bei der Max und Ingeburg Herz Stiftung.

In den letzten zwei Jahren begleiteten uns vermehrt Experten und Laien in dem Bemühen um ein pro-aktiv ausgerichtetes Gesundheitswesen. Im Vordergrund stand nicht allein der effektive Einsatz knapper Ressourcen, sondern immer ein Mehr an Gesundheit und Lebensqualität für unsere ältere Bevölkerung.

Mit dieser Neuauflage möchten wir noch mehr Menschen zum aktiven Engagement in der Gesundheitsförderung anregen, um dem vielbeschworenen Leitbild des 21. Jahrhunderts als „Zeitalter der Gesundheit" Substanz zu verleihen.

Professor Dr. med. H. P. Meier-Baumgartner, ehemaliger Direktor Albertinen-Haus

Dr. rer. nat. U. Dapp, Forschungskoordinatorin

Dr. med. J. Anders, Forschungsärztin

Hamburg, im Juli 2006

Danksagung

Unser erster und ganz besonderer Dank gilt dem Bundesministerium für Familie, Senioren, Frauen und Jugend für die finanzielle Förderung des Forschungsprojektes und die ideelle Unterstützung bis heute. Stellvertretend nennen wir hier und danken ganz besonders Herrn MD Eduard Tack, Frau Medizinalrätin Petra Weritz-Hanf, Frau Dr. Kohnert und Frau Schulz für ihre Anregungen und Unterstützung. Auch der Max und Ingeburg Herz Stiftung möchten wir für die finanzielle Unterstützung unserer Projektsekretärin danken.

In Hamburg haben uns viele Vertretungen aus Politik und Gesellschaft den Weg geebnet für diese neue gesundheitsfördernde Maßnahme bei älteren Menschen. Namentlich erwähnen möchten wir die Behörde für Wissenschaft und Gesundheit, die Behörde für Soziales und Familie, das Gesundheits- und Verbraucherschutzdezernat Bezirk Hamburg Eimsbüttel, die Landesärztekammer Hamburg, die Kassenärztliche Vereinigung Hamburg sowie den Bund Deutscher Allgemeinmediziner, Landesverband Hamburg (BDA) für ihre fruchtbare Zusammenarbeit. Für wertvolle Hinweise danken wir auch dem Landesseniorenbeirat Hamburg (LSB) und den politisch aktiven Senioren unseres Bezirks vom Bezirksseniorenbeirat Eimsbüttel.

Für die intensive und freundschaftliche Zusammenarbeit danken wir besonders allen kooperierenden Hamburger Hausarztpraxen des Programms „Aktive Gesundheitsförderung im Alter". Alle Hausärzte und ihr Praxispersonal waren und sind mit ihrer Motivation und ihrem Engagement für die gemeinsame Arbeit in der Gesundheitsvorsorge älterer Menschen das Rückgrat dieses Programms.

Selbstverständlich möchten wir uns bei allen Teilnehmern und ihren Angehörigen des Programms bedanken. Sie haben durch ihren Einsatz und ihre Begeisterung unser Programm mit Leben erfüllt und uns wertvolle Hinweise für die Fortführung des Vorsorgeprogramms gegeben. Darüber hinaus haben sie uns ermuntert, ja sogar aufgefordert, auch anderen Senioren das Programm „Aktive Gesundheitsförderung im Alter" zukommen zu lassen. Unser Dank gilt allen ehemaligen Patienten, Ehrenamtlichen und Mitgliedern von Selbsthilfegruppen am Albertinen-Haus, die durch ihre rege Teilnahme an unseren Probeveranstaltungen mitgeholfen haben, alle Theorie Wirklichkeit werden zu lassen.

Der Druck der ersten Auflage wäre ohne die großzügige finanzielle Förderung durch die Jung-Stiftung für Wissenschaft und Forschung in Hamburg und die Stiftung Parkwohnstift Bad Kissingen nicht möglich gewesen. Beiden Stiftungen gilt unser großer Dank. Der Druck dieser erweiterten Neuauflage wurde dankenswerterweise finanziell durch das Bundesministerium für Familie, Senioren, Frauen und Jugend gefördert.

Geleitwort zur ersten Auflage

In der aktuellen gesundheitspolitischen Diskussion wird der Prävention neben der Behandlung, Rehabilitation und Pflege als vierter Säule im System eine zukunftsträchtige Rolle zugeschrieben. Mit der Stärkung präventiver Maßnahmen verbinden Menschen Hoffnungen, etwa nach einem Leben mit weniger Krankheiten und Einschränkungen im Alter. Aus gesamtwirtschaftlicher Sicht sind präventive Maßnahmen dann lohnende Investitionen, wenn sie zur Vermeidung von Krankheitskosten beitragen und die Kostenträger per Saldo entlasten.

Tatsache ist: Die Ausgaben der Gesetzlichen Krankenversicherung für Präventionsmaßnahmen liegen derzeit bei nur 4 %. Mögliche Ressourcen, die der präventive Ansatz bietet, können damit nicht ausgeschöpft werden. Die Einsparpotenziale werden auf bis zu 30 % der heutigen Gesundheitskosten geschätzt.

Allerdings fällt es schwer, eine einfache Kosten-Nutzen-Rechnung aufzumachen. Die Zusammenhänge sind komplex, zukünftige Einsparungen präventiver Maßnahmen nur schwer vorhersagbar. Belastbare Ergebnisse wissenschaftlicher Forschung fehlen auch deshalb bis heute.

Prävention zielt zwar auf längeres und ein gesünderes Leben, darf sich aber nicht auf den ökonomischen und den rein medizinischen Aspekt beschränken. Es geht – gerade mit Blick auf den älteren Menschen – um wesentlich mehr: Um den Erhalt von Autonomie, um Lebensqualität, Wohlbefinden und Zufriedenheit. Nicht die ökonomische, die ethische Seite der Prävention muss treibende Kraft werden!

Prävention ist nicht spektakulär wie atemberaubende Entwicklungen medizinischer Forschung und Technik. Das Wissen um die Möglichkeiten von Prävention und Gesundheitsförderung muss zukünftig aktiv in die Gesellschaft hineingetragen werden. Einen erfolgversprechenden Weg hat das Deutsche Forum für Prävention und Gesundheitsförderung beim Bundesministerium für Gesundheit und Soziale Sicherung eingeschlagen.

Prävention ist keine Garantie individueller Krankheitsvermeidung. Unser Verständnis von Prävention reicht von einem Krankheitsvermeidungs- über ein Krankheitsfrüherkennungsmodell zu einem Gesundheitsförderungsmodell, das Ressourcen mobilisiert, mit denen alters- und krankheitsbedingte Defizite ausgeglichen und einem Verlust des gesundheitlichen Gleichgewichts rechtzeitig entgegengewirkt werden kann.

Gerade mittlere und höhere Altersgruppen profitieren in besonderer Weise von geeigneten präventiven Ansätzen. Zwar verkürzt der Alterungsprozess Leistungsreserven, nimmt mit dem Alter das Risiko zu, mit Einschränkungen und Behinderungen leben zu müssen, insbesondere bei Hochaltrigkeit. Doch wird die Ausgangslage ständig besser: Heute bedürfen nur etwa 30 % der über 80-Jährigen der Hilfe, noch weniger der Pflege. Der Gesundheitszustand der nachwachsenden Generationen wird, wie Kohortenstudien belegen, deutlich besser. Und das Interesse älterer Menschen an Gesundheitsinformationen und die Bereitschaft zur Übernahme von Eigenverantwortung in diesem Bereich wächst.

Wir wissen auch, dass ältere und sehr alte Menschen noch über erstaunliche Kompetenzen zur Problembewältigung verfügen und mit Unterstützung durch geeignete Maßnahmen ein hohes Maß an Autonomie, an Lebensqualität und an Lebenszufriedenheit zurückgewinnen können. Diese Ressourcen optimal zu erschließen, ist Aufgabe und Chance angemessener Gesundheitsförderung und präventiver Konzepte auf verschiedenen Ebenen.

Das Projekt „Aktive Gesundheitsförderung im Alter", dessen Strukturen, Inhalte und Erfolge in diesem Buch nachzulesen sind, schreckt nicht mit erhobenem, belehrenden Zeigefinger ab. Es setzt auf das Prinzip individueller und sehr konkreter fachkompetenter Beratung mit gruppendynamischem Verstärker. Es knüpft zudem Verbindungen im Versorgungsnetz, von denen Hausärzte, Geriatrisches Zentrum und offene Altenhilfe profitieren. Die Akzeptanz bei den Zielgruppen ist hoch.

Das Konzept der „Aktiven Gesundheitsförderung im Alter" hat sich bewährt und wird seinen Weg machen. Die Aussichten stehen gut, dass es integrativer Teil der Regelversorgung wird und Geriatrischen Zentren eine tragende Rolle in der Primärprävention und dem Kompetenztransfer zuweisen wird.

Die Rezepte sind da, sie müssen nur genutzt werden. Das gilt in ganz besonderem Maße mit Bezug auf Altern und Alter.

Das Buch will zum Nachahmen ermutigen: Ihnen allen wünsche ich dabei viel Spaß und viel Erfolg.

Renate Schmidt   Berlin, Dezember 2003
Bundesministerin für Familie,
Senioren, Frauen und Jugend

Vorwort zur ersten Auflage

Die Arbeit, die unsere Forschergruppe hier vorstellen darf, bringt Hinweise dafür, dass es nie zu spät ist für Prävention. Wir fanden nach unserer Intervention bemerkenswerte Verhaltensänderungen bei selbständigen, älteren Menschen, die das Angebot der Beratung an unserem Haus annahmen. Fast scheint es sogar so zu sein, dass das Wissen um die Verantwortung für die eigene Gesundheit im Alter sehr hoch ist. Dieses Gefühl von Verantwortung und die Bereitschaft zu Verhaltensänderungen im Alter muss als Chance betrachtet werden. Sie zeigt einmal mehr, wie Recht die Bundesvereinigung für Gesundheit hat, wenn sie zum Thema „Aktiv leben, gesund alt werden" folgende Zielsetzung nennt: „Das Alter soll als Chance und Erfolg gewertet werden und unter dem Aspekt des Zugewinns an Lebensqualität gestaltet werden."

Allerdings ist die Bedingung für eine Verhaltensänderung – dies lässt sich aus vielen Hinweisen schon heute ableiten – die Beratung durch ein professionelles Team, unterstützt vom Hausarzt oder der Hausärztin. Alte Menschen sind durch die Erfahrung ihres Lebens kritisch geworden und wollen diesbezüglich Ernst genommen werden.

Ein geriatrisches Zentrum wie das Albertinen-Haus kann hier im Sinne eines Gesundheitszentrums für ältere Menschen eine neue Rolle finden. Diese Rolle ist natürlich übertragbar auf andere geriatrische Zentren, die somit im Sinne der Vernetzung von ambulanten und stationären Einrichtungen zu Gesundheitszentren werden.

In dieser Arbeit konnte auch das Instrument „präventiver Hausbesuch" getestet werden. Hier gibt es starke Hinweise dafür, dass dieses Instrument besonders für schon behinderte, in der Gefahr der Pflegebedürftigkeit stehende Menschen geeignet ist. In diesem Bereich besteht sicher noch viel Diskussionsbedarf, besonders was die Zielsetzung, den Zeitpunkt und die Art der Intervention betrifft.

Wir hoffen, dass wir mit unserer Arbeit im Bereich der Prävention vor Krankheit und Abhängigkeit älterer, selbständiger Menschen durch Schulung bei uns im Zentrum und durch präventive Hausbesuche sinnvolle Behandlungsansätze im Präventionsbereich aufweisen konnten.

Wir möchten dem Bundesministerium für Familie, Senioren, Frauen und Jugend sowie der Max und Ingeburg Herz Stiftung GmbH für die finanzielle Unterstützung der Forschungsarbeit danken. Besonders möchten wir uns bei Frau Medizinalrätin Petra Weritz-Hanf für die verständnisvolle und sehr engagierte Begleitung der Arbeit bedanken. Der Druck dieser Publikation wäre nicht möglich gewesen ohne eine großzügige finanzielle Förderung durch die Jung-Stiftung für Wissenschaft und Forschung in Hamburg und die Stiftung Parkwohnstift Bad Kissingen. Beiden Stiftungen gilt unser großer Dank.

Professor Dr. med. H. P. Meier-Baumgartner   Hamburg, im März 2004
Direktor Albertinen-Haus Hamburg

Übersicht: Ihr Wegweiser zu diesem Buch

Teil I dieses Buches ist als Kurzzusammenfassung und Gesamtüberblick des Projektes „Aktive Gesundheitsförderung im Alter – Planung, Durchführung, Wirksamkeit und Erfolg gesundheitsfördernder Maßnahmen für ältere Menschen am Albertinen-Haus Hamburg" für den eiligen Leser zu verstehen. Für die Personen, die mehr wissen wollen, haben wir die Teile II bis IV geschrieben.

Teil II beschäftigt sich detailliert mit den theoretischen Grundlagen für die Planung und Durchführung gesundheitsfördernder Maßnahmen für ältere Menschen. Das neuartige didaktische Konzept der „Aktiven Gesundheitsförderung im Alter", wie wir es am Albertinen-Haus Hamburg durchgeführt und evaluiert haben, setzt dort an, wo die bisherigen Konzepte zur Gesundheitsbildung enden. Angesprochen werden ältere Menschen im Vorruhe- und Ruhestand, die noch keiner Pflege im Alltag bedürfen (Kapitel 2). Wie diese Zielgruppe durch das Programm erreicht wird, beschreibt Kapitel 3. Kapitel 4 zeigt, dass das Konzept funktioniert und stellt ausgewählte Ergebnisse dar.

Teil III beschreibt, welche Verbesserungen das Programm nach der Erstauflage des Buches durchlaufen hat. Schwerpunkt dieses Kapitels 5 ist die Schilderung der Ansiedlung und Verbreitung des Programms im deutschen Gesundheitswesen anhand der Kurzbeschreibung von acht Meilensteinen.

In Teil IV dieser Publikation wird fündig, wer die „Aktive Gesundheitsförderung im Alter" auch an seiner geriatrischen Institution etablieren möchte und wer sich selbst zum Experten für Gesundheitsförderung bei Senioren qualifizieren möchte. Die verschiedenen Tätigkeitsfelder der Gesundheitsberater und ihre Fortbildung (Curriculum) werden hier vorgestellt. Außerdem finden sich hier praktische Anleitungen zur Vorbereitung und Durchführung der Gruppenveranstaltungen zuzüglich Kopiervorlagen für die eigenständige Durchführung der Beratungsveranstaltungen nach dem Konzept der „Aktiven Gesundheitsförderung im Alter".

Inhaltsverzeichnis

Geleitwort zur zweiten Auflage 5
Grußwort zur zweiten Auflage 7
Vorwort der Autoren zur zweiten Auflage 8
Danksagung 9
Geleitwort zur ersten Auflage 10
Vorwort zur ersten Auflage 12
Übersicht: Ihr Wegweiser zu diesem Buch 13

Teil I:
Kurzzusammenfassung des Programms „Aktive Gesundheitsförderung im
Alter – Planung, Durchführung und Erfolg gesundheitsfördernder
Maßnahmen für ältere Menschen am Albertinen-Haus Hamburg" 19

1   Kurzzusammenfassung 20
1.1 Das Programm „Aktive Gesundheitsförderung im Alter" –
     Entwicklung und Ziele 20
1.2 Ergebnisse des Programms „Aktive Gesundheitsförderung im Alter" .. 23
1.3 Akzeptanz des Programms und Bewertung durch die Teilnehmer und
     Teilnehmerinnen 24
1.4 Ausblick 25

Teil II:
Theoretische Grundlagen und wissenschaftlicher Bericht des Programms
„Aktive Gesundheitsförderung im Alter – Planung, Durchführung und
Erfolg gesundheitsfördernder Maßnahmen für ältere Menschen am Alber-
tinen-Haus Hamburg." 29

2   Gesundheitsförderung und Prävention im Alter 30
2.1 Wandel der Bevölkerungsstruktur 30
2.2 Alter und Gesundheitsförderung 30
2.3 Gesundheitsförderung in Netzwerken 33

3   Zielgruppe und Inhalte des Konzeptes 36
3.1 Einleitung 36
3.2 Zielsetzung der „Aktiven Gesundheitsförderung im Alter" 36
3.3 Zielgruppen der Intervention 38
3.4 Schwerpunkte der Intervention 38

15

3.5 Interdisziplinäre Durchführung der Intervention 39
3.6 Das interdisziplinäre Gesundheitsberater-Team 40
    3.6.1 Bereich Teamkoordination und Leitung der Intervention:
         Ärztin 40
    3.6.2 Bereich Ernährung: Ökotrophologin 40
    3.6.3 Bereich Körperliche Aktivität: Physiotherapeut 41
    3.6.4 Bereich Soziale Vorsorge: Sozialpädagogin 41
    3.6.5 Fachpflegekraft für klinische Geriatrie und Rehabilitation: In
         der Fortbildung zur Pflegekraft für Gesundheitsförderung bei
         älteren Menschen (zur Durchführung von präventiven Haus-
         besuchen) 41
3.7 Aufgabenteilung zwischen Hausarztpraxis und Zentrum für Geriatrie . 42
    3.7.1 Funktion und Aufgaben der Hausarztpraxen 42
    3.7.2 Funktion und Aufgaben des Albertinen-Hauses 42
3.8 Ablauf und Durchführung der Intervention 44
    3.8.1 Ort der Intervention 44
    3.8.2 Form der Intervention 45
    3.8.3 Didaktik der Intervention 46
    3.8.4 Ablauf und Durchführung der Intervention 48
         3.8.4.1 Vorträge im Plenum 48
         3.8.4.2 Kleingruppenarbeit Bereiche Ernährung und Bewegung . 51
         3.8.4.3 Optionales Angebot: Einzelberatung Soziale
                 Vorsorge 53
         3.8.4.4 Alternatives Angebot: Hausbesuch 54

4   Stichprobe, Interventionsbeispiele und Erfolge 57
4.1 Stichprobe und Methoden 57
    4.1.1 Alter und Geschlecht der Teilnehmer 57
    4.1.2 Verantwortung für die eigene Gesundheit 59
4.2 Bereich Ernährung 60
    4.2.1 Ernährungssituation der älteren Teilnehmer und Teilnehme-
         rinnen 61
    4.2.2 Vorschläge zur Ernährung und Umsetzung der Empfehlungen . . 62
4.3 Bereich Bewegung 63
    4.3.1 Bewegungssituation der älteren Teilnehmer und Teilnehme-
         rinnen 64
    4.3.2 Vorschläge zur Bewegung und Umsetzung der Empfehlungen . . . 64
4.4 Bereich Soziale Beratung 66
4.5 Erfolge der Intervention 68

Teil III:
Verlängerung der Projektphase 2003–2005 71

5   Weiterentwicklung des wissenschaftlichen Modellprojekts zum erfolg-
    reichen Programm im deutschen Gesundheitssystem – ausgewählte
    Ergebnisse 72

Teil IV:
Praktische Anleitungen
Eigenständige Durchführung des Konzeptes der „Aktiven Gesundheitsförderung im Alter" – Vorbereitung, Durchführung und Evaluation von
interventionellen Gruppenveranstaltungen für die Gesundheitsförderung
älterer Menschen durch ein Expertenteam an geriatrischen Zentren 81

6   Einleitung 82

7   Funktion der Gesundheitsberater 83

8   Vorbereitung der Gruppenveranstaltungen 85
8.1 Zeitlicher, finanzieller und personeller Aufwand 85
8.2 Aufbau eines geriatrischen Netzwerkes 86
8.3 Strukturelle Rahmenbedingungen vor Ort 90
8.4 Curriculum zur Vorbereitung des interdisziplinären Beraterteams 93
8.5 Didaktik des Programms „Aktive Gesundheitsförderung im Alter" 97
8.6 Inhaltliche Ausarbeitung der Intervention und Präsentation 100
     8.6.1 Einsatz von Medien 100
     8.6.2 Anwendung gerontologischen Grundlagenwissens 102
     8.6.3 Ernährung im Alter 102
     8.6.4 Bewegung und Sportarten im Alter 105
8.7 Information der älteren Teilnehmer über das Vorsorgeprogramm 112

9   Ablauf der Gruppenveranstaltungen 114
9.1 Einladung der älteren Teilnehmer 114
9.2 Empfang der älteren Teilnehmer im Geriatrischen Zentrum 116
9.3 Kurzvorträge der Gesundheitsberater 116
     9.3.1 Vortrag der Ärztin – Alter und Medizinische Vorsorge:
           „Gesund sein wollen alle, gesund leben möchte niemand?!" 116
     9.3.2 Vortrag der Sozialpädagogin – Psychosoziale Vorsorge:
           „Wenn Sie nicht wissen, wen Sie fragen sollen ..." 119
     9.3.3 Vortrag des Physiotherapeuten: Körperliche Aktivität:
           „Mit 66 Jahren, da kommen wir in Schwung!" 121
     9.3.4 Vortrag der Ökotrophologin: „Aber bitte mit Sahne?" 123
     9.3.5 Vortrag der Fachpflegekraft bzw. Ärztin: Umgang mit
           Heilmitteln: „Es ist ein Kraut gewachsen gegen jede
           Krankheit." 125
9.4 Arbeit in Kleingruppen 128
     9.4.1 Instrumente in der Kleingruppe Ernährung 129
     9.4.2 Instrumente in der Kleingruppe Bewegung 132
9.5 Ausklang der Veranstaltung an Termin 1 im Plenum 137
9.6 Nachbearbeitung der Beratungsveranstaltung 137
9.7 Option und Chancen eines zweiten Termins 137
9.8 Workshops und Kursangebot 138
     9.8.1 Workshops für den Bereich Ernährung 138
     9.8.2 Workshops für den Bereich Bewegung 139
     9.8.3 Workshops für den Bereich Soziales Feld 141
9.9 Beispiele für die Durchführung von Workshops 142

10 Erfolgskontrollen durch eine begleitende Dokumentation 152

Literatur 154

Anhang 163
Materialien der Experten-Vorträge und weitere Informationsmaterialien
sowie Materialien für die Dokumentation 163

Sachregister 181

**Teil I: Kurzzusammenfassung des Programms
„Aktive Gesundheitsförderung im Alter –
Planung, Durchführung und Erfolg
gesundheitsfördernder Maßnahmen
für ältere Menschen am Albertinen-Haus
Hamburg"**

1 Kurzzusammenfassung

1.1 Das Programm „Aktive Gesundheitsförderung im Alter" – Entwicklung und Ziele

Das Gesundheitsvorsorgeprogramm „Aktive Gesundheitsförderung im Alter" wurde im Jahr 2001 mit der finanziellen Unterstützung des Bundesministeriums für Familie, Senioren, Frauen und Jugend (BMFSFJ) sowie der Max und Ingeburg Herz Stiftung geplant und durchgeführt; es vertritt ein in Deutschland neuartiges Konzept der Gesundheitsvorsorge im höheren Lebensalter. Mehrere Überlegungen haben uns zu diesem Schritt bewogen. Angesichts des demographischen Wandels warnen Experten und Expertinnen seit längerem vor sozialen und ökonomischen Problemen, die einer alternden Bevölkerung drohen. Prognostiziert wird insbesondere die rasche Zunahme des Anteils hochaltriger Menschen. Diese Bevölkerungsgruppe stellt einen Großteil der pflegebedürftigen Personen und beansprucht vielfältige Leistungen des Gesundheitswesens (bmgesundheit.de, 2002). In gezielten, vorbeugenden Maßnahmen wird eine Möglichkeit gesehen, diese Entwicklung zumindest zu verlangsamen oder gar aufzuhalten (Modell der „Compression of morbidity", Fries, 1996).

Unter der Schirmherrschaft des Bundesministeriums für Familie, Senioren, Frauen und Jugend (BMFSFJ) war es dem Albertinen-Haus möglich, altersmedizinische Kompetenz mit Erfahrungen aus anderen wissenschaftlichen Studien und Modellprojekten in einem neuartigen Ansatz zu verbinden. Das Anliegen war, das während der Hausarztstudie Teil 1 aufgebaute Netzwerk zwischen ambulantem und stationärem Versorgungsbereich auszubauen und die Zusammenarbeit mit Hausärzten und Hausärztinnen in Hamburg fortzusetzen. Das von uns entwickelte Programm „Aktive Gesundheitsförderung im Alter" orientiert sich an verschiedenen Ansprüchen:

- Integration der Hausarztpraxis als Lotse durch das Gesundheitssystem,
- Förderung geriatrischer Kompetenz im ambulanten Bereich,
- Geriatrische Netzwerkarbeit (ambulant und stationär),
- Förderung der Eigenverantwortung des älteren Menschen (Empowerment),
- Integration eines präventiven Konzeptes für ältere Menschen,
- Verhaltensorientierter Ansatz (didaktisches Konzept mit Kleingruppenarbeit),
- Integration von Experten und Expertinnen (Physiotherapie, Ökotrophologie, Sozialpädagogik),
- Einsatz standardisierter Instrumente.

Ziel des Programms „Aktive Gesundheitsförderung im Alter" ist die Vorbeugung vor der Neuentstehung von Krankheit und Behinderung im höheren Lebensalter, um langfristig schwerwiegende Pflegebedürftigkeit zu vermeiden oder hinauszuzögern. Unsere Zielgruppe war durch folgende Kriterien bestimmt:

- Mindestalter 60 Jahre,
- keine bekannte demenzielle Erkrankung,
- keine bestehende Pflegebedürftigkeit im Alltag.

Alle über 60-jährigen Patienten und Patientinnen (ohne bekannte Demenz oder Pflegebedürftigkeit im Alltag) von 14 teilnehmenden Hausarztpraxen im Hamburger Stadtgebiet wurden gefragt, eine Selektion der Patienten bzw. Patientinnen durch die Hausarztpraxen wurde somit vermieden. Wir nutzten hierfür den niedrigschwelligen Zugang zu Themen der Gesundheitsvorsorge über einen Selbstausfüller-Fragebogen zur Gesundheit, der uns im Rahmen unserer Mitarbeit an der EU-Studie „Disability prevention in the older population"[1] zugänglich war. Dieser Zugang für unser Programm „Aktive Gesundheitsförderung im Alter" hatte den Vorteil, ein kontrolliert-randomisiertes Studiendesign nutzen zu können. Von den 804 Personen, die im Jahr 2001 den Fragebogen ausgefüllt hatten, erteilten 580 Personen ihre Einwilligung *(informed consent)* zur Teilnahme am Programm „Aktive Gesundheitsförderung im Alter".

503 der 580 Personen nahmen an den interventionellen Gruppenveranstaltungen am Albertinen-Haus teil, das von dem interdisziplinären Gesundheitsberater-Team durchgeführt wurde (vgl. Kap. 4.1, Abb. 4.1).

Es zeigte sich während des Programms, dass sich trotz definierter Einschlusskriterien unter den Teilnehmern und Teilnehmerinnen Personen befanden, die aufgrund kognitiver Auffälligkeiten oder körperlicher Einschränkungen hätten ausgeschlossen werden müssen. Für diese Personengruppe boten wir aus ethischen Gründen individuelle Hausbesuche an. Bei diesen Personen wäre aufgrund einer im Vordergrund stehenden individuellen Problematik die Teilnahme an einer Gruppenveranstaltung nicht möglich gewesen, und der Weg ins Albertinen-Haus hätte häufig nicht mehr bewältigt werden können. Darüber hinaus vereinbarten wir auch mit jenen Personen Hausbesuche, die aufgrund der Pflege eines Angehörigen zu belastet waren, um in das Geriatrische Zentrum zu kommen. Insgesamt wurden 77 der 580 Personen im Hausbesuch gesehen (vgl. Kap. 4.1, Abb. 4.1).

Aufgrund der psychosozialen, körperlichen und geistigen Einschränkungen war die Mehrheit der im Hausbesuch gesehenen Personen nicht in der Lage, Empfehlungen zur Gesundheitsförderung eigenständig umzusetzen. Vielmehr waren Maßnahmen der sozialen Unterstützung, der professionellen Pflege und der geriatrischen Rehabilitation indiziert. Bei den individuellen Hausbesuchen verfolgten wir somit ein anderes Interventionsziel. Nicht der Entstehung von körperlichen Einschränkungen und Krankheit sollte vorgebeugt werden, sondern bereits bestehende Behinderungen mussten kompensiert und soziale Benachteiligung im Sinne langfristiger Institutionalisierung vermieden werden. Geeignet hierzu waren teilweise noch Maßnahmen der tertiären Prävention (Rehabilitation). In einigen Fällen dagegen blieb nur die Sicherstellung der Versorgung durch ambulante oder institutionelle Pflege, da das Maß der funktionellen Beeinträchtigung *(functional decline)* bereits zu weit fortgeschritten war ohne genügend vorhandene ausgleichende Ressourcen.

---

[1] „Disability Prevention in the older population", 5. EU-Rahmenprogramm QLK6-CT-1999–02205 (Administrative Leitung: Professor Dr. HP. Meier-Baumgartner, Albertinen-Haus Hamburg, Wissenschaftliche Leitung: Professor Dr. A. Stuck, Spital Ziegler, Bern).

Dagegen stand das Bestreben bei den Teilnehmern und Teilnehmerinnen der Gruppenveranstaltungen, bestehende Reserven auszubauen und aktiv die Gesundheit zu fördern im Sinne der primordialen Prävention (Laaser et al.1993).

So lässt sich die eigentliche Zielgruppe des Programms „Aktive Gesundheitsförderung im Alter" wie folgt beschreiben:

Die 503 Teilnehmer und Teilnehmerinnen, die zu zwei Terminen in die Gruppenveranstaltungen in das Geriatrische Zentrum kamen, waren im Durchschnitt 70 Jahre alt und zu 60 % weiblich. Zwei Drittel sahen die Verantwortung für die eigene Gesundheit sowohl bei sich selbst als auch beim Hausarzt bzw. der Hausärztin und der Familie. Obwohl das gewählte interventionelle Konzept der Gesundheitsvorsorge neuartig war, knüpften die Teilnehmer und Teilnehmerinnen mehrheitlich konkrete Erwartungen an die Teilnahme wie „Vorschläge zum Erhalt der Gesundheit" oder „Ratschläge für eine bessere Ernährung". Auf dieser Grundlage und mit der speziell auf die älteren, selbständig lebenden Personen zugeschnittene Didaktik war es möglich, die Aufmerksamkeit zu gewinnen und Informationen zu einer gesundheitsfördernden Lebensweise zu vermitteln.

Als Voraussetzung zu einer aktiven Mitarbeit sahen wir die Erläuterung des Zusammenhangs zwischen eigenem Lebensstil, Lebenserwartung und Erwartung an das Leben im Alter. Von der Möglichkeit, das eigene Schicksal mitzubestimmen und eigenverantwortlich Pflegebedürftigkeit und Abhängigkeit im höheren Alter vorzubeugen, machten die älteren Teilnehmer und Teilnehmerinnen Gebrauch. Sie identifizierten sich mit unserem Ziel des Programms, Behinderung und Krankheit vorzubeugen, da es ihrer eigenen Vorstellung von Lebensqualität im Alter entsprach.

Vier Komponenten an dem von uns entwickelten Konzept berufen sich auf eine kurze, aber erfolgreiche Tradition der Gesundheitsbildung und sind als wesentlich für den Erfolg in dieser Zielgruppe zu sehen:
- multidimensionaler Ansatz,
- interdisziplinärer Ansatz (Gesundheitsberater-Expertenteam),
- verhaltensorientierter Ansatz (didaktisches Konzept),
- verhältnisorientierter Ansatz (Netzwerk).

Multidimensionaler Ansatz: Wir übernahmen aus der klinischen Geriatrie die multidimensionale Ausrichtung des Konzeptes in den ausgewählten Schwerpunktbereichen der Intervention: Ernährung, Bewegung und Soziales, um mögliche Wechselwirkungen zwischen den Bereichen günstig zu nutzen.

Interdisziplinärer Ansatz (Gesundheitsberater-Expertenteam): Gemäß diesem Ansatz wurde auch ein interdisziplinär arbeitendes Team eingesetzt. Dieses geriatrische Kernteam vermittelte unter der Leitung einer geriatrisch ausgebildeten Ärztin gesundheitsfördernde Maßnahmen für die Gesundheitsbereiche körperliche Aktivität im Alter (Physiotherapeut), Ernährung im Alter (Ökotrophologin) und psycho-soziales Wohlbefinden (Sozialpädagogin). Da alle Team-Mitglieder über Fachwissen in ihrem Fachgebiet verfügten und Kenntnisse in der Beratung älterer Personen aufwiesen, war nur eine kurze Vorbereitung auf besondere Tätigkeiten im Zusammenhang mit dem Programm nötig. Hierzu zählten u. a. die laiengerechte Visualisierung und Präsentation der Informationen sowie Grundlagen der wissenschaftlichen Dokumentation.

Durch dieses Vorgehen konnten die multidimensionalen Maßnahmen effektiv koordiniert werden. Die individuelle Beratung der älteren Teilnehmer und Teilnehmerinnen gelang während der Kleingruppenarbeit in kurzer Zeit, berücksichtigte bereits bestehende chronische Erkrankungen (Diabetes mellitus, Osteoporose, Herz-Kreislaufleiden etc.) und körperliche Beschwerden (Schmerzen, Bewegungseinschränkungen), die den Teilnehmern und Teilnehmerinnen bisher Veränderungen des Lebensstils erschwert hatten. Auf dieser individuell zugeschnittenen Basis wurden detaillierte Vorschläge mit dem Teilnehmer bzw. der Teilnehmerin entwickelt. Die Abgabe stereotyper Empfehlungen wie z. B. „Bewegen Sie sich mehr!", wurde vermieden.

Verhaltensorientierter Ansatz (didaktisches Konzept): Dritter Baustein unseres Konzeptes war die abgestufte Didaktik, die sich auf gestaffelte Module stützt. In zunehmender Interaktion mit dem älteren Teilnehmer und der älteren Teilnehmerin übernahm dieser mehr und mehr Eigenverantwortung (Empowerment). Die Gesundheitsberater und Gesundheitsberaterinnen des interdisziplinären Teams hatten dabei vor allem die Funktion, diese Eigenverantwortung zielgerichtet zu unterstützen.

Verhältnisorientierter Ansatz (Netzwerk): Um nicht nur die Einstellung der älteren Personen günstig zu beeinflussen, sondern auch die Umsetzung eines aktiven Lebensstils langfristig zu fördern, nutzte das Programm bestehende personelle und strukturelle Ressourcen in Hamburg. Das Netzwerk zwischen ambulantem und stationärem Versorgungsbereich wurde erweitert um Kontakte zu offiziellen Seniorenvertretungen (z. B. Landesseniorenbeirat) und gemeinnützigen Seniorenorganisationen in den Bereichen Ehrenamt, soziale Hilfen, Freizeit und Bildung. So war es möglich, den Teilnehmern und Teilnehmerinnen im weiten Gebiet der Großstadt Hamburg gezielt und wohnortnah Angebote zur Unterstützung ihrer persönlichen Vorhaben zu empfehlen (Beratungsangebote, Sportkurse etc.).

1.2 Ergebnisse des Programms „Aktive Gesundheitsförderung im Alter"

Aufbauend auf diesem Konzept wurde mit 503 älteren Teilnehmern und Teilnehmerinnen am Geriatrischen Zentrum gearbeitet. Dabei bestätigte sich das Bild einer aktiven, selbstbewussten und vielschichtigen Bevölkerungsgruppe, wie es in der Bundesberichterstattung des BMFSFJ zur älteren Generation beschrieben wird: *„In unserer Bevölkerung gibt es kaum eine Altersgruppe, die so differenziert, so heterogen und so stark im Umbruch begriffen ist wie die der Älteren. Ältere Menschen verfügen über erstaunliche Kompetenzen zur Problembewältigung und vermögen mit Unterstützung durch geeignete Maßnahmen ein hohes Maß an Autonomie, an Lebensqualität und an Lebenszufriedenheit zu bewahren oder zurückzugewinnen. Geeignete Ressourcen im sachlichen und personellen Umfeld gilt es optimal zu erschließen. In diesem Sinne sollte Alter auch als Chance begriffen werden."* (BMFSFJ, 2002.)

Die älteren Teilnehmer und Teilnehmerinnen erwarben vielfältige neue Fertigkeiten zu einer gesünderen und aktiven Gestaltung ihres Alltags. Sie bewiesen dabei erstaunliche körperliche, geistige und soziale Kompetenz. Die Teilnehmer und Teilnehmerinnen demonstrierten durch ihre aktive Mitarbeit in den Kleingruppen zur Ernährung und Bewegung hohe Motivation und Flexibilität. Damit bestätigten sie die positiven Erfahrungen von Verhaltensforschern mit dieser Arbeitsform (Lewin, 1936; Walter et al., 2001). Wir weisen in diesem Zusammenhang auf die dynamischen, interaktiv positiv wirksamen Prozesse hin. Ähnlich günstige Wirkungen sind auch aus der Evaluation der Arbeit von Selbsthilfegruppen bekannt (Trojan et al., 1997).

Nicht nur der Verlauf der Gruppenveranstaltungen war erfolgreich, sie zeigten auch nachhaltige Effekte. Aus den Angaben der Teilnehmer und Teilnehmerinnen ergab sich, dass fast jeder von ihnen mindestens einen Vorschlag der Gesundheitsberater bzw. Gesundheitsberaterinnen in seinen Alltag übernommen hatte. Die Mehrheit (63 %) berichtete, sie hätten sogar in den beiden Bereichen Ernährung und Bewegung je eine Empfehlung umgesetzt. Unter erfolgreicher Umsetzung verstehen wir die regelmäßige Ausübung der gesundheitsfördernden Maßnahmen. Dies konnte angenommen werden, wenn die Teilnehmer und Teilnehmerinnen detailliert über Art und Weise der Umsetzung sprechen konnten (vgl. Kap. 4.4, Abb. 4.7).

Diese positiven Effekte zeigten sich bereits sechs Monate nach dem ersten Interventionstermin (Gruppenveranstaltung Termin 1). Um eine nachhaltige Wirkung zu erreichen, diente der Nachfolgende zweite Interventionstermin der Repetition und Verstärkung durch praktische Erprobung in sog. Schnupperstunden.

1.3 Akzeptanz des Programms und Bewertung durch die Teilnehmer und Teilnehmerinnen

Wichtig war uns die Akzeptanz der älteren Teilnehmer und Teilnehmerinnen gegenüber dem Programm. Sowohl standardisierte Bewertungen als auch Freitextkommentare der Teilnehmer und Teilnehmerinnen einer anonymen Befragung belegen ein positives Echo. Fast jeder von ihnen würde das Programm auch anderen älteren Menschen empfehlen, und zwei Drittel sprachen sich für die regelmäßige Fortsetzung aus. Die Teilnehmer bzw. die Teilnehmerinnen waren bereit, einen zeitlichen Aufwand von zweimal vier Stunden pro interventioneller Veranstaltung zu investieren. Selbst Fahrtzeiten von bis zu zwei Stunden in öffentlichen Verkehrsmitteln hielten sie nicht davon ab. Deutlich sprachen sich 90 % für den gewählten Ort der Intervention am Geriatrischen Zentrum aus. Die Arbeit und der persönliche Austausch in kleinen Gruppen, die gute personelle und räumliche Ausstattung des Zentrums begründeten diese Einstellung.

74 % der Programm-Teilnehmer und -Teilnehmerinnen gaben an, eine finanzielle Eigenbeteiligung sei sinnvoll und zumutbar. Sie wären nach eigenen Angaben bereit, Selbstkosten-Beiträge für vierstündige Gruppenveranstaltungen am Geriatrischen Zentrum zu bezahlen. Diese Antworten waren uns sehr wichtig, zeigten sie doch Chancen zur Implementierung des Programms außerhalb der Förderung geschützter Modelle. Das Angebot der Intervention in Form von Gruppenveranstaltungen erscheint bei guter Wirksamkeit und relativ niedrigen Kosten auch effizient.

Auch die anonyme Befragung der Hausärzte und Hausärztinnen erbrachte eine außerordentlich positive Resonanz auf das Programm, die auf folgenden Gründen beruhte. Die Beratung der älteren Teilnehmer und Teilnehmerinnen entlastete die Hausärzte und Hausärztinnen zeitlich, erleichterte die Bereitschaft zu Maßnahmen der sozialen Vorsorge und wurde positiv bewertet. Die Hausärzte und Hausärztinnen selber nahmen regelmäßig und nach eigenen Angaben mit Gewinn am Qualitätszirkel teil. Sie vertieften ihre präventiv-medizinischen und geriatrischen Kenntnisse. Auf ihren Wunsch hin wird dieser Qualitätszirkel regelmäßig fortgeführt.

Die Kooperation zwischen den Hausarztpraxen und dem Geriatrischen Zentrum wurde intensiviert. Darüber hinaus gelang es, den älteren Menschen direkt über das Vorsorgeangebot in das Netzwerk vorhandener Altenhilfestrukturen zu integrieren. Besonders positiv empfanden es die Hausärzte und Hausärztinnen, dass die Förderung der Eigenverantwortung bei ihren Patienten und Patientinnen durch die Teilnahme an dem Programm angesprochen wurde. *„Der Ältere kann durch nichts so gefördert werden, wie dadurch, dass man ihn fordert, ihm etwas zutraut und zumutet. ..."* (Schulte, 1971).

1.4 Ausblick

Das Programm „Aktive Gesundheitsförderung im Alter" entstand zu einer Zeit als präventive Ansätze noch kaum eine Rolle in Deutschland spielten. Gesundheitsförderung und Primärprävention beschränkten sich weitestgehend auf Kinder und die betriebliche Gesundheitssorge. Gerontologen und, stärker noch, Geriater widmeten sich in der Forschung, praktischen Versorgung und Rehabilitation hauptsächlich der Zielgruppe multimorbider, pflegebedürftiger oder demenziell erkrankter Personen.

Die Zielgruppe der selbständig lebenden über 60-jährigen („community-dwelling elderly people") umfasst die Mehrheit der 19,1 Millionen älteren Menschen in Deutschland. Bis zum 80. Lebensjahr ist das Risiko noch gering, in naher Zukunft Pflegebedürftigkeit zu erleiden. Nach dem 80. Jahr steigt es jedoch exponentiell an (BMG, 2002). Diese Menschen müssen rechtzeitig erreicht werden, um ihre Reserven an Kompetenz so auszubauen, damit Selbständigkeit so lange wie möglich erhalten bleibt. Wir handeln damit proaktiv im Sinne der „expected duration of functional well being" (vgl. „model of active life expectancy": Sullivan, 1971; Robine/Ritchie, 1991).

Angesichts der rapiden Veränderung sowohl der demografischen als auch der sozialen Bevölkerungsstruktur wären diese tradierten, wenn auch erfolgreichen Versorgungssysteme bald überfordert. Glücklicherweise scheint die heutige Kohorte älterer Menschen günstiger zu altern als die vorhergehenden Generationen. Die Auswirkungen von Hygiene, guter medizinischer Versorgung, günstiger ökonomischer Situation und vermehrtem Zugang zu Bildung und Information müssen genutzt und optimal gefördert werden. Gute Bildung – nicht allein verstanden als Grad des Schulabschlusses, sondern vielmehr als Fähigkeit zur Weiterbildung und Verständnis gesundheitsbezogener Zusammenhänge (engl. health literacy) – ist dabei ein besonders entscheidender Faktor, wenn nicht sogar die entscheidendste Voraussetzung zur Umsetzung eines aktiven, gesundheitsfördernden Lebensstils.

Seit dem Jahr 2000 waren wir aktiv daran beteiligt, den Paradigmenwechsel in der Medizin einzuleiten. Aufbauend auf bestehenden Strukturen und Kontakten im Netzwerk Gesundheit und Alter in Hamburg initiierten und begleiteten wir Pilotprojekte zur Gesundheitsförderung im Alter. Diese Pilotuntersuchungen vermittelten uns neue Erkenntnisse zu Zugangsformen außerhalb des Gesundheitssystems.

Darüber hinaus vermittelten die überwiegend positiven Erfahrungen unseren diversen Kooperationspartnern einen Eindruck von den Chancen und Möglichkeiten eines gesunden, aktiven und selbstbestimmten Alterns.

Durch die Verlängerung der wissenschaftlichen Begleitforschung konnten wir in den Jahren 2003 bis 2005 zudem zahlreiche Aspekte untersuchen, die für eine erfolgreiche Implementierung neuartiger Ansätze in das deutsche Gesundheitssystem wesentlich sind. Diese Phase unserer wissenschaftlichen Arbeit war für politische Entscheidungsträger, aber auch Leistungserbringer im Gesundheitswesen essenziell, um die Schritte von der theoretischen Grundlagenforschungen über die klinische Wirksamkeit bis zur erfolgreichen Umsetzung unter alltäglichen Bedingungen nachvollziehen zu können.

Zum didaktischen Konzept, zum Design und zu den Effekten des Programms in den Jahren 2000 bis 2002 (vgl. Teil II dieses Buches) haben wir bereits ausführlich die Öffentlichkeit in Publikationen und Vorträgen informiert. Es folgt in Teil III eine kurze Zusammenfassung unserer Erfahrungen bei der Durchführung des Programms außerhalb geschützter Modellbedingungen während der verlängerten wissenschaftlichen Begleitphase in den Jahren 2003 bis 2005. Die aktuellen Erkenntnisse zu Erfolgen und noch bestehenden Hindernissen bei der Implementierung der „Aktiven Gesundheitsförderung im Alter" in das reguläre Versorgungssystem Deutschlands schließen sich in einem kurzen Überblick anhand verschiedener Meilensteine an. Ein ausführlicher wissenschaftlicher Bericht dazu liegt dem Bundesministerium für Familie, Senioren, Frauen und Jugend (BMFSFJ) vor.

Medizinische Prävention ist Teil der Gesundheitsvorsorge, aber Gesundheitsvorsorge ist weit mehr als medizinische Prävention. Gesundheitsvorsorge sollte verstanden werden als zukunftsorientierte Investition in die Gesundheit unserer Bürger und Bürgerinnen. Eine Verteilung der finanziellen Lasten auf alle Akteure der Gesundheitsförderung scheint realisierbar. Dem politischen Bekenntnis zu Prävention und Gesundheitsförderung sollten Taten folgen.

Aus diesem Grund wurde das 2001 eingeführte Gesundheitsförderungsprogramm „Aktive Gesundheitsförderung im Alter" am Albertinen-Haus in bestehende Altenhilfestrukturen integriert. Ab 2003 wurden unter der Schirmherrschaft des BMFSFJ und der Max und Ingeburg Herz Stiftung die Beratungsveranstaltungen für die aktive Gesundheitsförderung für *alle* interessierten älteren Personen in Hamburg und ihre Hausarztpraxen geöffnet. Das Beratungsprogramm trug sich zwischenzeitlich durch eine Mischfinanzierung erstens der Förderer, zweitens des Anbieters Albertinen-Haus und drittens der Teilnehmer selbst, die einen finanziellen Eigenanteil leisten. Diese Projektphase ermöglichte die Untersuchung weiterer Settingansätze.

Auf jegliche Förderung durch Drittmittel wird nun seit dem Jahr 2005 verzichtet; das Programm trägt sich selbst durch die Beiträge der älteren Teilnehmer. Die Höhe dieses finanziellen Eigenanteils der Teilnehmer richtet sich nach den Kosten für das interdisziplinäre Gesundheitsberater-Team und individuell nach der anteiligen Übernahme des Eigenanteils durch den jeweiligen gesetzlichen Krankenversicherer, der sich gemäß einer Entscheidung der Spitzenverbände nach SGB V § 20, Absatz 1, regelhaft beteiligt.

Diese gesetzliche und politische Anerkennung (1. Preis Deutscher Präventionspreis 2005) fördert die Verbreitung des Programms „Aktive Gesundheitsförderung im Alter". Gegenwärtig finden regelmäßig Schulungen für neue, interdisziplinäre Gesundheitsberater-Teams aus geriatrischen Einrichtungen im deutschsprachigen Raum am Albertinen-Haus statt.

Literatur

Bundesministerium für Gesundheit (Hrsg.) (2002): Zahlen und Fakten zur Pflegeversicherung, www.bmgesundheit.de/downloads-themen/pflegeversicherung/zahlen/ zahlenfakten.pdf.

Bundesministerium für Familie, Senioren, Frauen und Jugend (Hrsg.) (2002): Vierter Bericht zur Lage der älteren Generation in der Bundesrepublik Deutschland: Risiken, Lebensqualität und Versorgung Hochaltriger – unter besonderer Berücksichtigung demenzieller Erkrankungen. Bundesanzeiger Verlagsgesellschaft, Berlin 2002.

Dapp U., Anders J., Renteln-Kruse von W., Meier-Baumgartner H. P. (2005): Active health promotion in old age: methodology of a preventive intervention programme provided by an interdisciplinary health advisory team for independent older people. Journal of Public Health 2005, Vol 13, 3: 122–127.

Deutscher Präventionspreis (Hrsg.) (2005): Deutscher Präventionspreis 2005. Gesund in der zweiten Lebenshälfte (50plus). Die Preisträger und Nominierten. Auch als download verfügbar unter: http://www.deutscher-praeventionspreis.de/praeventionspreis_2005/ publikationen.html.

Fries J. F. (1996): Physical activity, the compression of morbidity and the health of the elderly. J R Soc Med 89: 64–68.

Laaser U., Hurrelmann K., Wolters P. (1993): Prävention, Gesundheitserziehung und Gesundheitsförderung. In K. Hurrelmann u. U. Laaser (Hrsg.), Gesundheitswissenschaften. Handbuch für Lehre, Forschung und Praxis. Beltz Verlag, Weinheim 1993, S. 176–203.

Lewin K. (1936): Principles of topological psychology. McGrawHill, New York 1936.

Meier-Baumgartner H. P., Anders J., Dapp U. (2005): Präventive Hausbesuche. Gesundheitsberatung für ein erfolgreiches Altern. Vincentz, Hannover 2005.

Renteln-Kruse von W., Anders J., Dapp U., Meier-Baumgartner H. P.: (2003): Präventive Hausbesuche durch eine speziell fortgebildete Fachpflegekraft bei 60jährigen und älteren Personen in Hamburg. Z Gerontol Geriat 2003, 36: 378–391.

Robine J. M., Ritchie K. (1991): Healthy life expectance: Evaluation of global indicator of change in population health. Br Med J 302: 457–460.

Schulte W. (1971): Präventive Gerontopsychiatrie. In V. Böhlau (Hrsg.), Alter und Psychotherapie. Schattauer Verlag, Stuttgart 1971, S. 79–89.

Sullivan D. F. (1971): A single index of mortality and morbidity. HSMHA Health Rep 86: 347–354.

Trojan A., Stumm B., Süß W. (1997): BürgerInnenbeteiligung in der gesundheitsförderlichen Stadtentwicklung. In Altgelt T., Laser I., Walter U. (Hrsg.): Wie kann Gesundheit verwirklicht werden? – Gesundheitsfördernde Handlungskonzepte und gesellschaftliche Hemmnisse. Juventa Verlag, Weinheim 1997, S. 171–182.

Walter U., Buser K., Direks M. L., Dörning H., Fröhlich B., Grobe T., Heide J., Hoopmann M., Krauth C., Liecker B., Lorenz C., Reichle C., Reinhardt R., Schmidt T., Weber J., Weidemann F., Schwartz F. W. (2001): Evaluation präventiver Maßnahmen. Abschlussbericht für die AOK-Niedersachsen. Institut für Sozialmedizin, Epidemiologie und Gesundheitssystemforschung (ISEG) in Zusammenarbeit mit der medizinischen Hochschule Hannover. Hannover 2001.

Teil II: Theoretische Grundlagen und wissenschaftlicher Bericht des Programms „Aktive Gesundheitsförderung im Alter – Planung, Durchführung und Erfolg gesundheitsfördernder Maßnahmen für ältere Menschen am Albertinen-Haus Hamburg."

2 Gesundheitsförderung und Prävention im Alter

2.1 Wandel der Bevölkerungsstruktur

Im Mittelpunkt des Programms „Aktive Gesundheitsförderung im Alter" steht der ältere Mensch, der sich statistisch in dem Bevölkerungssegment „alte Menschen" (60 Jahre oder älter) befindet. Zum 31.12.1998 lebten 13.067.455 Personen im Alter von 65 Jahren und älter in der Bundesrepublik Deutschland. Dies entsprach einem Anteil der Gesamtbevölkerung von 15,9 % (Statistisches Jahrbuch, 2000). In der Modellregion Hamburg, in der das Gesundheitsvorsorgeprojekt durchgeführt wurde, lag der Anteil der 65-jährigen und älteren Personen zum gleichen Stichtag mit 16,7 % sogar noch höher (Hamburger Statistisches Jahrbuch, 2001/2002).

Zu dem Prozess des demographischen Wandels liegen zahlreiche Untersuchungen vor. Die 9. koordinierte Bevölkerungsvorausberechnung des Statistischen Bundesamtes beschreibt eindrucksvoll, wie die Gruppe der alten Bevölkerung überproportional zunehmen wird. In Zukunft ist es eher die Regel als die Ausnahme, dass Menschen älter als 80 Jahre werden.

Nicht nur die Lebenserwartung, auch die Erwartungen an die späte Lebensphase haben sich gewandelt. Die Gerontologin U. Lehr spricht in diesem Zusammenhang von einem veränderten Lebenszyklus (Lehr, 2003). Einer biologisch definierten Ausweitung des Erwachsenenalters (früher Beginn der Reifezeit, später einsetzende Menopause) steht eine Verengung des soziologisch definierten Erwachsenenalters gegenüber (späterer Berufsbeginn, früheres Berufsende). Noch leistungsfähige Menschen jenseits des mittleren Lebensalters suchen eine aktive Rolle in der Gesellschaft.

Ob diese höhere Lebenserwartung um den Preis einer längeren Lebensphase in Abhängigkeit und Behinderung erkauft wird, wird kontrovers diskutiert. Die Erwartung, Gesundheit und Selbständigkeit langfristig erhalten bzw. immer wieder herstellen zu können, ist Grundlage präventiven und rehabilitativen Handelns für ältere Menschen (Robine et al., 2003).

2.2 Alter und Gesundheitsförderung

Einige medizinische Konzepte trennen Gesundheit und Krankheit als nicht miteinander vereinbare Gegensätze. Dieses einfache Bild ist dem Verständnis von Gesundheit nicht förderlich. Die Erfolge des medizinischen Fortschrittes im 20. Jahrhundert führen zu einer Situation, in der gesund und krank, subjektive Wahrnehmung und objektive Einschätzung, chronisch krank oder periodisch gesund nicht immer eindeutig zu trennen sind. Zeichen von Gesundheit und Krankheit können in einer Person koexistieren.

Wir verstehen daher unter Gesundheit ein dynamisches Gleichgewicht, mit fließenden Übergängen zur Krankheit. Grundlage aller dargestellten aktuellen Überlegungen zu Vorsorge und Altersmedizin ist ein wieder entdecktes, ganzheitliches Bild von Gesundheit und Krankheit. Nach einer weit gefassten Definition der Welt-Gesundheits-Organisation (WHO) von 1946 ist „... *Gesundheit ein Zustand vollständigen körperlichen, geistigen und sozialen Wohlbefindens und nicht nur die Abwesenheit von Krankheit.*" (Buddeberg/Willi, 1998.) Aktuell definiert die WHO heute Gesundheit als einen *„positiven funktionellen Gesamtzustand im Sinne eines dynamischen biopsychologischen Gleichgewichtszustandes, der erhalten bzw. immer wieder hergestellt werden muss"* (in Dokumente der Gesundheitsförderung Franzkowiak/Sabo, 1998).

Für die Geriatrie stellt sich häufig die Frage, wie sie für ihre Patienten und Patientinnen Wohlbefinden trotz Krankheit oder körperlicher Einschränkung erreichen kann. Dieser Auffassung kommt die WHO mit einer Erklärung von 1986 (Ottawa-Charta) entgegen: „... *Gesundheitsförderung zielt auf einen Prozess, allen Menschen ein höheres Maß an Selbstbestimmung über ihre Gesundheit zu ermöglichen und sie damit zur Stärkung ihrer Gesundheit zu befähigen ... Gesundheit steht für ein positives Konzept, das in gleicher Weise die Bedeutung sozialer und individueller Ressourcen für die Gesundheit betont wie die körperlichen Fähigkeiten Die Verantwortung für Gesundheitsförderung liegt deshalb nicht nur beim Gesundheitssektor, sondern bei allen Politikbereichen und zielt über die Entwicklung gesünderer Lebensweisen hinaus auf die Förderung von umfassendem Wohlbefinden hin.*" (In Dokumente der Gesundheitsförderung, Franzkowiak/Sabo, 1998.)

Hier wird deutlich: Gesundheit und Krankheit betreffen mehrere Dimensionen menschlicher Existenz. Multidimensionale Ansätze – d. h. die Erfassung verschiedener Bereiche – sind geeigneter und effektiver als einzelne Maßnahmen zur Gesundheitsförderung (Rubenstein/Stuck 2001).

Prävention umfasst alle Maßnahmen und Aktivitäten, die eine bestimmte Schädigung verhindern, weniger wahrscheinlich manchen oder verzögern. Im 19. Jahrhundert verstanden als gesellschaftliche Prävention zur Vorbeugung sozialer Notstände oder juristisch zur Verhütung von Kriminaldelikten, wird heute der Begriff oft synonym gebraucht für vorbeugende medizinische Maßnahmen. Im engeren Sinne wird der Begriff medizinische Prävention gebraucht unter dem Anliegen, gezielt krankhafte Zustände zu vermeiden bzw. Gesundheit zu bewahren. In diesem Zusammenhang unterscheiden wir primäre, sekundäre und tertiäre Prävention voneinander (Caplan, 1964).

Wir zitieren dazu das Grundlagenpapier der Bundesvereinigung für Gesundheitserziehung e.V. von 1989:

- *Primäre Prävention* heißt Erhalten der Gesundheit durch Verringerung der Krankheitsanfälligkeit oder Erhöhen der allgemeinen Widerstandskraft.
- *Sekundäre Prävention* bedeutet frühes Erkennen von Gesundheitsgefährdungen und Erkrankungen mit dem Ziel der Frühtherapie und Kontrolle von Risikofaktoren.
- *Tertiäre Prävention* soll Rückfälle von Krankheiten verhüten, die Verschlechterung von Krankheitszuständen und die Folgen von Krankheiten verhindern helfen.

Tab. 2.1: Begriffsbildung um den Terminus „Prävention", eigene Zusammenstellung, modifiziert auf der Grundlage von Laaser et al., 1993

Kategorie	primordial	primär	sekundär	tertiär
Synonyma	Gesundheits-förderung	Prävention	Kuration	Rehabilitation
Ansatz	Stärkung der eigenen Reserven	Risikoreduktion vor Einsetzen der Erkrankung	Erkennung und Behandlung im Krankheitsfrühstadium	Wiederherstellung nach Einsetzen der Erkrankung
Zielgruppe	Gesunde [und Kranke?]	Träger von Risikofaktoren	medizinische Patienten	Rehabilitanden

(Quelle: Lames/Kolb, 1997)

Auf die Gesundheit der Bevölkerung übertragen, sprechen Epidemiologen und Epidemiologinnen von einer Vermeidung von Neuerkrankungen (Senkung der Inzidenzrate) durch Maßnahmen der primären Prävention. Diese dienen z. B. der Ausschaltung von Faktoren, die als gesundheitsschädigend gelten (Risikofaktoren). Die sekundäre Prävention umfasst Maßnahmen der Früherkennung und Frühbehandlung, die zur Senkung der Prävalenz einer Erkrankung beitragen sollen. Maßnahmen der tertiären Prävention und Rehabilitation, d. h. Maßnahmen der Wiederherstellung und Wiedereingliederung in die Gesellschaft oder Vermeidung von sozialer Benachteiligung aufgrund körperlich-geistiger Behinderung, werden häufig synonym gebraucht (vgl. **Tab. 2.1**).

Für den älteren Menschen bedeutet Gesundheitsförderung, bestehende Reserven auszubauen, verloren gegangene Fähigkeiten wiederzugewinnen oder psychosoziale Benachteiligung durch körperliche Einschränkungen zu verhindern. Gesundheitsförderung ist ein übergeordneter Begriff, der es erlaubt, gleichzeitig bei einer Person Maßnahmen der primären, sekundären oder tertiären Prävention und/oder Rehabilitation anzuwenden. Um sowohl Reserven als auch Defizite standardisiert zu erfassen, stehen verschiedene valide Instrumente zur Verfügung. Ihre Anwendung, Interpretation und Umsetzung in einen (Be-)Handlungsplan ist eine wichtige Voraussetzung geriatrischen Handelns. Diese grundlegende Methodik wird auch als geriatrisches Assessment bezeichnet: „... *ein multidimensionaler und interdisziplinärer diagnostischer Prozess mit dem Ziel, die medizinischen, psychosozialen und funktionellen Probleme und Ressourcen des Patienten zu erfassen und einen umfassenden Behandlungs- und Betreuungsplan zu entwickeln."* (Rubenstein et al., 1987.) Diese Auffassungen von Gesundheit, Gesundheitsförderung und geriatrischem Handeln finden sich wieder in den wissenschaftlichen Beschreibungen klinisch-geriatrischer Tätigkeit.

Es spricht also vieles für die Entwicklung präventiver altersmedizinischer Instrumentarien und Konzepte. Epidemiologische Untersuchungen zeigen eine hohe Prävalenz von Risikofaktoren für die Entstehung von Krankheit und Behinderung in der älteren Bevölkerungsgruppe. An eine positive Beeinflussung dieser Faktoren knüpft sich die Hoffnung, auf diesem Wege die Entstehung von Krankheit und Behinderung zu vermeiden oder zumindest zu verzögern. Dieses Modell einer „Compression of Morbidity" (Fries, 1996) ist in Anbetracht der erwähnten Entwicklung unserer Bevölkerungsstruktur unverzichtbar, um eine übermäßige Belastung der Gesellschaft und ihrer Individuen zu vermeiden. Anderweitig wird eine Situation unausweichlich, wie sie in einer Studie der WHO umschrieben wurde: *„Die sozialen, demographischen und epidemiologischen Veränderungen der letzten Jahrzehnte haben heute zu einer Lage geführt, wo u. U. mehr als die Hälfte des gesamten Gesundheitsversorgungshaushalts für die medizinische Betreuung der älteren Menschen aufgewendet werden muss"* (Heikinnen et al., 1987).

Dass Menschen in bestimmten psychosozialen Verhältnissen gar nicht die Chance haben, gesundheitsfördernde Maßnahmen umzusetzen, führt in der derzeitigen Diskussion zu dem Wunsch, sowohl Verhalten (des Individuums) als auch Verhältnisse (des Individuums und ganzer gesellschaftlicher Gruppen) zu beeinflussen. Dies sollte im Einklang mit der psychologischen Erkenntnis stehen, das Angst allein ein schlechter Ratgeber ist, der eher Verdrängung als Veränderung nach sich zieht. Gefordert werden die Unterstützung und Aktivierung vorhandener Potenziale (Empowerment) zur Förderung der Gesundheit. Gerade bei der Gruppe der über Sechzigjährigen sind hierfür günstige psychologische Voraussetzungen gegeben. In der Hierarchie individuell bedeutsamer Werte führt der Wert „Gesundheit" in der Gruppe der älteren Menschen die Rangordnung an und liegt damit noch vor ähnlich bedeutenden Werten wie „Familie" oder „Beruf" (Stiksrud, 1976).

Die Umsetzung und der Erfolg präventiver Maßnahmen im höheren Lebensalter dagegen wurde erst in wenigen Studien untersucht (Haastregt van et al., 2000, Stuck et al, 1993.). Die Methodik, die Begrifflichkeit „Prävention" sowie der jeweilige konzeptuelle Rahmen der vorgelegten Studien sind sehr unterschiedlich. Darüber hinaus ist eine Anpassung dieser Konzepte an deutsche Gegebenheiten nicht geklärt. (Vgl. „Gesund alt werden – Prävention und Gesundheitsförderung im Alter", Tagung in Celle 20.–21 Juni 2002, Publikation in der Schriftenreihe der Bundeszentrale für gesundheitliche Aufklärung ist in Druck.)

Das am 1. Januar 2000 in Kraft getretene GKV-Gesundheitsreformgesetz versucht, dem herrschenden Mangel an klaren gesundheitlichen Zielen und Zielgruppenorientierungen zu begegnen. Die Neufassung des § 20 SGB V „Prävention und Selbsthilfe" fordert eine Ausrichtung der Gesundheitsvorsorge an verschiedene Bedarfe, Zielgruppen, Methoden und Zugangswege (Schwartz, 1999).

Dies bedeutet, dass verschiedene gesundheitsfördernde Konzepte für verschiedene Alters- und Zielgruppen entwickelt und evaluiert werden müssen. Das Programm „Aktive Gesundheitsförderung im Alter" leistet hierzu einen klar definierten Beitrag.

2.3 Gesundheitsförderung in Netzwerken

Der Gesundheitszustand und die gesundheitliche Versorgung der älteren Menschen werden auch zukünftig verstärkt eine Rolle spielen. Dies liegt begründet in dem überproportionalen Zuwachs von Menschen im höheren Lebensalter. Von besonderer Bedeutung ist angesichts der verlängerten Lebensdauer die Frage, wie Unabhängigkeit und Lebensqualität zu fördern sind.

Das gesundheitliche Versorgungsangebot muss hohe Professionalität und Qualifikation der anbietenden Institutionen sicherstellen, damit diese ihre Leistungen bedürfnisgerecht nach definierten Qualitätsstandards abgeben können. Funktionieren kann dies nur in Kooperation mit den Kostenträgern. Es bedarf somit der verstärkten Koordination und Vernetzung bereits bestehender Versorgungsangebote sowie der Integration ergänzender Maßnahmen, um strukturelle Lücken zu schließen. Das Bundesministerium für Familie, Senioren, Frauen und Jugend hat diesbezüglich ein Modellprogramm „Altenhilfestrukturen der Zukunft" aufgelegt, in dem dieses Ziel verfolgt wird. Die Erfahrungen aus diesem Modellprogramm sowie aus anderen Forschungsprojekten sollen einfließen in ein umfassendes Altenhilfestrukturgesetz mit dem Ziel, ein überschaubares und leicht zugängliches System von Hilfen zur Verfügung zu stellen.

Auch das Albertinen-Haus, Zentrum für Geriatrie, arbeitet in einem geriatrischen Netzwerk, um die Verzahnung des stationären mit dem ambulanten Bereich weiter voranzutreiben und zu intensivieren. Es ist notwendig, dass ein intensiver Austausch aller Beteiligten stattfindet, da gerade der ältere Mensch medizinische Versorgung verschiedener Anbieter und Anbieterinnen in Anspruch nimmt, deren Zusammenarbeit besser koordiniert werden kann. Das Albertinen-Haus arbeitet diesbezüglich schwerpunktmäßig mit niedergelassenen Hausärzten und Hausärztinnen zusammen.

Der Hausarzt bzw. die Hausärztin besetzt in unserem Gesundheitsnetzwerk – gerade in der Funktion als oft einzige Vertrauensperson des älteren Patienten oder Patientin und als primäre Anlaufstelle bei medizinischen und/oder sozialen Problemen – eine zentrale Position, in der er bzw. sie in besonderer Weise fachlich und menschlich gefordert ist. Hier sollten im Sinne der Vernetzung stationärer und ambulanter Versorgung vermehrt Kooperationsmöglichkeiten angeboten und erprobt werden.

Ein Beitrag lag hierzu leistet das Modell „Aktive Gesundheitsförderung im Alter – Kooperation zwischen Geriatrischem Zentrum und Hausarztpraxen". Es setzt anhand zweier Maßnahmen in dem Bereich Koordination und Vernetzung unterstützend an. Zum einen qualifiziert es die Hausärzte und Hausärztinnen über einen geriatrischen Qualitätszirkel, zum anderen qualifiziert es die älteren Menschen selber zur Übernahme von Eigenverantwortung bei der eigenen Gesundheitssicherung.

Literatur

Buddeberg, C., Willi, J. (1998): Psychosoziale Medizin; 2. Aufl., Springer-Verlag Berlin 1998, S. 369–383.

Caplan, G. (1964): Principles of preventive psychiatry. Basic Books New York 1964.

Franzkowiak, F., Sabo, P. (Hrsg.) (1998): Dokumente der Gsundheitsförderung – Internationale und nationale Dokumente und Grundlagentexte zur Entwicklung der Gesundheitsförderung im Wortlaut und mit Kommentierung. Sabo, Meinz 1998.

Fries, J. F. (1996): Physical activity, the compression of morbidity and the health of the elderly. J R Soc Med 89: 64–68.

Van Haastregt, J. C. M., Diederiks, J. P. M., van Rossum, E., de Witte, L. P. (2000): Effects of preventive home visits to elderly people living in the community: Sytematic review. British Medical Journal 2000; 320, 754–758.

Heikinnen, E., Waters, W. E., Brzezinski, Z. (Hrsg.) (1987): Die Betagten in elf Ländern. Eine sozialmedizinische Erhebung. Weltgesundheitsorganisation Kopenhagen 1987.

Lames, M., Kolb, M. (1997): Gesund & Bewegt – Gesundheitsförderung in Sportvereinen. 1. Aufl., Academia Verlag Sankt Augustin 1997.

Lehr, U. (2003): Psychologie des Alterns. 10. Aufl., Quelle & Meyer, Heidelberg 2003.

Robine, J. M., Jagger, C., Mathers, C. D., Crimmins, E. M., Suzman, R. M. (2003): Determining Health Expectansies. John Wiley & Sons, Chichester 2003.

Rubenstein, L. Z., Josephson, K. R., Wieland, D. (1987): Geriatric assessment in a subacute hospital ward. Clin Geriatr Med 3: 131–143, 1987.

Rubenstein, L. Z., Stuck, A. E. (2001): Preventive home visits for older people: Defining criteria for sucsess. Age Ageing 2001 Mar; 30 (2): 107–109.

Schwartz, F. W. (1999): Strukturelle Einbettung und Qualität von Gesundheitsförderung und Selbsthilfeförderung: GKV-konforme Ansätze und Strategien. In: Landerveinigung für Gesundheit Niedersachsen e.V. (Hrsg): Gesundheitsförderung, Prävention und Selbsthilfe als Zukunfsaufgabe der gesetzlichen Krankenversicherung. Gesundheitspolitische Perspektiven. Hannover, 7–14, 1999.

Statistisches Bundesamt (Hrsg.) (2000): Statistisches Jahrbuch 2000, Metzler-Poeschel, Stuttgart 2000.

Statistisches Landesamt der Freien und Hansestadt Hamburg (Hrsg.) (2001): Hamburger Statistisches Jahrbuch 2001/2002, Hamburg 2001.

Stiksrud, H. A. (1976): Diagnose und Bedeutung individueller Werthierarchien. Lang Frankfurt 1976.

Stöckel, S., Walter, U. (Hrsg.) (2002): Prävention im 20. Jahrhundert – Historische Grundlagen und aktuelle Entwicklungen in Deutschland, Juventa, Weinheim 2002.

Stuck, A. E., Siu, A. L., Wieland, G. D., Adams, J., Rubenstein, L. Z. (1993): Comprehensive geriatric assessment: a meta-analysis of controlled trials. Lancet; 342: 8878; 1032–1036, 1993.

3 Zielgruppe und Inhalte des Konzeptes

3.1 Einleitung

Das Programm „Aktive Gesundheitsförderung im Alter" ist eine Bündelung von aktiven, präventiv ansetzenden Maßnahmen für den älteren Menschen selbst sowie seinen Hausarzt oder seine Hausärztin. Wir reagierten mit unserem Konzept auf die aktuelle gesellschaftliche Herausforderung. Der demographische Wandel und die gegenwärtige Neuorientierung der Medizin – über kurative Ansätze hinaus – sind wesentliche Argumente für ein vorsorgliches Handeln. Wir verbanden präventive Modelle der Vergangenheit und Vorgehensweisen aus der Geriatrie zu einem neuen Programm. Anliegen ist die Förderung sowohl der Kompetenz therapeutischer Professionen als auch der Kompetenz älterer Menschen innerhalb eines Netzwerkes. Das Programm beeinflusst somit bestehende strukturelle Verhältnisse und das Verhalten der älteren Teilnehmer und Teilnehmerinnen. Es steht im Einklang zu einem wieder entdeckten Verständnis von Prävention, der Gesundheitsförderung, die – unabhängig von Alter und bestehenden Erkrankungen – die Reserven und Fähigkeiten einer Person in den Vordergrund stellt, nicht ihre Defizite. Angestrebt wird die Stärkung der Gesundheit jedes einzelnen Teilnehmers und jeder Teilnehmerin in körperlicher, seelischer und sozialer Dimension, um ein unabhängiges, selbstbestimmtes Altern zu unterstützen.

Zielgruppe der „Aktiven Gesundheitsförderung" ist somit der noch selbständig lebende ältere Mensch, bei dem sowohl Maßnahmen der Gesundheitsförderung als auch Maßnahmen der primären und sekundäre Prävention greifen. Dieser Gruppe gehört die überwiegende Mehrheit der älteren Personen in Deutschland an. Bei dem sehr viel kleineren Anteil von behinderten älteren Personen („frail elderly") greifen andere Vorsorge- bzw. Versorgungskonzepte.

3.2 Zielsetzung der „Aktiven Gesundheitsförderung im Alter"

Nicht die gesellschaftlichen Umstrukturierungen allein, sondern auch die Überzeugung, das Alter als eine für jeden Menschen wichtige, einzigartige Lebensphase zu würdigen und erfolgreich mitzugestalten, führten zu dem Entschluss, ein Programm für Prävention und Gesundheitsförderung für ältere Menschen aktiv umzusetzen. Gesundheitsförderung sucht und nutzt Reserven älterer Menschen, damit diese eigenständig in ihre Gesundheit investieren können. Erfahrungen mit kranken älteren Patienten und Patientinnen aus der Altersmedizin und geriatrischen Rehabi-

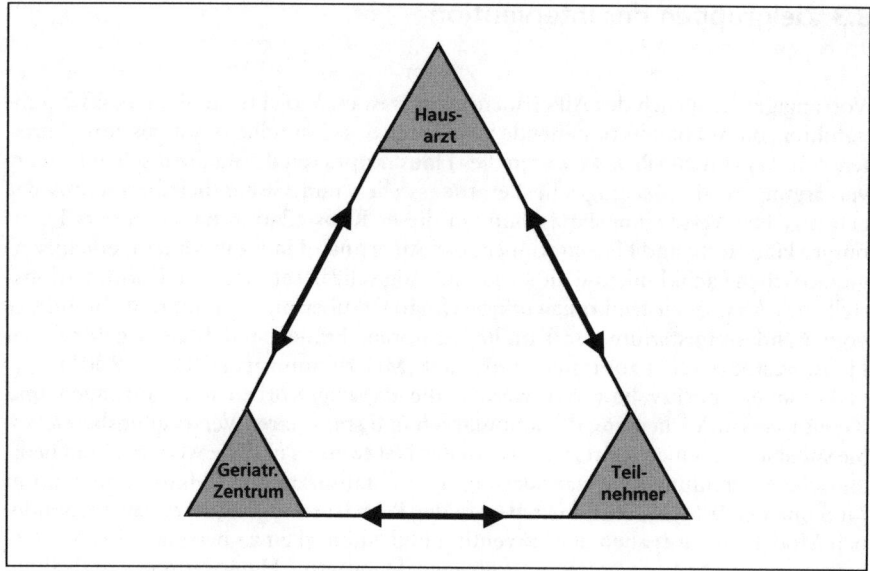

Abb. 3.1: Kooperationspartner des Programms „Aktive Gesundheitsförderung im Alter"

litation waren für uns wichtige Grundlage, um neue Werkzeuge und Vorgehensweisen zu entwickeln, die den Ansprüchen noch wenig hilfsbedürftiger, selbständig lebender Senioren und Seniorinnen gerecht werden. Diese Zielgruppe wird von bisherigen präventiven Ansätzen vernachlässigt.

Aus der aktuellen Situation leiteten wir bestimmte Herausforderungen und Ziele
ab, denen mit einem multidimensionalen, präventiven Konzept begegnet wird. Dieses Konzept orientiert sich gleichermaßen am Verhalten der älteren Menschen und
an ihren Verhältnissen, d. h. an ihrer Lebenswelt.

Innerhalb dieses Konzeptes sind die Hausarztpraxis, die ältere Person und das
Albertinen-Haus gleichberechtigte Partner. Jeder bringt seine Fähigkeiten ein, ist
aber gleichzeitig auch Nutznießer der gezielten Zusammenarbeit (vgl. **Abb. 3.1**).

In diesem Sinne betont das neu entwickelte Konzept Lebensqualität und Eigenverantwortung der Senioren und Seniorinnen. Es richtete sich nicht nur an den präventiv tätigen Mediziner und die Medizinerin, sondern förderte die Kompetenzen
der älteren Menschen in mehreren Lebensbereichen. Daher benannten wir das
Konzept programmatisch: „Aktive Gesundheitsförderung im Alter".

Die wissenschaftliche Begleitung und Evaluation untersucht Durchführbarkeit,
Auswirkungen und Akzeptanz des Vorsorgekonzeptes. Soweit sinnvoll und aus den
Ergebnissen nur eines Interventionsjahres ersichtlich, werden Zugangsmöglichkei-
ten und Wege für eine Implementierung in der ambulanten Versorgung Deutschlands entwickelt.

3.3 Zielgruppen der Intervention

Vorrangiger Anspruch des Albertinen-Hauses ist es, Projekte zu planen und durchzuführen, die auf bereits bestehende Strukturen des Gesundheitssystems zurückgreifen. Für das aktuelle Projekt waren dies Hausarztpraxen der medizinischen Primärversorgung, sozialpädagogische Beratungsstellen und Gesundheitsberufe aus der geriatrischen Versorgungslandschaft. In dieser Konstellation haben bereits Hamburger Hausärzte und Hausärztinnen, das Albertinen-Haus mit seiner medizinisch-geriatrischen Fachklinik und die sozialpädagogische Beratungs- und Koordinationsstelle des Albertinen-Diakoniewerkes erfolgreich über mehrere Jahre während der vom Bundesministerium für Familie, Senioren, Frauen und Jugend geförderten Hausarztstudie Teil 1 zusammengearbeitet (Meier-Baumgartner/Dapp, 2001).

Besonders positiv bewertet werden die dabei erworbenen Erfahrungen und Kenntnisse zur Vernetzung des ambulanten und stationären Versorgungsbereiches. Sie sprechen für einen weiteren Ausbau des Netzwerkes und die weitere altersmedizinische Fortbildung („Geriatrisierung") von Hausärzten und Hausärztinnen, um im Sinne der WHO Gesundheitsberufe der Primärversorgung in einem verbundenen Modell mit Aufgaben der Prävention und Altenarbeit zu betrauen. Dieses Vorhaben entspricht unserem o. g. Anliegen, Hausärzte, Hausärztinnen und ältere Menschen zu unterstützen, zu beraten und zu begleiten (vgl. **Abb. 3.1**).

Zielgruppe: Der ältere Mensch

Die älteren Teilnehmer und Teilnehmerinnen werden aktiv in die Maßnahmen zur Gesundheitsförderung einbezogen. Sie verfügen über eine große Lebenserfahrung und ihr Konsens zu allen Empfehlungen ist immer zu suchen. Die Stärkung ihrer Eigenverantwortung ist gleichzeitig Werkzeug und Ziel des Konzeptes. Die älteren Menschen nehmen teil an einer Beratung in Kleingruppen am geriatrischen Zentrum.

Zielgruppe: Die Hausarztpraxis

Die Hausarztpraxis übernahm die Rolle eines Kooperationspartners im geriatrischen Netzwerk. Die Aufgabenverteilung innerhalb des Netzwerkes wurde in Übereinstimmung geklärt. Die Funktion als erster Ansprechpartner für seine älteren Patienten und Patientinnen und die Umsetzung präventiv-medizinischer Maßnahmen verbleibt bei der Hausarztpraxis. Die Hausärzte und Hausärztinnen nehmen teil an einem geriatrischen Qualitätszirkel am geriatrischen Zentrum.

3.4 Schwerpunkte der Intervention

Die für präventive Interventionen in Frage kommenden Bereiche sollten zum einen wichtig sein für die Erhaltung von Gesundheit und Selbständigkeit im höheren Alter, zum anderen weitgehend der Eigenverantwortung und Selbstbestimmung unterliegen. Folgende Themen erfüllten beide Kriterien: Ernährung, körperliche Aktivität und soziales Umfeld. Die Gerontologin Lehr benennt eben diese Bereiche als

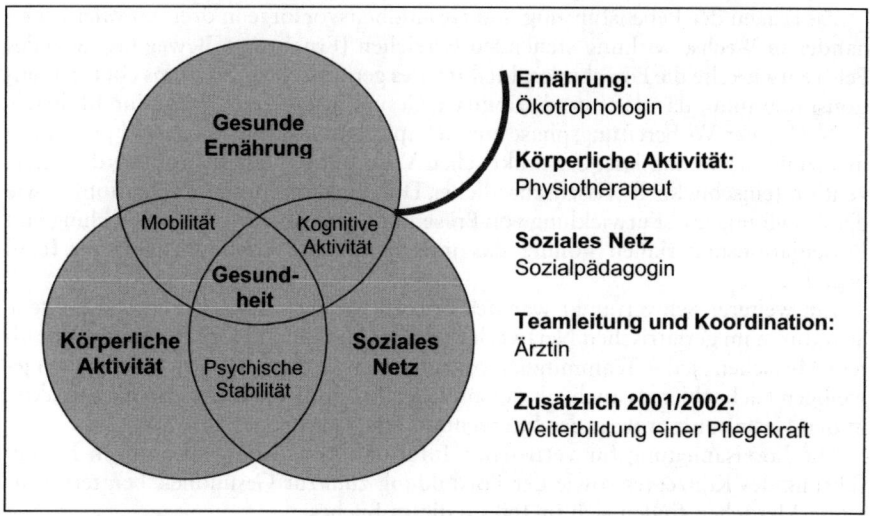

Abb. 3.2: Das interdisziplinäre Gesundheitsberater-Team des Programms „Aktive Gesundheitsförderung im Alter" am Albertinen-Haus (Kleeblatt-Team)

wesentliche Faktoren für ein Altern in Gesundheit und Zufriedenheit. Gesundheit als Thema gewinnt zudem mit steigendem Alter an Bedeutung für den Menschen. Nach dem sechzigsten Lebensjahr übertrifft das Interesse an der eigenen Gesundheit sogar die bis dahin vorherrschenden Werte Beruf, Familie und Finanzen an Bedeutung für den Menschen.

Das Konzept zur Gesundheitsförderung ist multidimensional ausgerichtet. Schwerpunkte der Intervention sind die drei Bereiche Ernährung, Bewegung und soziales Feld.

Die drei für das Programm „Aktive Gesundheitsförderung im Alter" ausgewählten Bereiche unterliegen einer ausgeprägten Wechselwirkung und Überlappung (Tinetti et al., 1995). Sowohl negative als auch positive Faktoren aus einem Bereich beeinflussen die beiden anderen Bereiche (vgl. **Abb. 3.2**).

3.5 Interdisziplinäre Durchführung der Intervention

Das interdisziplinäre Interventionsteam am Albertinen-Haus besteht aus einer Ökotrophologin, einem Physiotherapeuten und einer Sozialpädagogin unter ärztlicher Leitung. Vor ihrem Einsatz erfolgte eine Schulungs- und Vorbereitungsphase zum Gesundheitsberater und zur Gesundheitsberaterin für ältere Menschen (vgl. **Abb. 3.2**).

Da die Intervention durch das bewährte geriatrische Team durchgeführt wird, bot sich zusätzlich die einmalige Chance, auch eine Fachpflegekraft durch eine geeignete Zusatzausbildung für präventive Aufgaben zu schulen. Im Unterschied zu der Schulung des Expertenteams handelt es sich hier bei der Weiterbildung der Pflegekraft um eine zeitlich, inhaltlich und methodisch aufwendige Schulung, da Inhalte für Prävention und Gesundheitsförderung neu eingeführt wurden.

Zu Fragen der Lebensführung und Gesundheitsvorsorge in drei zentralen, zueinander in Wechselwirkung stehenden Bereichen (Ernährung, Bewegung, Soziales Feld) entwickelte die Forschungsabteilung des geriatrischen Zentrums ein Interventionsprogramm, das das interdisziplinäre Gesundheitsberater-Team durchführt.

Nach einer Vorbereitungsphase zur Rekapitulation geriatrischer und präventivmedizinischer Kenntnisse, der praktischen Vorbereitung und Erprobung der Intervention (einschließlich wissenschaftlicher Dokumentation und Evaluation) sowie der Aneignung und Entwicklung von Präsentationstechniken und Entwicklung von Präsentationsmaterialien konnte das interdisziplinäre Gesundheitsberater-Team beginnen.

Ein weiterer Schwerpunkt war der Erwerb von Kenntnissen über vorhandene Strukturen im geriatrischen Netzwerk und über Hamburger Organisationen für ältere Menschen. Jedes Teammitglied brachte eigene Kenntnisse sowohl aus dem jeweiligen Fachgebiet als auch aus persönlichen Erfahrungen in der Altenarbeit aktiv in den Gestaltungsprozess der Intervention ein.

Die Praxisanleitung für vertiefende Informationen zur eigenständigen Durchführung des Konzeptes sowie der Fortbildung zum/zur Gesundheitsberater/in für ältere Menschen finden sich in Teil IV dieses Buches.

3.6 Das interdisziplinäre Gesundheitsberater-Team

3.6.1 Bereich Teamkoordination und Leitung der Intervention: Ärztin

Tätigkeitsfeld: Jedes Team braucht eine Leitung, die gemeinsame Ziele, Strategien und Schwerpunkte der Arbeit festlegt. Handlungen am oder mit Patienten und Patientinnen (hier im weiteren Sinne zu interpretieren) gehen mit einer hohen Verantwortung gegenüber diesen Personen einher. Kontraindikationen und Grenzen der Belastbarkeit der älteren Teilnehmer und Teilnehmerinnen müssen berücksichtigt werden. Ähnlich der Vorgehensweisen bei anderen Formen der Schulung von Patienten und Patientinnen (Diabetiker, Asthmatiker) greift das Konzept der „Aktiven Gesundheitsförderung" auf die bewährte Zusammensetzung des geriatrischen Teams zurück: Verschiedene Experten und Expertinnen können ihr – teilweise sehr spezielles Wissen – unter ärztlicher Leitung „an den Mann/an die Frau" bringen. Die Projektärztin hat eine wichtige Schnittstellenfunktion zwischen dem Interventionsteam, dem Leiter des geriatrischen Qualitätszirkels und den kooperierenden Hausärzten und Hausärztinnen.

3.6.2 Bereich Ernährung: Ökotrophologin

Tätigkeitsfeld: Auch für den Bereich Ernährung älterer Menschen gilt, dass besondere Kenntnisse zu medizinischen und sozialen Zusammenhängen erforderlich sind. Ferner verlangte das in der Studie angewandte Beratungskonzept in Kleingruppen eine besondere berufliche Routine. Sowohl umfassende Kenntnisse in der Ernährungsberatung gesunder und kranker Menschen aller Altersgruppen, als auch Erfahrung in der Fortbildung verschiedenster Berufsgruppen können in die Gestaltung der Intervention eingebracht werden.

3.6.3 Bereich Körperliche Aktivität: Physiotherapeut

Tätigkeitsfeld: Das Programm „Aktive Gesundheitsförderung im Alter" richtet sich zwar an Personen ab dem 60. Lebensjahr, aber es ist davon auszugehen, dass viele der Teilnehmer und Teilnehmerinnen chronische oder degenerative körperliche Leiden aufweisen (z. B. Arthrosen oder kardiovaskuläre Erkrankungen). Diese Einschätzung stimmt mit Ergebnissen aus epidemiologischen Studien überein. Auch Schmerzen sind ein häufig genanntes Problem. Bewegungsförderung setzt daher häufig auf der Ebene der Sekundär- oder Tertiärprävention ein. Die Person des Gesundheitsberaters für den Bereich Körperliche Aktivität muss daher mit den Grenzen physischer Belastbarkeit älterer Personen und den häufigsten Krankheitsbildern in dieser Altersgruppe vertraut sein. Aus diesem Grunde fiel die Entscheidung zugunsten eines Physiotherapeuten mit umfassender klinisch-geriatrischer Erfahrung. Sportwissenschaftler und -wissenschaftlerinnen sind genauso denkbar. Auch der Einsatz dieser Berufsgruppe im Team der „Aktiven Gesundheitsförderung im Alter" wird am Albertinen-Haus evaluiert.

3.6.4 Bereich Soziale Vorsorge: Sozialpädagogin

Tätigkeitsfeld: In der klinischen Geriatrie ist die Sozialarbeiterin – in Deutschland in der Regel Sozialpädagogin – unverzichtbarer Bestandteil des geriatrischen Kernteams. Während die stationäre Beratung oft erst dann einsetzt, wenn bereits eine soziale Notlage vorliegt (Notwendigkeit der Institutionalisierung, Einrichtung einer offiziellen Betreuung oder Organisation ambulanter Hilfen vor der Entlassung), vermittelt die Sozialpädagogin den älteren Teilnehmern und Teilnehmerinnen unseres Konzeptes der Gesundheitsförderung Informationen zu einer individuellen sozialen Vorsorge bzw. vermeidet durch die individuelle Beratung die Eskalation bestehender Probleme oder Gefahrensituationen im sozialen Umfeld.

3.6.5 Fachpflegekraft für klinische Geriatrie und Rehabilitation: In der Fortbildung zur Pflegekraft für Gesundheitsförderung bei älteren Menschen (zur Durchführung von präventiven Hausbesuchen)

Zum Zwecke der Fortbildung zur Pflegekraft für Gesundheitsförderung bei älteren Menschen[2] nahm im Jahr 2001 zusätzlich eine Fachpflegekraft für klinische Geriatrie und Rehabilitation des Albertinen-Hauses an dem Programm teil und wurde durch das Expertenteam der Ärztin, der Ökotrophologin, des Physiotherapeuten und der Sozialpädagogin weitergebildet. In dem Verantwortungsbereich der fortgebildeten Pflegekraft für Gesundheitsförderung lag die Durchführung von präventi-

---

[2] Der Abschlussbericht „Gesundheitsberatung für ein erfolgreiches Altern – ein zukünftiges Aufgabenfeld für Pflegekräfte" sowie das dazugehörige „Curriculum für Pflegekräfte der Altern- und Krankenpflege auf dem Gebiet der Prävention und Gesundheitsförderung bei älteren Menschen" wurden im November 2002 für die Robert Bosch Stiftung GmbH erstellt von Meier-Baumgartner, H. P., Dapp, U., Anders, J. und unter dem Titel „Präventive Hausbesuche" 2005 publiziert.

ven Hausbesuchen bei den älteren Menschen, die Beratung zu Hause wünschten, weil sie aufgrund selbst genannter Einschränkungen der Mobilität nicht in das geriatrische Zentrum kommen konnten (v. Renteln-Kruse, W. et al., 2003; Meier-Baumgartner, H. P. et al., 2005).

3.7 Aufgabenteilung zwischen Hausarztpraxis und Zentrum für Geriatrie

3.7.1 Funktion und Aufgaben der Hausarztpraxen

Die zentralen Aufgaben der Hausarztpraxis liegen in der umfassenden Primärversorgung ihrer Patienten und Patientinnen, einschließlich des medizinischen Aufgabenbereichs und der psychosozialen Begleitung. Sie übernimmt die kontinuierliche Langzeitversorgung ihrer älteren Patienten und Patientinnen und schafft Kontakte zu weiteren Betreuungsinstanzen. Diese Koordinationsfunktion – und damit eine Schlüsselposition der ambulanten Versorgung – wird dem Hausarzt oder der Hausärztin explizit in SGB V (§ 73) zugesprochen. Hervorgehoben wird hier außerdem die Verzahnung des ambulanten mit dem stationären Bereich als ein so genannter Dreh- und Angelpunkt der Gesundheitspolitik sowie der Vorrang der ambulanten vor der stationären Versorgung.

Im ambulanten Versorgungsbereich ist die Hausarztpraxis der erste Ansprechpartner ihrer älteren Patienten und Patientinnen zu Fragen der Gesundheit. In Fokusgruppen mit den kooperierenden Ärzten und Ärztinnen äußerten diese den Wunsch, das geriatrische Zentrum aktiv einzubeziehen wie z. B. zur Abklärung geriatrischer Syndrome und in Fragen der Beratung älterer Menschen zu einer gesunden Lebensführung. Einhellig wurden die Bereiche Ernährung, Bewegung und Soziales Feld als besonders wichtig, aber auch zeitaufwändig in der Beratung eingeschätzt und daher eine Arbeitsteilung zwischen Hausarztpraxen und Mitarbeitern und Mitarbeiterinnen des geriatrischen Zentrums vereinbart. Die Aufgabenteilung zwischen Hausarztpraxis und geriatrischem Zentrum wurde in gemeinsamem Einvernehmen festgelegt. Diese Teilung ist nicht als strikte Trennung der Funktionen zu verstehen. Sie besagt im Wesentlichen, dass der Hausarzt und die Hausärztin erster Ansprechpartner für die Patienten und Patientinnen bleiben. Die Beratung über und die Umsetzung von präventiv-medizinischen Maßnahmen liegen weiterhin immer im Verantwortungsbereich der Hausarztpraxis.

3.7.2 Funktion und Aufgaben des Albertinen-Hauses

Die Geriatrie im Allgemeinen ist eine integrative, medizinische Fachrichtung. Kenntnisse und Funktionen der Inneren Medizin, Allgemeinmedizin, Nervenheilkunde sowie der physikalischen und rehabilitativen Medizin werden genutzt für Diagnostik, Therapie, Prävention und Rehabilitation der Erkrankungen alter Menschen. Charakteristikum geriatrischer Patienten und Patientinnen ist neben dem Vorliegen einer akuten, zur Krankenhauseinweisung führenden Störung das gleichzeitige Bestehen von Multimorbidität und Fähigkeitsstörungen mit negativer Auswirkung auf den psychosozialen Bereich (Meier-Baumgartner et al., 1998).

Das Albertinen-Haus als Zentrum für Geriatrie und Gerontologie in Hamburg beherbergt nicht nur eine medizinisch-geriatrische Fachklinik im stationären Bereich (§ 39 SGB V), sondern auch eine teilstationäre Abteilung (geriatrische Tagesklinik). Des Weiteren hält es unterschiedliche Angebote zur Pflege behinderter älterer Menschen vor (ambulante und vollstationäre Pflege), eine Seniorenwohnanlage, eine Forschungsabteilung und eine Akademie für gerontologische Fort-, Weiter- und Ausbildung. Hinzu kommen diverse Angebote im ambulanten Bereich wie ambulante Rehabilitation, Memory Clinic, Beratungsstellen und Selbsthilfegruppen für Laien.

Dieses weite Spektrum verschiedener stationärer und ambulanter Angebote erfordert ein hohes Maß organisatorischer und kommunikativer Leistungen. Es liegen damit aus dem internen Bereich des geriatrischen Zentrums eine Vielzahl von Erfahrungen und Kenntnisse vor, die sich auf das externe Netzwerk übertragen lassen. Angebote an die kooperierenden Hausarztpraxen während des Programms „Aktive Gesundheitsförderung im Alter" waren organisatorische Entlastung, wissenschaftliche Begleitung sowie der Informationsaustausch über definierte Schnittstellen, wie z. B. Projektkoordinatorin, die ärztliche Leitung des Expertenteams und den Leiter des Qualitätszirkels für Hausärzte und Hausärztinnen sowie die beiden nachfolgend beschriebenen Angebote der Informationsabgabe und Beratung zum einen direkt an den Hausarzt bzw. die Hausärztin und zum anderen direkt an die älteren Menschen aus diesen Hausarztpraxen.

Angebot eines geriatrischen Qualitätszirkels für Hausärzte

Das Albertinen-Haus bot den Hausärzten und Hausärztinnen einen geriatrischen Qualitätszirkel während der Projektlaufzeit an. Dieser Qualitätszirkel fand regelmäßig alle zwei Monate statt und erfüllte die Richtlinien der Kassenärztlichen Vereinigung (KV) Hamburg als Leistungsnachweis für Fortbildungsangebote der Hausärzte und Hausärztinnen. Auf ihren Wunsch hin wird der Qualitätszirkel auch nach Projektabschluss weiter regelmäßig fortgeführt.

Die Übersicht zeigt Vorschläge für Themen, die sowohl für die primärmedizinische Versorgung älterer Menschen wie z. B. das Grundlagenwissen zum Geriatrischen Assessment als auch für die Unterstützung gesundheitsfördernder Maßnahmen von Bedeutung sind und bereits in unserem Qualitätszirkel behandelt wurden:

- Konstituierende Sitzungen: Die Teilnehmer verständigen sich über Ziele, Inhalt und
  Vorgehensweise der Fortbildungsmaßnahme.
- Präventivmedizin und Gesundheitsvorsorgeuntersuchungen für ältere Menschen:
  Entwicklung interner, evidenz-basierter Orientierungshilfen für die hausärztliche Praxis (art. Hypertonie, Fettstoffwechsel, Krebsvorsorge wie Prostata-, Mamma-, Zervix-, Kolonkarzinom, Diabetes mellitus, Impfungen, Zahnpflege, Hör- und Seh-Prüfungen)
- Geriatrisches Screening und Assessment (Vorstellung verschiedener Instrumente)
- Prävention, Diagnostik und Therapie von Gangstörungen und Sturzsyndrom
- Prävention, Diagnostik und Therapie von Schwindel
- Prävention, Diagnostik und Therapie von Harninkontinenz
- Prävention, Diagnostik, Management und Therapie von demenziellen Erkrankungen

- Prävention, Diagnostik und Therapie von Osteoporose
- Prävention, Diagnostik und Therapie von Dekubitus und chronischen Wunden
- Prävention, Diagnostik und Therapie von Mangel-, Fehl-, und Überernährung
- Prävention, Diagnostik und Therapie von Sehstörungen im Alter
- Richtlinien und Verfahren der deutschen Pflegeversicherung
- Palliative Medizin

Auch eine Vorstellung von anderen Partnern innerhalb des lokalen Netzwerkes „Alter" (Seniorenorganisationen, Behördenvertreter) bietet sich in diesem Zusammenhang an. Weitere Informationen zur Gestaltung und kontinuierlichen Evaluation ärztlicher Qualitätszirkel finden sich bei Bahrs et al. 2001.

Angebot der Beratung der älteren Teilnehmer aus den Hausarztpraxen

Das Albertinen-Haus bot darüber hinaus in Absprache mit den Hausärzten und Hausärztinnen die Unterstützung und Beratung der älteren Teilnehmer und Teilnehmerinnen selbst an. Fragen der gesunden Lebensführung in den Bereichen Ernährung, Bewegung und Soziales Feld standen im Vordergrund. Der Hausarzt hatte Kenntnis über das Vorgehen der Beratung seiner Patienten und Patientinnen, um Rückfragen der Patienten und Patientinnen beantworten zu können und um gezielt zur Teilnahme an der Beratung am Albertinen-Haus motivieren zu können.

3.8 Ablauf und Durchführung der Intervention

3.8.1 Ort der Intervention

Drei Orte kommen prinzipiell für die Durchführung von Beratungsveranstaltungen für ältere Menschen in Betracht:
- das Zuhause der Senioren und Seniorinnen,
- die Hausarztpraxis,
- das Geriatrische Zentrum.

Für die Wohnung der älteren Teilnehmer und Teilnehmerinnen spricht die Möglichkeit, diese in ihrem persönlichen Umfeld zu erleben. Allerdings ist dieses Eindringen in die private Sphäre ohne bestehendes Vertrauensverhältnis – wie es der Hausarzt oder die Hausärztin besitzt – problematisch. Hinzu kommt die Gefahr, dass präventive Hausbesuche abgelehnt werden, wenn z. B. Krankenpflegekräfte den noch gesunden älteren Menschen aufsuchen möchten, der diese Berufsgruppe mit Krankheit und Hilfsbedürftigkeit assoziiert.

Auch sind Hausbesuche mit einem erheblichen finanziellen und zeitlichen Aufwand verbunden gewesen – dies gilt insbesondere für den Großraum der Hansestadt Hamburg mit mehreren hundert Projektteilnehmern und -teilnehmerinnen. Diese Überlegungen hatten schon im Vorfeld mit dazu beigetragen, sich gegen ein Konzept mit obligatorischen Hausbesuchen durch Pflegekräfte bei *allen* älteren Teilnehmern und Teilnehmerinnen zu entscheiden. Hausbesuche machen Sinn bei einer klar definierten Zielgruppe, die in besonderer Weise durch einen geriatrischen Hausbesuch profitiert und damit diesen organisatorischen und finanziellen Aufwand rechtfertigt (v. Renteln-Kruse et al., 2003). Dieser Personenkreis war jedoch von Anfang an von dem Vorsorgeprojekt aus inhaltlichen Gründen ausgeschlossen, da das Einschlusskriterium Selbständigkeit in den Aktivitäten des täglichen Lebens (ADL) lautete.

Für die Hausarztpraxis spricht, dass sie im engsten Lebensumfeld des älteren Teilnehmers oder der Teilnehmerin angesiedelt ist und damit in der Regel eine gute räumliche Erreichbarkeit für die Abgabe von Interventionsangeboten gegeben ist. Die gewohnten Praxisräume und das Personal bieten zudem den älteren Personen eine vertraute Atmosphäre. Leider schieden die Hausarztpraxen jedoch aus praktischen Gründen aus der Überlegung aus. Weder geeignete Räumlichkeiten noch freie Zeitkontingente für die geplanten Interventionsangebote standen zur Verfügung. Dieses Problem war uns bereits bekannt im Zusammenhang mit dem Versuch, ergänzende geriatrische Angebote wie z. B. Gedächtnistrainingsgruppen in den Hausarztpraxen zu etablieren. Auch diese Idee wurde grundsätzlich positiv von den Hausärzten und Hausärztinnen aufgenommen, sie scheiterte jedoch an der Raumfrage.

Für das geriatrische Zentrum spricht die gute Ausstattung mit Gruppenräumen, Trainingsräumen und Medien (Overheadprojektor etc.). Der Zugang ist jederzeit (über 24 Stunden besetzte Pforte) und behindertengerecht möglich. Geriatrische Teams sind vor Ort, ebenso das Expertenteam für die geplante Intervention. Somit entfallen Anfahrtzeiten der Experten und Expertinnen zu anderen möglichen Orten der Intervention (Wohnung, Praxis). Vor- und Nachbereitung der Intervention war direkt vor Ort im Zentrum möglich. Dies ist ein wichtiges Argument angesichts der zur Verfügung stehenden personellen und finanziellen Ressourcen.

Ein weiteres Argument für das geriatrische Zentrum sehen wir in der angesprochenen Zielgruppe der noch rüstigen Senioren und Seniorinnen. Diese sind aufgrund der Einschlusskriterien körperlich und geistig in der Lage, den Weg in das Zentrum selbständig zu bewältigen. Wir entschieden uns daher für das Geriatrische Zentrum als Ort der Intervention. Das Albertinen-Haus stellt sowohl das interdisziplinäre Gesundheitsberater-Team als auch geeignete Räumlichkeiten und Medien für die Durchführung der Intervention zur Verfügung.

3.8.2 Form der Intervention

Für die Form der Intervention wurden folgende Alternativen prinzipiell in Betracht gezogen:
- Einzelgespräche
- Gruppenveranstaltungen

Beratungen in Einzelgesprächen sind eine übliche Form im Gesundheitswesen. Im stationären oder ambulanten Bereich sind Ärzte und Ärztinnen, Therapeuten und Therapeutinnen gewöhnt, in einem persönlichen Gespräch den Ratsuchenden Rede und Antwort zu stehen. Eine Beratung zu drei Themenbereichen (Ernährung, Bewegung, Soziales Feld) in Einzelgesprächen würde erheblichen organisatorischen, zeitlichen und finanziellen Aufwand verursachen. Wesentliches Argument gegen das Einzelgespräch war der Verlust der Möglichkeit, Zusammenhänge und Wechselwirkungen der drei Bereiche in einem interdisziplinären Ansatz zu berücksichtigen und zu vermitteln.

Für die Gruppenveranstaltungen spricht zudem die Möglichkeit, interdisziplinäre Synergien optimal zu nutzen. Außerdem bestand durch das Angebot von

Gruppenveranstaltungen die Chance, mehrere Personen gleichzeitig zu erreichen, ggf. einen Diskurs anzuregen und nicht zuletzt Ressourcen optimal einzusetzen.

Wissenschaftliche Auswertungen von Gruppenberatungen (z. B. Schulungen für adipöse Patienten und Patientinnen, Suchtkranke, Diabetiker, Diabetikerinnen oder Nierenkranke) weisen auf dynamisierende Effekte innerhalb der Gruppen hin (Lederman/Farrar, 1986). Diese Schulungen befassen sich zudem mit ähnlichen Themenkomplexen wie unser Beratungsangebot: Ernährung, Lebensführung, körperliche und soziale Aktivität unter Berücksichtigung bestimmter Erkrankungen werden dort behandelt.

Die Erfahrungen aus derartigen Schulungsprogrammen leiten über zu folgenden Thesen:

- Das Gespräch der Teilnehmer und Teilnehmerinnen miteinander kann die Suche nach einer Problemlösung unterstützen.
- Der ältere Teilnehmer und die Teilnehmerin erkennt sich wieder in seinem Gegenüber und fühlt sich nicht mehr allein mit seinen Fragen und Problemen.
- Aktive ältere Menschen haben eine Vorbildfunktion gegenüber den übrigen Teilnehmern und Teilnehmerinnen.

Wir entschieden uns daher für die Durchführung von interventionellen Gruppenveranstaltungen am geriatrischen Zentrum. Einzig den Bereich Soziales Feld sahen wir als nur bedingt geeignet an für Gruppenveranstaltungen. Die Erörterung persönlicher Probleme etwa im finanziellen oder familiären Bereich sollte eher einem Einzelgespräch zwischen älterem Teilnehmer oder Teilnehmerin und Sozialpädagogin vorbehalten sein, um die Intimsphäre der Ratsuchenden zu wahren. Auch haben Erfahrungen aus ähnlichen Projekten gezeigt, dass im psychosozialen Bereich Probleme und Anliegen zu stark individuell ausgeprägt sind, um eine heterogene Gruppe wie die hier rekrutierten älteren Menschen von persönlichen Lösungsstrategien profitieren zu lassen (Meier-Baumgartner/Dapp, 2001). Anders wäre die Situation im Falle von kleinen Gruppen mit einem gemeinsamen Anliegen, wie sie z. B. Selbsthilfegruppen darstellen.

Durch die Entwicklung eines eigenen didaktischen Konzeptes wollten wir somit erreichen, dass die älteren Teilnehmer und Teilnehmerinnen einerseits von dynamisierenden Prozessen in einer Gruppe profitieren, andererseits ihre Privatsphäre nicht verletzt wird.

3.8.3 Didaktik der Intervention

Die Beratung älterer Personen in den drei Bereichen Körperliche Aktivität, Ernährung und Soziales Umfeld zielt in der Regel auf Änderungen länger bestehender Lebensgewohnheiten. Die Beratung muss sich daher an den individuellen Gegebenheiten orientieren – d. h. „den Teilnehmer oder die Teilnehmerin da abholen, wo er oder sie steht" (Labonte/Penfold, 1981). Angestrebt werden Änderungen in kleinen, realistischen Schritten. Der Teilnehmer bzw. die Teilnehmerin wird aktiv in den Prozess der Entscheidungsfindung einbezogen, welche gesundheitsfördernden Verhaltensweisen in seinen bzw. ihren Alltag zu integrieren sind. Zum einen, um die Fähigkeiten zur eigenständigen Problemerkennung und -lösung zu verbessern, zum anderen, um die Unterstützung bezüglich der gefundenen Vorschläge zu sichern.

Drei Kernaufgaben der Gesundheitsberater und Gesundheitsberaterinnen für ältere Menschen wurden definiert:

1. Verständliche Vermittlung von Informationen zu gesundheitsfördernden bzw. riskanten Verhaltensweisen.
2. Veranschaulichung der Zusammenhänge zwischen der eigenen Lebensführung und möglicher Behinderung im Alter.
3. Erarbeitung von Vorschlägen bezüglich der praktischen Umsetzung in den Alltag gemeinsam mit den älteren Teilnehmern und Teilnehmerinnen und deren praktische Erprobung.

Die beiden ersten Aufgaben betreffen alle Teilnehmer und Teilnehmerinnen in ähnlicher Weise. Um die Mitarbeit der Senioren und Seniorinnen zu unterstützen, ist es unabdingbar, zunächst alle auf einen ähnlichen Informationsstand zu bringen – ungeachtet des zuvor vorhandenen Wissens. In Form von kurzen Vorträgen werden daher zuerst Informationen vermittelt und dann die Bezüge zur Alltagswelt der älteren Menschen hergestellt.

Alle Mitglieder des Gesundheitsberater-Teams stellen ihren Verantwortungsbereich in Form eines Vortrages von 15 bis 20 Minuten Dauer vor. So kann jedes Mitglied anschaulich über seine eigenen Erfahrungen berichten und kompetent auf Zwischenfragen der Teilnehmer und Teilnehmerinnen eingehen.

Alle Vorträge beginnen als Frontalunterricht, um den Senioren und Seniorinnen zunächst einen kurzen Überblick über den Ablauf der Veranstaltung selbst, das Gesundheitsberater- und Gesundheitsberaterinnen-Team und die Hintergründe des Programms zu geben. Es folgen sachbezogene Informationen zu den drei Schwerpunkten der Intervention (Körperliche Aktivität, Ernährung und Soziale Vorsorge), die jeweils durch Bildmaterial, eigene Erfahrungen der Experten und Expertinnen und Fallbeispiele veranschaulicht werden. Zunehmend werden die Teilnehmer und Teilnehmerinnen eingebunden, wie z. B. durch Aufforderung zu Verständnisfragen, Gegenfragen und persönliche Anrede, Mithilfe bei praktischen Beispielen bis hin zu einem kleinen Quiz.

Dieses Vorgehen bietet folgende Vorteile:
- komplexe Zusammenhänge und ihre Wechselwirkungen werden veranschaulicht,
- im Sinne der interdisziplinären Arbeitsweise nimmt jeder Experte bzw. Expertin kurz Stellung zum Fachbereich seiner Kollegen und klärt den Bezug zur eigenen Thematik,
- die vermittelten Informationen erhalten durch den Bezug zur persönlichen Situation Bedeutung,
- die Übertragung auf eigene Erlebnisse schafft eine Authentizität der Berater und Beraterinnen, die Grundlage für ein Vertrauensverhältnis zu den Teilnehmern und Teilnehmerinnen ist,
- die Aufmerksamkeit der Senioren und Seniorinnen wird durch direkte Ansprache gefördert,
- die älteren Menschen werden Schritt für Schritt einbezogen und übernahmen so früh mit Verantwortung („self efficacy") als Grundlage der Stärkung ihrer Eigenverantwortung im Sinne des angestrebten Empowerment,
- die nachfolgende intensive Beratung der einzelnen Teilnehmer und Teilnehmerinnen in Kleingruppen wird vorbereitet.

Damit ein Übergang vom reinen Frontalunterricht zu Gruppendiskussion und Kleingruppenarbeit möglich ist, darf die Teilnehmerzahl pro Veranstaltung nicht zu groß sein.

Mit einer Gruppengröße von maximal zwölf Teilnehmern sind Informationsabgabe und Vermittlung der Zusammenhänge bei der persönlichen Lebensführung

(Kernaufgabe 1 und 2) zu bewältigen, nicht jedoch Aufgabe 3, die Entwicklung von persönlichen Umsetzungsstrategien.

Die Veranstaltung wird daher prinzipiell in eine erste Phase mit Vorträgen bei einer Gesamtteilnehmerzahl von bis zu zwölf Personen aufgeteilt, gegenüber einer zweiten Phase mit simultan zueinander stattfindenden Kleingruppen der geteilten Teilnehmeranzahl mit bis zu sechs Teilnehmern und Teilnehmerinnen. Diese Kleingruppen zu den Themen „Ernährung" und „Bewegung" führen unter Anleitung der jeweiligen Experten zu Diskussionen innerhalb der Gruppe und strukturierter Erarbeitung von Empfehlung für jede einzelne Person. Bereits vor mehreren Jahrzehnten ergaben die Studien von Lewin zu Einstellungsänderungen Erwachsener und älterer Personen im Ernährungsbereich, dass Diskussionen in kleinen Gruppen wirkungsvoller sind als Großgruppenlehrgänge oder individuelle Instruktionen (Lewin, 1936).

Ausschließlich für den Bereich Soziale Vorsorge wurde den Teilnehmern und Teilnehmerinnen freigestellt, über den Vortragsteil in Phase 1 der Beratungsveranstaltung hinaus an einer persönlichen Beratung im Einzelgespräch mit der Sozialpädagogin teilzunehmen.

Wir folgen mit diesem abgestuften Konzept einer langen Tradition von Empfehlungen aus der Verhaltensforschung und Pädagogik (Becker/Zarif, 1978). Schon Konfuzius beschrieb pointiert: *„Ich höre und ich vergesse, ich sehe und ich behalte, ich tue etwas und begreife ..."*

Die Gesundheitsberater und Gesundheitsberaterinnen visualisieren daher Informationen wenn irgend möglich unter Verwendung unterschiedlichster Medien und Lehrmittel (Poster, Flip Chart, Overhead-Projektion, Materialproben). Ferner wird schriftliches Informationsmaterial abgegeben für das Eigenstudium zuhause. Das Erfahren am eigenen Leib ist der letzte Schritt in dieser didaktischen Kette. Die älteren Menschen erhalten praxisnah auf sie persönlich zugeschnittene Empfehlungen. Ergänzend zu den vermittelten Angeboten finden wir es vorteilhaft, an einem zweiten Termin im geriatrischen Zentrum zu ausgewählten Themen eine Vertiefung im Sinne von Schnupperkursen oder Workshops anzubieten. Auführliche Vorschläge für die Durchführung von Workshops finden sich in Teil III.

3.8.4 Ablauf und Durchführung der Intervention

Die genauen Inhalte, Medien, Bildmaterialen und Informationsmaterialien zu den nachfolgend vorgestellten Modulen werden in Teil III dieses Buches im Detail vorgestellt. Teil III dient zudem als Begleitbuch für die Fortbildung zum/zur Gesundheitsberater/in für ältere Menschen.

3.8.4.1 Vorträge im Plenum

Jeder Experte und jede Expertin des interdisziplinären Gesundheitsberater-Teams hält einen einführenden Vortrag zu seinem oder ihrem Spezialgebiet von 15–20 Minuten Länge. Die Reihenfolge der Vorträge ist festgelegt, da die Vorträge didaktisch aufeinander aufbauen.

Vortrag 1: Gesundheit und Altern (Ärztin)
Die Möglichkeiten von Altern in Selbständigkeit und Würde für jeden Einzelnen werden erläutert. Ziel ist, zu begründen, warum sich präventive Maßnahmen auch

und gerade im Alter persönlich lohnen. Vermieden wurden abstrakte Begriffe wie „Gesundheit" und „Lebensqualität", die jeder Mensch für sich mit mehr oder weniger Bedeutung belegt.

Bildmaterial veranschaulicht die Zusammenhänge zwischen steigender Lebenserwartung, Krankheitsbeginn und Behinderung, aber auch die Chancen einer umfassenden Vorsorge. In einem grafisch aufbereiteten Modell des erfolgreichen Alterns (nach Lehr, 2003) kann jeder ältere Mensch die Stationen seines Lebensweges erkennen. Altern wird als Chance, als Phase großer Autonomie dargestellt, die unbedingt erhalten werden sollte. Mythen von der „schrulligen Persönlichkeit" oder „Gebrechlichkeit" als sichtbare Zeichen des Alterns werden widerlegt.

Vermieden wird unter allen Umständen hier und in jedem weiteren Modul der „erhobene Zeigefinger". Vielmehr sind im Folgenden alle Empfehlungen der Gesundheitsberater und Gesundheitsberaterinnen als Palette von Vorschlägen zu verstehen, aus denen der ältere Mensch selbständig die für ihn wichtigen herausgreifen kann. Vertraute und neue Informationen werden verwoben, die Zuhörer und Zuhörerinnen animiert, Eigeninitiative zu ergreifen und die „Vogel Strauß-Taktik" zu verlassen.

Vortrag 2: Soziale Vorsorge (Sozialpädagogin)

Es folgt der Vortrag der Sozialpädagogin. Sie beschreibt ihr weitläufiges Tätigkeitsfeld. Die sozialen Risiken des Alters werden unverblümt dargestellt, dann aber sofort Perspektiven zur Vermeidung bzw. Bewältigung möglicher Notlagen aufgezeigt. In Anlehnung an den ersten Vortrag werden weitere Mythen über das Altern gesammelt und Irrtümer entlarvt. Beispielsweise identifizieren wir ernste Erkrankungen wie die Demenz und unterscheiden sie von der Altersvergesslichkeit.

Möglichkeiten der Vorsorge stehen im Vordergrund dieses Vortrags. Angefangen bei der Pflege von sozialen Kontakten im Allgemeinen und des persönlichen sozialen Umfeldes, von der aktiven Gestaltung des Ruhestandes über altersgerechte Wohnformen spannt sich der Bogen bis hin zu Vorsorgevollmacht und Patientenverfügung. Das Ansprechen dieser oft verdrängten Themen hat eine aufrüttelnde emotionale Wirkung auf die Teilnehmer und Teilnehmerinnen, mit der sie natürlich nicht allein gelassen werden. Vielmehr werden vorbeugende und problemlösende Strategien aufgezeigt. Dazu gehört auch die Information über andere soziale Beratungsstellen für ältere Menschen im Hamburger Stadtgebiet.

Vortrag 3: Bewegung (Physiotherapeut)

Das Ziel gesunden, erfolgreichen Alterns, ein selbstbestimmtes Altern mit hoher Lebensqualität, wird verknüpft mit körperlicher Aktivität. Der Mythos „Alter gleich Abbau" wird aufgegriffen und dargestellt als rapide abfallende Kurve.

Der Physiotherapeut erläutert den Teilnehmern und Teilnehmerinnen die abfallende Kurve und erklärt Zusammenhänge. Ein gewisser Verlust maximaler körperlicher Leistungsfähigkeit gehört zum Leben und beginnt bereits nach dem Abschluss der Wachstumsphase in der Adoleszenz. Dieser Verlust ist gering, verglichen mit dem eigenverantworteten Abbau körperlicher Kompetenz durch mangelnde Performance (darunter wird verstanden die mangelnde Nutzung körperlicher Fähigkeiten). Ursache ist mangelnde Bewegung als Folge zivilisatorischer Bequemlichkeit. Das Benutzen von Rolltreppen und Fahrstühlen anstelle des Treppensteigens, die überwiegende sitzende Körperhaltung etc. werden hier angesprochen. Schon wenig mäßige, aber regelmäßige körperliche Aktivität bremst den körperlichen Abbau und wirkt positiv auf Körper und Psyche. Im Alter häufige Beschwerden können gelindert werden. Einfache Beispiele für eine Bewegungsförderung im Alltag wie z. B. mehrere kleine Einkäufe und Gänge täglich statt eines großen Wocheneinkaufs mit dem Auto schließen die Ausführungen ab.

Fazit des Vortrages: Mäßige, regelmäßige körperliche Aktivität erhält die Leistungsfähigkeit, schützt vor Kreislauferkrankungen und Stürzen, lindert Schmerzen und Depressionen. Dazu zählen auch alltägliche Bewegungsformen wie Radfahren, Spaziergänge und Treppensteigen.

Vortrag 4: Ernährung (Ökotrophologin)

Ein aktives Leben braucht Energie. Diesbezüglich leitet der Physiotherapeut an die Ökotrophologin weiter. Sie veranschaulicht ihre Informationen mit dem einprägsamen Bild der Ernährungspyramide gemäß der Deutschen Gesellschaft für Ernährung (DGE). Die Ernährungspyramide teilt Lebensmittelhauptgruppen in einzelne Segmente ein und gibt an, wie viel am Tag bzw. in der Woche von der jeweiligen Lebensmittelgruppe gegessen werden sollte.

Empfohlen wird eine ausgewogene, abwechslungsreiche Mischkost, d. h. gesunde Ernährung als täglicher Genuss im Leben. Keine komplizierten Kalorienvorgaben und Verbote, sondern Gebote werden ausgesprochen (z. B. die Kampagne der Deutschen Gesellschaft für Ernährung „Fünf am Tag"[3]). Portionsgrößen werden anhand Packungen (z. B. Frühstücksbutter) erklärt. Zentrale Bedeutung erhält das regelmäßige und ausreichende Trinken. Für Senioren und Seniorinnen typischerweise damit verbundene Bedenken – z. B. Angst vor häufigen Toilettengängen – werden aufgenommen und Umsetzungsstrategien erläutert.

Fazit des Vortrages: Essen und Trinken kann gleichzeitig Genuss und Quelle der Energie für ein aktives Leben gerade im Alter sein. Typische Beschwerden wie Obstipation und Osteoporose können durch eine abwechslungsreiche Ernährung günstig beeinflusst werden.

Vortrag 5: Umgang mit Medikamenten (Fachpflegekraft oder Ärztin)

Von der Ernährung zu den Nahrungsergänzungsmitteln und Medikamenten, dem Thema des letzten Vortrags, ist es nur ein kleiner Schritt. Hierbei geht es nicht um die Begutachtung der ärztlich verordneten Mittel, sondern vielmehr um die Frage: Was ist überhaupt ein Medikament? Hierzu wird ein „Medikamenten-Erkennungsspiel" durchgeführt. Besonders die nicht verschreibungspflichtigen Präparate werden meist nicht als Wirkstoff erkannt, von der Industrie aber gerade bei unspezifischen Symptomen (Schlaf- und Konzentrationsstörungen, Verstopfung etc.) angepriesen und von einer Vielzahl älterer Personen wenig kritisch konsumiert. Im Zusammenhang mit unzureichender Trinkmenge sowie von der Hausarztpraxis und Fachärzten und Fachärztinnen verordneten Medikamenten können sich rasch Wechselwirkungen und ungünstige Nebenwirkungen einstellen. Wichtig ist daher die Empfehlung, den Gebrauch aller Medikamente mit dem Hausarzt oder der Hausärztin und der Apotheke zu besprechen. Um dieses Gespräch zu erleichtern und den prinzipiellen Umgang mit Medikamenten zu erläutern, werden alle Teilnehmer und Teilnehmerinnen in der Führung eines Medikamentenplanes geschult.

---

3   Die Kampagne „5 am Tag" propagiert den täglichen Verzehr von Obst und Gemüse (und wird unterstützt von der Deutschen Gesellschaft für Ernährung e.V., den Bundesministerien für Gesundheit; für Verbraucherschutz, Ernährung und Landwirtschaft, dem Ministerium für Wirtschaft, Verkehr, Landwirtschaft und Weinbau, Rheinland-Pfalz; der Deutschen Krebsgesellschaft e.V. und der Barmer Ersatzkasse).

Ein Musterexemplar kann am Ende der Veranstaltung mit anderen Informationsmaterialien mitgenommen werden.

Diesen Vortrag übernahm im Rahmen ihrer Ausbildung die Fachpflegekraft für Gesundheitsförderung in spe. Auch ein Arzt, eine Ärztin oder Pharmazeuten können diesen Vortrag halten.

3.8.4.2 Kleingruppenarbeit Bereiche Ernährung und Bewegung

Eine kurze Pause nach dem Vortragsteil unterbricht den Programmablauf. Diese Pause wird von Teilnehmern und Teilnehmerinnen gerne genutzt, um eine Terminvereinbarung mit der Sozialpädagogin zu treffen. So ist ein niedrigschwelliger Zugang gegeben. Auch telefonische Terminvereinbarungen sind selbstverständlich möglich.

Persönliche Empfehlungen zur Umsetzung eines aktiven Lebensstils werden in Kleingruppen mit maximal sechs Teilnehmern und Teilnehmerinnen zu den Bereichen „Ernährung" und „Körperliche Aktivität" erarbeitet. Angestrebt wird, dass alle älteren Personen an dieser Kleingruppenarbeit teilnehmen. In getrennten Räumen finden je zwei Kleingruppen simultan zueinander statt. Jeder Teilnehmer und jede Teilnehmerin durchlaufen nacheinander erst die eine Kleingruppe (z. B. Ernährung) und dann die andere Kleingruppe (z. B. Bewegung) oder umgekehrt.

Die Experten und Expertinnen – in diesem Falle die Ökotrophologin und der Physiotherapeut – erläutern zunächst das geplante Vorgehen und strukturieren die Beiträge der Teilnehmer und Teilnehmerinnen, denn diese können sich sehr in ihrem Ausgangsstatus (Bildung, Wissens- und Aktivitätsniveau) und ihren persönlichen Zielen unterscheiden.

Um aber jeden Teilnehmer und jede Teilnehmerin auf seinem/ihrem Ausgangsniveau zu erreichen, bewährt sich das schriftliche Ausfüllen eines standardisierten Protokolles. Diese Phase der „Stillarbeit" regt die Selbstreflexion an. Die Protokolle führen den Teilnehmer und die Teilnehmerin von den gewohnten Alltagstätigkeiten über bereits bestehende körperliche Probleme zu Interessen und Zielen. Auf diese Weise wird der anschließende Dialog mit dem jeweiligen Experten bzw. der Expertin optimal vorbereitet.

Aus den Notizen der Teilnehmer und Teilnehmerinnen analysiert der Experte oder die Expertin deren Gewohnheiten, zeigt positive und negative Effekte auf. Besonders auf fehlende positive, aber mögliche Verhaltensmuster wird hingewiesen – selten von bestehenden Gewohnheiten abgeraten. Schnell bilden sich dann Untergruppen von zwei bis vier Teilnehmern und Teilnehmerinnen, die ähnliche Erfahrungen gemacht hatten, diese nun austauschen, sich gegenseitig motivieren und Tipps geben. Diese wechselseitigen dynamischen Effekte sind mit ähnlichen Vorgängen in Selbsthilfegruppen zu vergleichen. Der Experte oder die Expertin strukturiert diesen Austausch und bündelt die Aussagen zu abschließenden Empfehlungen für jeden einzelnen älteren Menschen.

Wenn möglich, werden in beiden Kleingruppen für jeden Teilnehmer und jede Teilnehmerin zumindest zwei Empfehlungen ausgesprochen. Die Erste verstärkt bereits praktiziertes positives Verhalten und ist daher vom Teilnehmer und der Teilnehmerin leicht in den Alltag zu integrieren. Die zweite Expertenempfehlung geht darüber hinaus. Diese Umsetzung bedeutet meist die Aufnahme einer neuen Verhaltensweise in die täglichen Gewohnheiten. Der Experte oder die Expertin äußert seine Gedanken hierzu laut und vergewissert sich, dass die erarbeiteten Empfehlungen von einem Konsens in der Gruppe getragen werden. Besonders wichtig ist es daher, dem Teilnehmer und der Teilnehmerin Zeit und Raum zu gewähren, Bedenken, Abneigungen und Befürchtungen zu schildern. Nur so können Ratschläge vermieden werden, die „von oben herab" ausgesprochen, aber deshalb nie eine Aussicht auf Verwirklichung haben würden. Die getroffenen Empfehlungen – oder passender ausgedrückt – die Vereinbarungen zwischen Experte bzw. Expertin und Teilnehmer bzw. Teilnehmerin wird schriftlich auf dem Protokoll fixiert.

In der Nachbereitungsphase erstellen die Experten mit Hilfe von standardisierten Textbausteinen und persönlichen Bemerkungen hieraus individuelle Empfehlungsschreiben (vgl. Teil IV, Kap. 9.6 Nachbearbeitung der Beratungsveranstaltung).

Dieses Vorgehen dient zwei Gründen. Zum einen kann der Teilnehmer oder die Teilnehmerin auch zuhause die Entwicklung der Vorschläge nachvollziehen. Aus diesem Grund bekommen die Teilnehmer auf Basis dieser Protokolle zwei bis vier Wochen nach der Veranstaltung schriftlich (Ernährungsbrief/Bewegungsbrief) Rückmeldung von dem Experten bzw. der Expertin. Darüber hinaus wird in bestimmten Fällen dem Teilnehmer und der Teilnehmerin während der Veranstaltung eine Rücksprache mit der Hausarztpraxis nahe gelegt. Die schriftliche Dokumentation aller abgegebenen Empfehlungen ist zum einen wichtig für eventuelle Nachfragen durch die Hausärzte und Hausärztinnen und zum anderen für die Evaluation durch die wissenschaftliche Begleitforschung.

Kleingruppe Ernährung

In der Kleingruppe Ernährung werden die Gewohnheiten der Teilnehmer und Teilnehmerinnen mit Hilfe eines standardisierten 1-Tages-Ernährungsprotokolls erfasst. Es handelt sich hierbei um eine modifizierte Version repräsentativer Vorschlage der Deutschen Gesellschaft für Ernährung (vgl. Teil IV, Kapitel 9.4.1, **Abb. 9.2** Ernährungs-Protokoll sowie v. Renteln-Kruse et al., 2003).

Aus zwei Gründen sollte das Ausfüllen nicht vor dem Beratungstermin etwa in der eigenen Häuslichkeit erfolgen: Einerseits werden Fehler, die eine spätere Auswertung erschweren, vermieden. Wie viel Streichfett etwa ein Teilnehmer oder eine Teilnehmerin zu verzehren pflegt, kann er oder sie sich aus den vorliegenden, standardisierten Portionsgrößen ableiten. Außerdem treten erste Fragen und Zweifel zu den eigenen Ernährungsgewohnheiten meist schon während des Ausfüllens auf und stellen einen guten Einstieg in das nachfolgende Beratungsgespräch dar. Ein bis zwei mündlich ausgesprochene Tipps nehmen die Teilnehmer und Teilnehmerinnen sofort mit nach Hause.

Anhand der Angaben des 1-Tages-Ernährungsprotokolls, einer zusätzlichen detaillierten, computerunterstützten Auswertung des Protokolls (mittels Software FOODOPT®, Version 2.43)[4] und anhand von Zusatzinformationen wie beispielsweise ernährungsabhängige Erkrankungen oder Unverträglichkeiten, die während der Beratungsveranstaltung vom Teilnehmer bzw. der Teilnehmerin mitgeteilt wurden, erstellt die Ökotrophologin jedem Teilnehmer bzw. jeder Teilnehmerin einen persönlichen Ernährungsbrief. Diese Briefe enthalten individuelle Tipps zur gesünderen Ernährung, die anschaulich und praktisch formuliert sind. Die Empfehlungen basieren auf den persönlichen Gewohnheiten der Teilnehmer und Teilnehme-

---

[4] FOODOPT ist ein Softwareprodukt der Firma Albat und Wirsam, Linden. Eine Empfehlungsabgabe ist jedoch auch ohne diese Software durch die Ökotrophologin möglich.

rinnen und werden zwei bis vier Wochen nach der Veranstaltung an die Teilnehmer und Teilnehmerinnen verschickt.

Propagiert wird eine abwechslungsreiche Kost anhand der Ernährungspyramide, ferner die Kampagne „Fünf am Tag", ein ausreichendes Trinkverhalten und ein eingeschränkter Verzehr versteckter Fette. Sowohl übermäßig als auch mangelernährte Personen werden von dieser Strategie angesprochen. Selbst Personen, die sich bereits ausgewogen und gesund ernähren, profitierten von dem fundierten Wissen der Ökotrophologin.

Kleingruppe Bewegung

In der Kleingruppe Bewegung ist das Vorgehen analog. Besonderen Raum erfahren hier schon bestehende körperliche Probleme der Teilnehmer und Teilnehmerinnen (Schmerzen, Bewegungseinschränkungen) und ihre Bedenken (Schwellenängste, Angst vor Verletzung, falsch verstandenes Schonverhalten). Die Teilnehmer und Teilnehmerinnen zeigen oft eine Art Erleichterung, dass trotz oder gerade wegen bestehender Beschwerden Bewegung nicht pauschal verboten wird. Stattdessen werden mögliche interessante Aktivitäten empfohlen, die niemanden vor zu hohe Ansprüche stellen. Auch hier erlaubt das didaktische Konzept, auf sehr unterschiedliche persönliche Lebensgewohnheiten und Bedürfnisse einzugehen.

Im Vordergrund steht nicht nur die Empfehlung, was und wie zu trainieren sei, sondern auch welcher Anbieter geeignete Sport- und Bewegungskurse in seinem Programm hat. Die Experten und Expertinnen kennen regionale Anbieter und Strukturen sehr gut (Netzwerkarbeit) und können daher bei Bedarf jedem Teilnehmer und jeder Teilnehmerin Adressen empfehlen – wohnortnah und auf die individuellen Bedürfnisse und Vorlieben zugeschnitten. Die entsprechende Netzwerkdatenbank hierzu für den Großraum Hamburg wurde am Albertinen-Haus konzipiert und wird kontinuierlich erweitert.

In der Kleingruppe Bewegung wird das folgende Procedere durchgeführt. Gemeinsam mit dem Teilnehmer und der Teilnehmerin werden Empfehlungen erarbeitet und dazugehörige Adressen für die Umsetzung vermittelt. Physiotherapeut und Teilnehmer bzw. Teilnehmerin notieren sich diese Empfehlungen. Zwei bis vier Wochen nach dem Beratungstermin erhält der Teilnehmer bzw. die Teilnehmerin einen Bewegungsbrief (analog zum Ernährungsbrief).

3.8.4.3 Optionales Angebot: Einzelberatung Soziale Vorsorge

Das Angebot zu einer kostenfreien individuellen Beratung in der sozialpädagogischen Beratungsstelle für ältere Menschen und ihre Angehörigen des Albertinen-Hauses steht allen Teilnehmern und Teilnehmerinnen offen.

Bereits der Titel „Beratungs- und Koordinierungsstelle für ältere Menschen und ihre Angehörigen" gibt Hinweis auf das Konzept. Der Begriff Beratung umfasst den Bereich Koordinierung und Vernetzung, d. h. Hinweise auf bereits vorhandene Institutionen und Angebote wie z. B. die Altenhilfe, das Gesundheitsamt (sozialpsychiatrischer Dienst, Körperbehindertenfürsorge) sowie ambulante Pflegeeinrichtungen etc. Dieses Angebot hat sich bereits in unserer Hausarztstudie Teil 1 außerordentlich bewährt und wurde daher von den kooperierenden Hausärzten und Hausärztinnen in der Planungsphase des Programms mit Nachdruck eingefordert.

Nicht nur bestehende psychosoziale Problemlagen, sondern vor allem die Chancen der sozialen Vorsorge werden besprochen. Kleingruppenberatungen erschienen zur Erörterung der sehr privaten Lebenssituation nicht angebracht (z. B. Finanzen, familiäre Beziehungen u.Ä.). Das Echo der Teilnehmer und Teilnehmerinnen hat uns in dieser Einschätzung bestätigt. Alternativ vermitteln wir auch an vergleichbare Hamburger Beratungsstellen in Wohnortnähe der Teilnehmer und Teilnehmerinnen.

Folgende Themen sind der Sozialen Vorsorge zugeordnet:
- Aktives Alter – Übergang in den „Un"-Ruhestand (für noch Berufstätige),
- Freizeitgestaltung und Ehrenamt,
- Wohnformen von der Wohngemeinschaft bis zum Pflegeheim,
- Wege aus der Einsamkeit.

Folgende Schwerpunkte beziehen sich auf bestehende Problemlagen:
- Hilfen bei der Pflege behinderter oder dementer Angehöriger,
- Hilfen für Schwerbehinderte,
- Pflegeversicherung und ambulante Dienste.

Anliegen von Teilnehmern und Teilnehmerinnen, die über ein einfaches Gespräch zur sozialen Vorsorge hinausgehen, erfordern die Erfassung der sozialen Gesamtsituation unter Berücksichtigung der Dimensionen persönliche Kontakte, soziale Aktivität, Wohnverhältnisse und finanzielle Versorgung. Ein Gespräch über mehr als zwei Dimensionen wird als komplexe Problemlage eingestuft. Eine solche komplexe Situation erfordert mehrzeitige, persönliche und telefonische Beratungen. Seltener und noch aufwändiger sind akute psychosoziale Krisensituationen (Tod eines Angehörigen, familiäre Auseinandersetzungen, finanzielle Notlagen u. Ä.). Sofortige Intervention der Sozialpädagogin in Form von Verständigung mit der Hausarztpraxis, sozialen oder behördlichen Stellen, die Einleitung unterstützender Sofortmaßnahmen und Hausbesuche bei den Betroffenen sind dann nötig.

Im Sinne einer ganzheitlichen Betreuung ist die Sozialpädagogin jederzeit für die Patienten und Patientinnen, ihre Angehörigen und die Hausärzte und Hausärztinnen des Modells ansprechbar und führt weitere Beratungsgespräche oder Hausbesuche je nach individuellem Bedarf durch. Alle Patientenkontakte sowie die Zusammenarbeit mit den Hausarztpraxen werden in standardisierter Form dokumentiert (vgl. **Abb. 3.3**). Auch hier dient die Dokumentation zum einen für eventuelle Nachfragen des Hausarztes bzw. der Hausärztin sowie der wissenschaftlichen Begleitforschung.

3.8.4.4 Alternatives Angebot: Hausbesuch

Nur eine kleine Minderheit der angesprochenen Senioren und Seniorinnen zog während der Projektlaufzeit dem Angebot einer vorsorglichen Gesundheitsberatung in Form von Gruppenveranstaltungen am Geriatrischen Zentrum eine Beratung in der eigenen Häuslichkeit vor. Diese Aufgabe übernahm im Rahmen ihrer praktischen Fortbildung die Fachpflegekraft für Gesundheitsförderung. Die Beratung der Hausbesuchspatienten und -patientinnen sollte die Bereiche Ernährung und Bewegung einschließen. Im Falle psychosozialer Problemlagen konnte entsprechend dem optionalen Angebot im Zentrum die Sozialpädagogin hinzugezogen werden.

Diese Tätigkeit setzte zunächst eine mehrwöchige theoretische Einweisung der Pflegekraft durch das interdisziplinäre Experten-Team und die Projektärztin voraus. Daran schloss sich die kontinuierliche Fortbildung und Praxisanleitung unter Supervision der Experten und Expertinnen im Rahmen der interventionellen Gruppenveranstaltungen während der 12-monatigen Interventionsphase des Pro-

| Aktive Gesundheitsförderung im Alter | **Sozialpädagogische Beratungsstelle** | Albertinen-Haus © 2003 |

Abschließende Bewertung - Problemkonstellation
☐ 1 Vorwiegend präventiv
(Problem noch nicht manifest, einfache Beratung)
☐ 2 Problem/e manifest (komplexe Situation, multidimensionale Intervention)

Name, Vorname_____
Definition des zu Beratenden:
☐ 1 Teilnehmer Projekt „Aktive Gesundheitsförderung"
☐ 2 Angehöriger von Teilnehmer „Aktive Gesundheitsförderung"

Geburtstag ☐☐.☐☐.☐☐☐☐ **PAT-ID** ☐☐☐☐

Abschließende Bewertung - Aufwand (Mehrfach möglich)
☐ 0/1 Telefonate ☐ 0/1 Krisenintervention
☐ 0/1 Termin im AH ☐ 0/1 Hausbesuch

Initiale Kontaktaufnahme durch: **Compliance:**
☐ 1 Ratsuchender oder Angehöriger ☐ 1 gut
☐ 2 Hausarzt ☐ 2 schwankend
☐ 3 Sozialpädagogin ☐ 3 keine

Anzahl Kontakte ☐☐ **, Dauer (in Min.)** ☐☐☐
Problemlösung: ☐ 0 nein ☐ 1 ja ☐ 2 teilweise

1.Datum: ☐☐.☐☐.☐☐	**2.Datum:** ☐☐.☐☐.☐☐	**3.Datum:** ☐☐.☐☐.☐☐	**4.Datum:** ☐☐.☐☐.☐☐
Art: ☐ 1 Termin ☐ 2 Tel. ☐ 3 HB	**Art:** ☐ 1 Termin ☐ 2 Tel. ☐ 3 HB	**Art:** ☐ 1 Termin ☐ 2 Tel. ☐ 3 HB	**Art:** ☐ 1 Termin ☐ 2 Tel. ☐ 3 HB
Anlass: **Minuten:** ☐☐	**Anlass:** **Minuten:** ☐☐	**Anlass:** **Minuten:** ☐☐	**Anlass:** **Minuten:** ☐☐
☐ 1 Vorsorge	☐ 1 Vorsorge	☐ 1 Vorsorge	☐ 1 Vorsorge
☐ 2 Ruhestand	☐ 2 Ruhestand	☐ 2 Ruhestand	☐ 2 Ruhestand
☐ 3 Wohnformen	☐ 3 Wohnformen	☐ 3 Wohnformen	☐ 3 Wohnformen
☐ 4 Finanzen	☐ 4 Finanzen	☐ 4 Finanzen	☐ 4 Finanzen
☐ 5 Hilfen ambulant	☐ 5 Hilfen ambulant	☐ 5 Hilfen ambulant	☐ 5 Hilfen ambulant
☐ 6 Pflege stationär	☐ 6 Pflege stationär	☐ 6 Pflege stationär	☐ 6 Pflege stationär
☐ 7 Pflege Angehöriger	☐ 7 Pflege Angehöriger	☐ 7 Pflege Angehöriger	☐ 7 Pflege Angehöriger
☐ 8 Demenz	☐ 8 Demenz	☐ 8 Demenz	☐ 8 Demenz
☐ 9 Psychisch/Intrafamiliär	☐ 9 Psychisch/Intrafamiliär	☐ 9 Psychisch/Intrafamiliär	☐ 9 Psychisch/Intrafamiliär
Beratung/Maßnahmen	**Beratung/Maßnahmen**	**Beratung/Maßnahmen**	**Beratung/Maßnahmen**
☐ 1 Vorsorge	☐ 1 Vorsorge	☐ 1 Vorsorge	☐ 1 Vorsorge
☐ 2 Ruhestand	☐ 2 Ruhestand	☐ 2 Ruhestand	☐ 2 Ruhestand
☐ 3 Wohnformen	☐ 3 Wohnformen	☐ 3 Wohnformen	☐ 3 Wohnformen
☐ 4 Finanzen	☐ 4 Finanzen	☐ 4 Finanzen	☐ 4 Finanzen
☐ 5 Hilfen ambulant	☐ 5 Hilfen ambulant	☐ 5 Hilfen ambulant	☐ 5 Hilfen ambulant
☐ 6 Pflege stationär	☐ 6 Pflege stationär	☐ 6 Pflege stationär	☐ 6 Pflege stationär
☐ 7 Pflege Angehöriger	☐ 7 Pflege Angehöriger	☐ 7 Pflege Angehöriger	☐ 7 Pflege Angehöriger
☐ 8 Demenz	☐ 8 Demenz	☐ 8 Demenz	☐ 8 Demenz
☐ 9 Psychisch/Intrafamiliär	☐ 9 Psychisch/Intrafamiliär	☐ 9 Psychisch/Intrafamiliär	☐ 9 Psychisch/Intrafamiliär

Bemerkungen
_____
_____
_____
_____
_____
_____
_____
_____
_____
_____
_____

Abb. 3.3: Karteikarte in der sozialen Beratungsstelle des Programms „Aktive Gesundheits-förderung im Alter" am Albertinen-Haus

gramms „Aktive Gesundheitsförderung im Alter" an. Alle Hausbesuche wurden im Gespräch mit der Projektärztin beurteilt, das weitere Vorgehen festgelegt und – mit Einverständnis der Betroffenen – dem Hausarzt bzw. der Hausärztin in standardisierter Form schriftlich übermittelt. Komplexe Fälle erforderten die Einbeziehung des gesamten Teams der Gesundheitsberater und -beraterinnen, um Lösungsstrategien zu finden.

Die Stichprobe der älteren Personen, die einen Hausbesuch vorzogen, unterschied sich wesentlich von den Teilnehmern und Teilnehmerinnen der Gruppenveranstaltungen im Albertinen-Haus. Um die Möglichkeiten einer Beurteilung der Situation im privaten häuslichen Umfeld optimal zu nutzen, führte die Pflegekraft bei jedem Hausbesuch ein geriatrisches Screening, eine Beurteilung der sozialen Situation und ein für Pflegekräfte adaptiertes geriatrisches Assessment mit standardisierten, validierten Instrumenten durch (v. Renteln-Kruse et al., 2003).[5]

Literatur

Becker, F., Zarif, S. H. (1978): Training older adults as Peer Counselors. Educational Gerontology: An International Quaterly 3, 1978, 241–250.

Labonte, R., Penfold, S. (1981): Canadian Perspectives in Health Promotion: A Critique. Health Education, April, 1981, 4–9.

Lederman, S., Farrar, M. (1986): The Wisdom Project of the American Red Cross in Greater New York: A Blueprint for a Community-Based Health Care and Health Education Program. in „Wellness and Health Promotion for The Elderly by Dychtwald K, Aspern Publication, 1986

Lehr, U. (2003): Psychologie des Alterns. 10. Aufl., Quelle & Meyer, Heidelberg 2003.

Lewin, K. (1936): Principles of topological psychology. McGrawHill, New York 1936.

Meier-Baumgartner, H. P., Anders, J., Dapp, U. (2005): Präventive Hausbesuche. Gesundheitsberatung für ein erfolgreiches Altern – als Arbeitsfeld für Pflegekräfte. Vincentz Network, Hannover 2005.

Meier-Baumgartner, H. P., Dapp, U. (2001): Geriatrisches Netzwerk: Kooperationsmodell zwischen niedergelassenen Ärzten und geriatrischer Klinik mit Koordinierungs- und Beratungsstelle, Schriftenreihe des Bundesministeriums für Familie, Senioren, Frauen und Jugend, Bd. 204. Kohlhammer, Stuttgart 2002.

Meier-Baumgartner, H. P., Hain, G., Oster, P., Steinhagen-Thiessen, E., Vogel, W. (1998): Empfehlungen für die Klinisch-Geriatrische Behandlung, 2. Aufl., Gustav Fischer Verlag, Jena 1998

v. Renteln-Kruse, W., Anders, J., Dapp, U., Meier-Baumgartner, H. P. (2003): Präventive Hausbesuche durch eine speziell fortgebildete Pflegekraft bei 60-jährigen und älteren Personen in Hamburg. Z Gerontol Geriat 2003, 36: Heft 5: 378–391.

Tinetti, M. E., Inouye, S. K., Gill, T. M., Doucette, J. T. (1995): Shared risk factors for falls, incontinence and functional dependence. Unifying the approach to geriatric syndromes. Journal of the American Medical Association; 1995, 273: 1348–1353.

---

[5]   vgl. Kapitel 3.6.5

4 Stichprobe, Interventionsbeispiele und Erfolge

4.1 Stichprobe und Methoden

Bei den Studienteilnehmern handelt es sich um eine Teilstichprobe der europäischen Studie „Disability prevention in the older population"[6]. In diese randomisierte, kontrollierte Studie waren aus 14 Praxen kooperierender Hamburger Hausärztinnen und Hausärzte potenziell einzuschließen alle Patienten, die bei Studienbeginn im Jahr 2001 das 60. Lebensjahr vollendet hatten. Ausschlusskriterien waren hausärztlich bekannte demenzielle Erkrankung (DEM), manifeste Pflegebedürftigkeit (ADL), d. h. Pflegestufe 1–3 nach den Kriterien des MDK [Medizinischer Dienst der Krankenversicherer], mangelnde Deutschkenntnisse (SPR), präterminale bzw. finale Erkrankung (SON) und die fehlende Einwilligung zur Teilnahme an der Studie (Ausschlussgründe vgl. **Abb. 4.1**).

Basis der Zusammenarbeit der 14 Hausarztpraxen mit der Medizinisch-Geriatrischen Klinik Albertinen-Haus ist ein regelmäßig alle zwei Monate stattfindender geriatrischer Qualitätszirkel für Hausärzte am Geriatrischen Zentrum. Allen 804 Teilnehmern und Teilnehmerinnen der Interventionsgruppe aus diesen 14 Hausarztpraxen, die im Jahr 2001 einen Fragebogen zur Erfassung gesundheitlicher Risiken im Alter ausgefüllt hatten, wurde eine individuelle Beratung zu Maßnahmen der Gesundheitsförderung angeboten. Von 224 Personen (27,9 %) wurde jedes, über die hausärztliche Betreuung hinausgehende Beratungsangebot abgelehnt. 580 Personen (72,1 %) erteilten telefonisch ihren Konsens zur Teilnahme an dem Programm. Angeboten wurden zwei im Abstand von sechs Monaten zeitlich und inhaltlich aufeinander aufbauende, halbtägige, interventionelle Beratungsveranstaltungen. Die Mehrzahl (n=503) entschied sich für die Teilnahme an einer interventionellen Gruppenveranstaltung im Geriatrischen Zentrum. Lediglich 77 Personen wünschten Beratung zu Hause, da sie aufgrund selbst genannter Einschränkungen der Mobilität nicht in das geriatrische Zentrum kommen konnten (vgl. **Abb. 4.1**).

4.1.1 Alter und Geschlecht der Teilnehmer

Die Stichprobe bestand aus 490 Frauen (61,0 %) und 314 Männern (39,0 %). Der Geschlechtervergleich zwischen den drei Gruppen Teilnehmer Zentrum, Teilnehmer Hausbesuch und Nichtteilnehmer ergab einen statistisch signifikanten Unter-

---

[6] „Disability Prevention in the older population", 5. EU-Rahmenprogramm QLK6-CT-1999–02205 Administrative Leitung: Professor Dr. H. P. Meier-Baumgartner, Albertinen-Haus Hamburg, Wissenschaftliche Leitung: Professor Dr. A. Stuck, Spital Ziegler, Bern

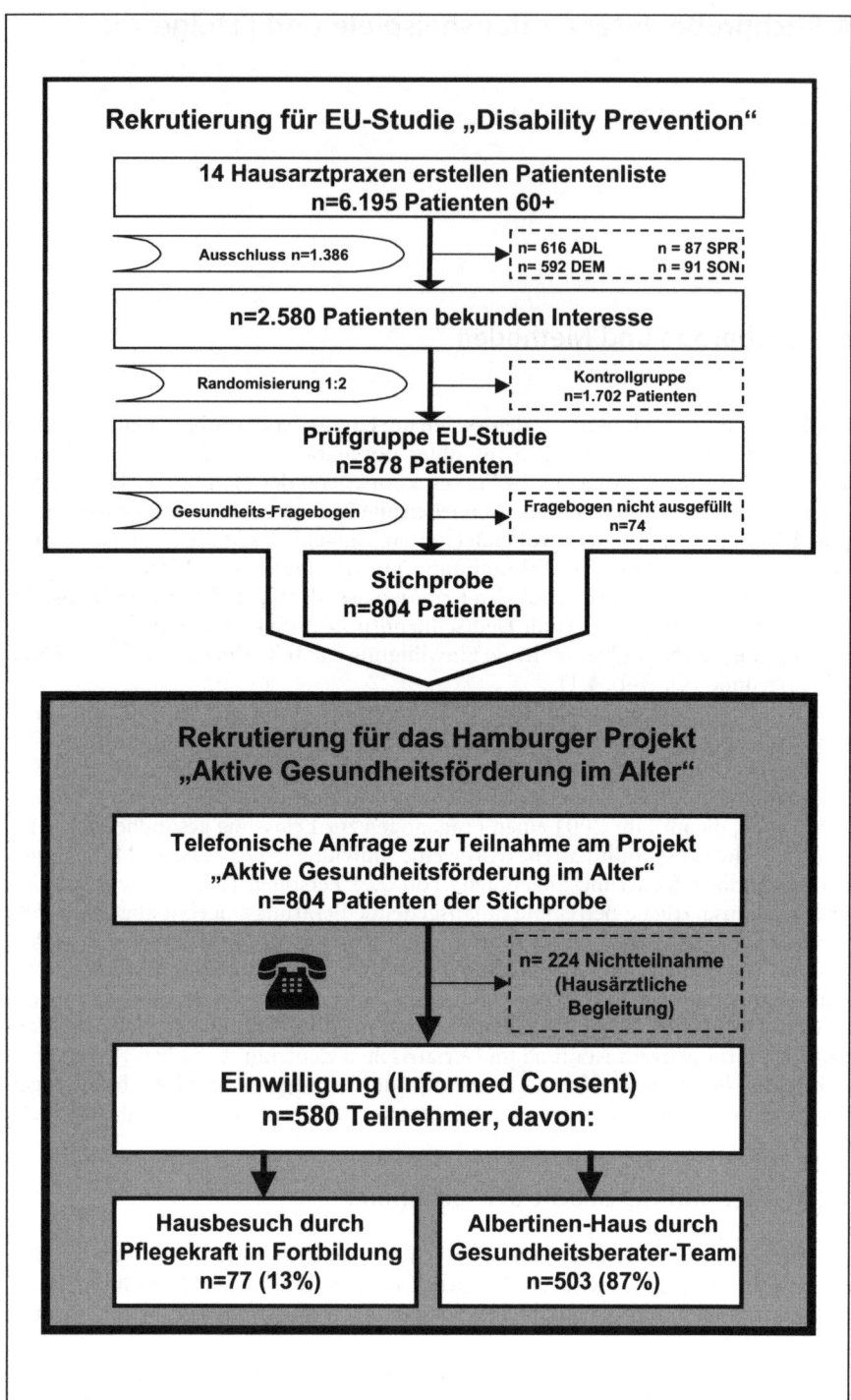

Abb. 4.1: Patientenrekrutierung in den 14 Hamburger Hausarztpraxen

Tab. 4.1: Teilnehmer-Stichproben von Präventionsangeboten am Albertinen-Haus im Jahr 2001 nach Alter und Geschlecht mit Mittelwert (x̄), Standardabweichung (SD), Bereich (Range)

Stichproben	Gesamt			Frauen			Männer		
	n	%	Alter (J.)	n	%	Alter (J.)	n	%	Alter (J.)
EU-Projekt „Disability Prevention" Interventionsgruppe in der Modellregion Hamburg (n = 804)	804	100,0	71,3 ±7,6 36,69	490	61,0	71,6 ±7,9 35,49	314	39,0	70,9 ±7,2 36,42
Projekt „Aktive Gesundheitsförderung im Alter" durch Gruppenveranstaltung am Albertinen-Haus (n=503)	503	62,6	70,1 ±7,0 29,57	305	60,6	70,2 ±7,2 29,38	198	39,4	69,9 ±6,7 28,25
Projekt „Präventiver Hausbesuch" (n = 77)	77	9,5	78,1 ±7,3 29,58	55	71,4	78,2 ±7,2 29,58	22	28,6	77,6 ±7,8 24,75
Ausschließlich hausärztliche Betreuung (n = 224)	224	27,9	71,8 ±7,8 36,69	130	58,0	72,1 ±8,1 35,49	94	42,0	71,4 ±7,4 36,01

schied auf dem 5 %-Niveau zwischen der Teilnehmergruppe Hausbesuch und der Gruppe der Nichtteilnehmer (p=0,037). Die Nichtteilnehmer charakterisierten sich durch einen überduchschnittlichen Männeranteil. In der Gruppe der Hausbesuchsklientels fanden sich überproportional viele Frauen (71,4 %). Diese Abweichung erklärte sich durch das höhere Alter in dieser Gruppe, da das weibliche Geschlecht mit zunehmendem Alter positiv korreliert. Im Durchschnitt war die Hausbesuchsklientel 6 bis 7 Jahre älter im Vergleich zu der Gesamtstichprobe. Die besuchten Frauen im Hausbesuch waren sogar 11 Jahre älter als die Frauen, die ins Zentrum kamen, bei den Männern waren dies knapp 8 Jahre Altersunterschied (vgl. Tab. 4.1).

4.1.2 Verantwortung für die eigene Gesundheit

Die Gruppe der Teilnehmer an den Veranstaltungen am Albertinen-Haus unterschied sich von der Gruppe der Teilnehmer an Hausbesuchen auch in ihrem Verantwortungsgefühl (interne und externe Kontrollüberzeugung) für die eigene Gesundheit. **Abb. 4.2** stellt die beiden Gruppen einander gegenüber.

Auf die Frage „Wer kann Ihrer Meinung nach am meisten für Ihre Gesundheit tun?", antwortete die Gruppe der Teilnehmer am Albertinen-Haus ganz anders als die Gruppe der Hausbesuchsteilnehmer. 60 % der Zentrumsbesucher gehörten einem Typus an, der sich durch eine ausgewogene Kontrollüberzeugung auszeichnete. Sowohl die Personen selbst als Laien als auch professionelle Dienstleister des Gesundheitssystems (Hausarzt, Fachärzte u. a.) waren ihrer Meinung nach für ihre Gesundheit verantwortlich (Mischtyp). Die Gruppe der Teilnehmer an Hausbesu-

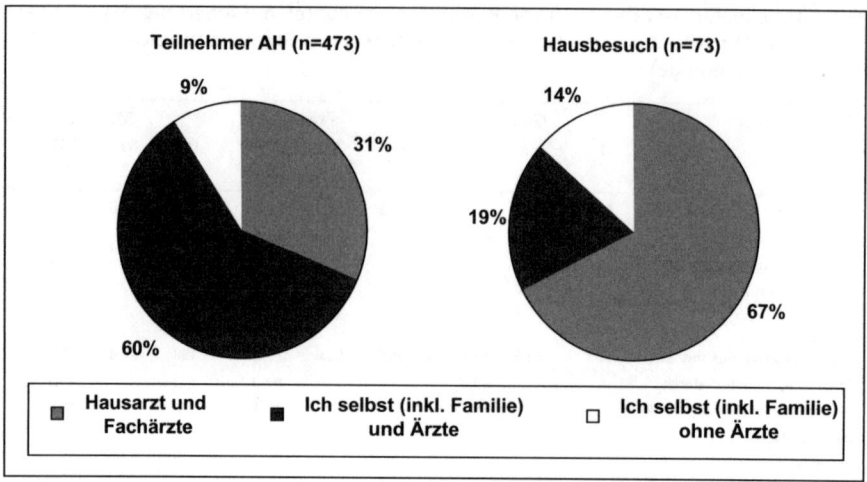

Abb. 4.2: Zuständigkeit für die eigene Gesundheit nach Angaben des Motivationsprotokolls (n = 546), Teilnehmer Albertinen-Haus (AH) und Teilnehmer Hausbesuch

chen war hingegen überwiegend dem extern kontrollierten Typus zuzuordnen. In dieser Gruppe waren zwei Drittel (67 %) davon überzeugt, dass für ihre eigene Gesundheit ausschließlich Fachleute verantwortlich seien. Die Verantwortung der eigenen Person floss in dieser Gruppe nur zu 19 % beim Mischtyp (eigene Person, Familie, Ärzte) und zu 14 % beim intern kontrollierten Typus (nur die eigene Person plus Familie ohne Ärzte) ein. Die Teilnehmer an den Veranstaltungen im geriatrischen Zentrum wiesen somit bessere Voraussetzungen zur eigenständigen Umsetzung gesundheitsfördernder Maßnahmen auf.

4.2 Bereich Ernährung

Insgesamt haben 503 ältere Personen an den interventionellen Gruppenveranstaltungen im Albertinen-Haus im Jahr 2001 teilgenommen. In der Kleingruppe Ernährung wurde mit allen Personen ein standardisiertes 1-Tages-Ernährungsprotokoll erarbeitet. 494 Personen (98,2 %) übergaben ihr persönliches Ernährungsprotokoll der Ökotrophologin für die weitere Analyse und Erstellung von schriftlichen Vorschlägen (Ernährungsbrief). Die folgenden Ergebnisse basieren auf den Angaben dieser 494 Ernährungsprotokolle. Das verwendete Ernährungsprotokoll (v. Renteln-Kruse et al., 2003) sowie exemplarische Textbausteine zur individuellen Erstellung eines Ernährungsbriefes finden sich in Teil IV dieser Publikation.

4.2.1 Ernährungssituation der älteren Teilnehmer und Teilnehmerinnen

Im Alter verändern sich einige Stoffwechselvorgänge. Viele der im Alter häufigen Erkrankungen (Herz- und Lungenerkrankungen, Schilddrüsenüberfunktion) gehen einher mit einer Erhöhung der Stoffwechselrate und einem erhöhten Nährstoffbedarf. Demgegenüber steht eine Abnahme kalorienverbrennender Muskulatur, so dass im Allgemeinen der reine Energiebedarf abnimmt (Hirschmeier, 2001; Heseker/Schmid 2002; D-A-CH, 2000).

Jeder Teilnehmer bzw. jede Teilnehmerin bekam in seinem bzw. ihrem Ernährungsbrief mindestens zwei Empfehlungen ausgesprochen. Eine Empfehlung wurde zum Bereich Flüssigkeit abgegeben (Trinken Kritik), wenn die angegebene Trinkmenge nicht ausreichend war, oder der Teilnehmer bzw. die Teilnehmerin bekam die Empfehlung, weiter so zu verfahren (Trinken Lob), wenn bereits ausreichend getrunken wurde. Als ausreichende Trinkmenge definierten wir ein Minimum von 1,6 l. Die offiziellen Empfehlungen zur Flüssigkeitszufuhr reichen von 1,5 bis zu 3 l pro Tag (Heseker/Schmidt, 2002).

Da im Alter weniger Kalorien verbrannt werden und der Flüssigkeitsbedarf mit diesem Energieverbrauch positiv korreliert (1 ml pro Verbrauch 1 kcal), andererseits Flüssigkeit nicht nur aus Getränken, sondern auch aus Nahrungsmitteln bezogen wird, wurden 1,6 l Flüssigkeitszufuhr pro Tag aus Getränken wie Früchtetee, Obstschorlen und Mineralwässer als ausreichend angesehen. Diese Flüssigkeitsmenge musste allerdings *ohne* harntreibende (diuretische) Getränke erreicht werden, d. h. bei der Auswertung der 1-Tages-Ernährungsprotokolle wurden Getränke wie Kaffee, schwarzer und grüner Tee sowie Alkohol nicht zur Flüssigkeitszufuhr gezählt. Auch Milch wurde in diesem Zusammenhang nicht berücksichtigt, sondern der Nährstoffhauptgruppe „Milch und Milchprodukte" zugerechnet.

Dieser definierten Flüssigkeitszufuhr aus nicht-diuretischen Getränken werden in **Tab. 4.2** die Gesamtmenge der Flüssigkeit gegenübergestellt, die über alle Getränke *und* Nahrungsmittel mittels FOODOPT® berechnet wurde. Eine Person, die

Tab. 4.2: Aufgenommene Flüssigkeit gesamt im Vergleich zu der aufgenommenen Flüssigkeit nicht-diuretischer Getränke in Liter (l)

Ernährungsanalyse	Zufuhrmenge im Minimum	Zufuhrmenge im Maximum	Zufuhrmenge im Mittel	Empfehlung Ökotrophologin
Gesamtmenge der über *alle Getränke und Nahrungsmittel* aufgenommenen Flüssigkeit (FOODOPT®)	0,47 l	8,75 l	2,86 l	k.A.
Menge der über *nicht-diuretische Getränke* (ohne Alkohol, Kaffee, Tee) aufgenommenen Flüssigkeit	0	4,0 l	1,38 l	**1,6 l**

Alkoholika und koffeinhaltige Getränke konsumierte, aber keine Säfte oder Wasser, erreichte also eine definierte Flüssigkeitszufuhr von 0 Liter (l). In der Analyse mittels FOODOPT® erreichte diese Person dann eine gewisse Gesamtmenge von Flüssigkeit, die sie hauptsächlich aus Nahrungsmitteln bezog (Obst, Gemüse, Milch).

4.2.2 Vorschläge zur Ernährung und Umsetzung der Empfehlungen

Wir gaben den Teilnehmern und Teilnehmerinnen sechs Monate Zeit, bevor wir sie zu ihren Umsetzungsstrategien und -erfolgen bezüglich der abgegebenen Ernährungsempfehlungen interviewten. Diese Befragung erfolgte bei insgesamt 468 (94,7 %) der 494 Teilnehmern und Teilnehmerinnen, die ein 1-Tages-Ernährungsprotokoll abgegeben hatten.

Alle Ergebnisse beruhen auf den Angaben der älteren Menschen. Um ein Overreporting soweit wie möglich auszuschließen, wurden die Senioren und Seniorinnen daher grundsätzlich nicht nur gefragt, *ob,* sondern *in welcher Art und Weise* (Kochgewohnheiten, Zwischenmahlzeiten, Produktwahl, Trinkplan) sie einen Vorschlag in ihrem Alltag umgesetzt hatten. Dabei aufgetretene Probleme wurden so offenkundig. Diese Erhebung fand im Gespräch statt, um die Antworten der älteren Personen sofort als Ausgangsbasis für die weitere Arbeit in den Kleingruppen zu nutzen. Der jeweilige Gesundheitsberater bzw. die jeweilige Gesundheitsberaterin konnte umgehend aufgetretene Probleme analysieren und Hilfen zur Problemlösung geben. So berichtete z. B. ein älterer Teilnehmer, er trinke jeden Tag eine Flasche Mineralwasser mehr, indem er sich die gefüllten Gläser vorbereite und zusammen mit Obststücken verzehre. So gelang es ihm, gleichzeitig seinen Flüssigkeitshaushalt und seinen Konsum von Obstprodukten zu bessern.

Wir fokussieren unsere Darstellung der Umsetzung auf die Bereiche, die für jeden älteren Teilnehmer und jede ältere Teilnehmerin obligatorisch waren, also Trinkmenge und Verzehr von Obst und Gemüse.

Die Empfehlung, mehr Flüssigkeit zu sich zu nehmen (B1 „Trinken Kritik") wurde 293 Personen (59 %) empfohlen. Analog dazu nahmen bereits 201 Personen (41 %) ausreichend Flüssigkeit zu sich (1,6 l Flüssigkeit exklusive Alkohol, Kaffee, Tee) **Abb. 4.3** veranschaulicht, dass es vielen Teilnehmern möglich war, mehr Flüssigkeit zu sich zu nehmen. Von 293 Personen, denen empfohlen wurde, mehr zu trinken, erreichten dieses Ziel 225 Personen (77 %). Für alle Teilnehmer, die bereits auf einem hohen Niveau waren und ausreichend tranken, ergab sich, dass sie dies auch während der Evaluation 6 Monate später weiterhin taten.

Ähnlich stellte sich die Situation für die Umsetzung der Empfehlung der Obst- und Gemüseaufnahme dar. Alle 193 Personen, die gewohnheitsmäßig bereits ausreichend Obst und Gemüse verzehrten, blieben bei dieser guten Gewohnheit und steigerten den Konsum zum Teil noch. Jede zweite Person, der empfohlen wurde, mehr Obst und Gemüse zu essen (B3 „Obst und Gemüse Kritik"), erreichte dieses Ziel. Von diesen 301 Teilnehmern schafften dies 137 Personen (46 %). Gleich vielen Personen (137 = 46 %) gelang dies nicht (vgl. **Abb. 4.4**).

Die älteren Teilnehmer und Teilnehmerinnen empfanden die Besserung ihres Trinkverhaltens als sehr bedeutend. Sehr hilfreich hierfür war der von der Ökotrophologin empfohlene Trinkfahrplan (vgl. Anhang), der als sehr einfach und effektiv beurteilt wurde. Einige Teilnehmer und Teilnehmerinnen befestigten ihn an gut sichtbaren Stellen wie z. B. Kühlschrank.

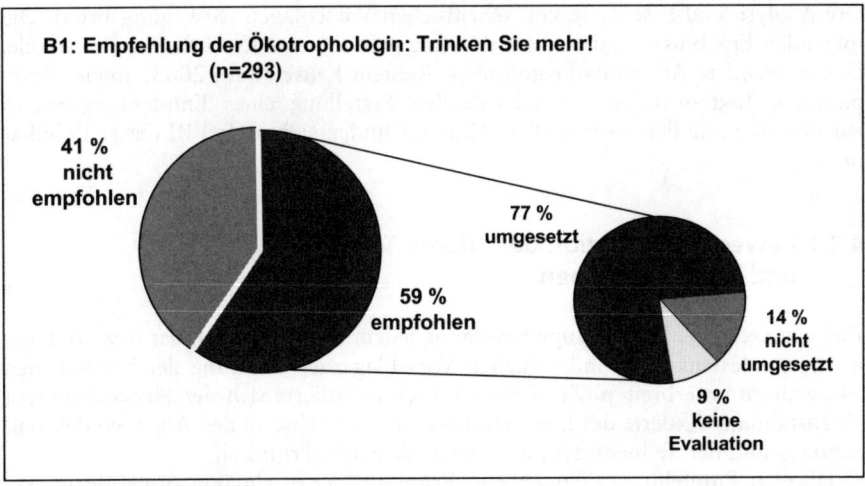

Abb. 4.3: Umsetzung der Empfehlung: Flüssigkeitsaufnahme-Kritik (B1) Teilnehmer und Teilnehmerinnen der interventionellen Gruppenveranstaltung mit 1-Tages-Ernährungsprotokoll (n = 494)

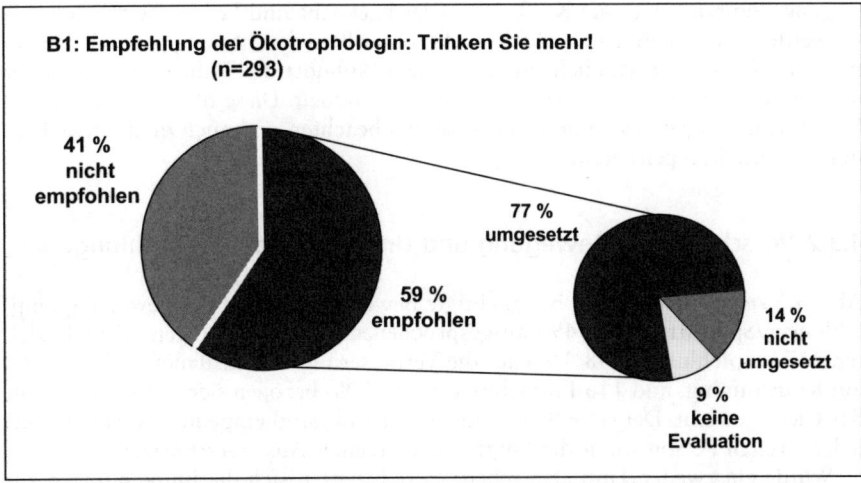

Abb. 4.4: Umsetzung der Empfehlung: Obst und Gemüse-Kritik Teilnehmer und Teilnehmerinnen der interventionellen Gruppenveranstaltung mit 1-Tages-Ernährungsprotokoll (n = 494)

4.3 Bereich Bewegung

Alle 503 älteren Personen, die an einer Gruppenveranstaltung im Albertinen-Haus teilgenommen haben, haben in der Kleingruppe Bewegung gemeinsam mit dem Bewegungsspezialisten ein standardisiertes Aktivitäts-Protokoll ausgefüllt. 490 von ihnen (97,4 %) gaben ihr persönliches Aktivitäts-Profil ab für die wei-

63

tere Analyse und Erstellung von schriftlichen Vorschlägen (Bewegungsbrief). Die folgenden Ergebnisse basieren auf den Angaben dieser 490 Aktivitäts-Protokolle. Das verwendete Aktivitäts-Protokoll (v. Renteln-Kruse et al., 2003) sowie exemplarische Textbausteine zur individuellen Erstellung eines Empfehlungsbriefes zur Optimierung der körperlichen Aktivität finden sich in Teil III dieser Publikation.

4.3.1 Bewegungssituation der älteren Teilnehmer und Teilnehmerinnen

Ziel war es, in der Kleingruppe Bewegung jedem älteren Teilnehmer bzw. Teilnehmerin mindestens einen individuellen Vorschlag zur Förderung der körperlichen Aktivität zu unterbreiten. Zu diesem Zweck orientierte sich der Physiotherapeut als zuständiger Experte des Interventionsteams zunächst an den Angaben des Teilnehmers und der Teilnehmerin in seinem Aktivitäts-Protokoll.

Die erste Empfehlung zielte auf eine Erhöhung der regelmäßig ausgeführten Aktivitäten. Meist bedeutete dies, eine bestehende Form des Ausdauertrainings häufiger zu betreiben oder gar eine neue Ausdauersportart zu beginnen. Waren Formen des Ausdauertrainings bereits zufrieden stellend in den Alltag des älteren Teilnehmers integriert, richtete der Gesundheitsberater sein Augenmerk auf fehlende Bewegungskomponenten wie Kraft oder Gleichgewicht und bereits bestehende Beschwerden der Person. Es wurde versucht, unter Berücksichtigung persönlicher Interessen, finanzieller Möglichkeiten und dem Wohnort des Teilnehmers eine oder mehrere Bewegungsformen bzw. Sportarten zu finden. Diese mussten körperliche Beeinträchtigungen bzw. Kontraindikationen beachten und auch qualitative Trainingsdefizite kompensieren.

4.3.2 Vorschläge zur Bewegung und Umsetzung der Empfehlungen

Abb. 4.5 zeigt die vorrangig beabsichtigte Bewegungsqualität der Bewegungsempfehlungen/Sportarten. Von 490 ausgesprochenen Erstempfehlungen (Tipp 1) zielten 237 Empfehlungen (48,3 %) auf die Verbesserung der Ausdauer, 137 (28,0 %) auf Krafttraining, und 116 Empfehlungen (23,7 %) bezogen sich auf Übungen für das Gleichgewicht. Der erste Bewegungstipp des Physiotherapeuten beinhaltete bei jeder zweiten Person somit die Empfehlung zu einer Ausdauersportart.

Wurde ein zweiter Tipp abgegeben, so reduzierten sich die Empfehlungen zur Ausdauer, und Formen des Krafttrainings rückten in den Vordergrund (37,1 %). Der letzte und dritte Tipp ergänzte die Empfehlungen hinsichtlich der Qualität Gleichgewicht. 71 Personen (38,2 %), die einen dritten Bewegungstipp erhielten, bekamen dies, um die Balance zu verbessern.

220 Personen (44,9 %) der 490 Personen, die einen ersten Bewegungstipp erhielten, konnten diesen auch – wie empfohlen – umsetzen. Weitere 43 Senioren und Seniorinnen (8,8 %) verwirklichten zwar nicht genau den empfohlenen Vorschlag, wurden aber selbst initiativ und begannen eine andere Sportart. Dies ist im Sinne der angestrebten Hilfe zur Selbsthilfe (Empowerment) besonders erfreulich. Die überwiegende Mehrheit der älteren Teilnehmer und Teilnehmerinnen (53,6 %) reagierte also bereits auf den ersten Bewegungstipp des Physiotherapeuten und wurde körperlich aktiv. Im Hinblick auf den sehr guten Ausgangszustand *(ceiling effect)*

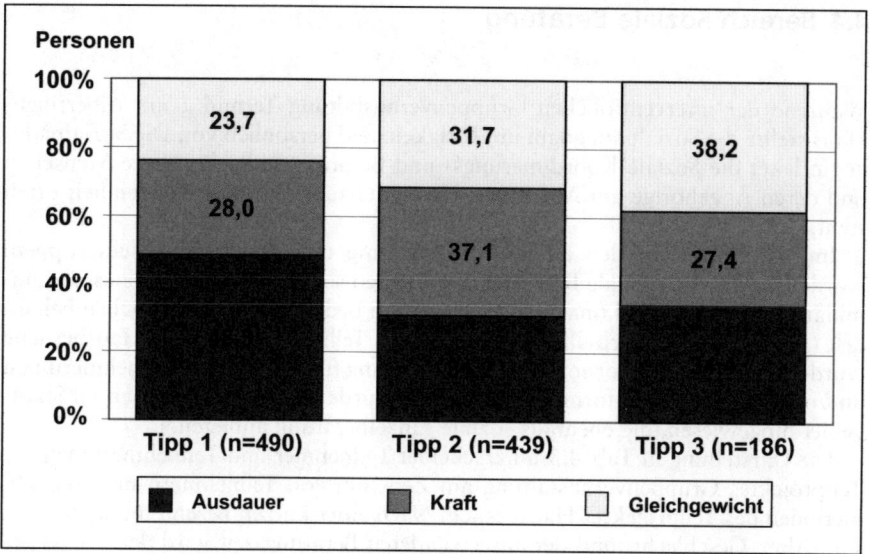

Abb. 4.5: Komponenten der Bewegungstipps 1 bis 3, Teilnehmer und Teilnehmerinnen der interventionellen Gruppenveranstaltung mit Bewegungsprotokoll (n = 490)

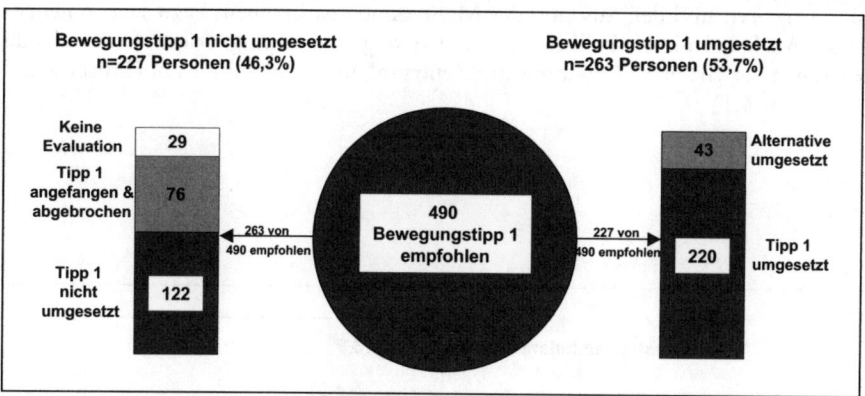

Abb. 4.6: Bewegungstipp 1: Abgabe der Empfehlung und Umsetzung, Teilnehmer und Teilnehmerinnen der interventionellen Gruppenveranstaltung mit Bewegungs- protokoll (n = 490)

bedeutet dies, dass der Anreiz durch die Intervention so groß war, dass die Teilneh- mer und Teilnehmerinnen körperlich noch aktiver wurden (vgl. **Abb. 4.6**).

Auch die ergänzenden Vorschläge zur Bewegungsaktivierung (Tipp 2 und Tipp 3) stießen auf Interesse. Von 439 Personen, die einen zweiten Vorschlag erhalten hatten, setzten 162 Personen (36,9 %) ihn entsprechend der Empfehlung um, und weitere 38 Teilnehmer und Teilnehmerinnen (8,7 %) verwirklichten eine gleichwer- tige Alternative. Sie begannen z. B. einen Yogakurs anstelle der empfohlenen Tai Chi-Übungen. Auch Bewegungstipp 2 konnte somit in fast jedem zweiten Fall um- gesetzt werden (45,6 %).

4.4 Bereich Soziale Beratung

Während der interventionellen Gruppenveranstaltung Termin 1 am Albertinen-Haus stellte die Sozialpädagogin ihr Tätigkeitsfeld persönlich vor. Die Sozialpädagogin leitet die Soziale Koordinierungs- und Beratungsstelle für ältere Menschen und deren Angehörige am Albertinen-Haus, die auch für die Allgemeinheit offen steht.

Im Unterschied zu den Bereichen Ernährung und Bewegung (Kleingruppen) wurden im Bereich Soziale Beratung die Themen soziale Vorsorge, Ruhestand, familiäre Belastungen und finanzielle Hilfen nach Bedarf in Einzelgesprächen behandelt (vgl. **Abb. 4.7**). Auch alle Teilnehmer und Teilnehmerinnen der Hausbesuche wurden über das Angebot sozialer Einzelberatung für Teilnehmer/Teilnehmerinnen und/oder Angehörige informiert. Zusätzlich wurde auf andere Adressen im Stadtgebiet hingewiesen, die ebenfalls soziale Einzelberatung anbieten.

Die Darstellung in **Tab. 4.3** unterscheidet Teilnehmer und Teilnehmerinnen des Teilprojektes Gruppenveranstaltung am Zentrum von Teilnehmern und Teilnehmerinnen des Teilprojektes Hausbesuch. Nach einer kurzen Beschreibung der Person (Alter, Geschlecht) und der aufgewendeten Beratungszeit wird der Anlass beschrieben, der die Person nach eigenen Angaben in die Beratungsstelle führte. Es folgen die Lebenssituation und die aus den Angaben der Ratsuchenden analysierten Probleme. Die von der Sozialpädagogin beschrittenen Wege der Problemlösung sind skizziert, und der Ausgang der Maßnahmen ist in einem Fazit zusammengefasst. Auch bei diesen Fallbeschreibungen zeigen sich ausgeprägte Unterschiede zwischen der Gruppe „Teilnahme am Zentrum" und „Teilnahme am Hausbesuch" (vgl. Kap. 4.1).

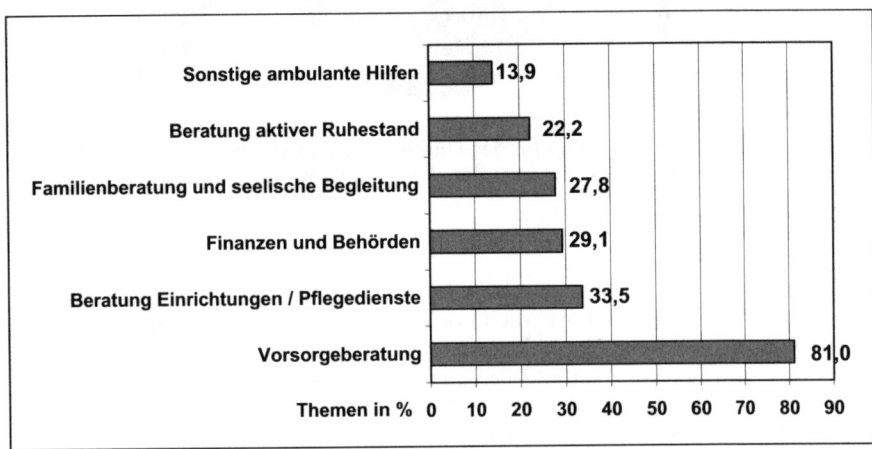

Abb. 4.7: Themen der sozialen Beratung (%, Mehrfachnennungen), Teilnehmer und Teilnehmerinnen der interventionellen Gruppenveranstaltung mit sozialer Beratung (128 Personen, 158 Gespräche)

Tab. 4.3: Typische Anliegen, Beratungsformen und Lösungsstrategien in der Sozialen Beratungsstelle, unterschieden nach Personen, die zur Beratungsveranstaltung ins Zentrum kamen (Beispiel A) und Personen, die im Hausbesuch gesehen wurden (Beispiel B)

Teilnehmer ZENTRUM	Anlass	Situation	Probleme	Lösungsstrategie	Fazit
Fall A: Ehepaar 74 Jahre (w), 72 Jahre (m) 20 Minuten (Termin im Zentrum)	Teilnehmer kommen aus eigener Initiative nach der Veranstaltung	• Ehepaar, lebt selbständig in Einzelhaus • 2 Kinder leben in Hamburg • Finanzen, Testament und Wohnung sind geregelt	• Möchten rein **vorsorglich** beraten werden zur Vorsorgevollmacht und Patientenverfügung	**Beratung Typ 1** • Erläuterung von Vorsorgevollmacht und Patientenverfügung	• **Vorsorge** umgesetzt
Teilnehmer Hausbesuch					
Fall B: Ehepaar 76 Jahre (w), 84 Jahre (m) 135 Minuten (Telefonat, Hausbesuch und Krisenintervention)	Empfehlung der Fachpflegekraft im Hausbesuch	• Ehepaar, allein stehend • Ehemann ist zunehmend hilfsbedürftig • Wohnung im 3. Stock ohne Fahrstuhl	• **Hilfsbedarf im Alltag** • Ehefrau sozial isoliert • Wohnung nicht Behindertengerecht • Angst vor Umzug	**Beratung Typ 2** • Komplexe Situation – Analyse in Hausbesuch erforderlich **Beratung Typ 4: Hausbesuch** • Neue Wohnung für das Ehepaar • Behindertengerechte Angebote gesucht • Kostenregelung erarbeitet • Umzugsservice für Senioren organisiert	• **Ambulante Hilfen** für den Ehemann. • **Behindertengerechte Wohnung** wurde gefunden • Umzug organisiert
		• Krisenhafter Verlauf: Ehemann stirbt	• Seelische Belastung durch den Tod des Ehemannes	**Beratung Typ 3: Krisenintervention** • Therapeutische Gespräche mit der Ehefrau zur Bewältigung der neuen Situation nach Tod des Mannes	• Auch nach dem Tod des Teilnehmers profitiert die Ehefrau von der neuen Wohnung und sozialer Begleitung

4.5 Erfolge der Intervention

Abb. 4.8 gibt für alle 503 Personen, die an den interventionellen Gruppenveranstaltungen am Albertinen-Haus teilgenommen haben, an, wie viele Empfehlungen in den Schwerpunktbereichen Ernährung und Bewegung umgesetzt werden konnten bzw. wie viele Teilnehmer und Teilnehmerinnen soziale Beratung in Anspruch genommen haben. Insgesamt haben 128 Personen (25,4 %) die Chance wahrgenommen, eine Einzelberatung durch die Sozialpädagogin des Programms zu erhalten. In über 80 % dieser geführten Gespräche ging es um Vorsorgeberatung. Darüber hinaus teilten uns während der Gruppenveranstaltungen ca. 25 % der Personen mit, dass sie sich bereits vor der Teilnahme an dem Programm selbständig zur Vorsorge im Alter informiert hatten. Somit hat sich während bzw. bereits vor dem Programm jeder zweite Teilnehmer bzw. Teilnehmerin eigenständig Informationen zur Vorsorge im Alter über entsprechende Beratungsstellen eingeholt (Vorsorgevollmacht, Patientenverfügung, Testament, aktive Gestaltung des Ruhestandes).

Im Bereich Bewegung haben es zwei von drei Personen (67,4 %) geschafft, zumindest eine Empfehlung zur eigenen körperlichen Aktivität in den Alltag zu integrieren. Von den 339 Personen, die dies erreicht haben, haben 174 Teilnehmer und Teilnehmerinnen (34,6 %) je eine Empfehlung umsetzen können und 117 Teilnehmer und Teilnehmerinnen (23,3 %) sogar zwei Bewegungstipps. Jeder zehnten Person (9,5 %) gelang es sogar, drei sportliche Aktivitäten während der Programmlaufzeit in die persönliche Lebensplanung zu integrieren. Dies waren besonders die Personen, die bereits Ceiling-Effekte bezüglich ihrer körperlichen Aktivität zeigten. In diesen Fällen bezogen sich die zwei ersten Tipps häufig auf die Aufrechterhaltung eines bereits umfangreichen täglichen Bewegungsprogrammes, während der

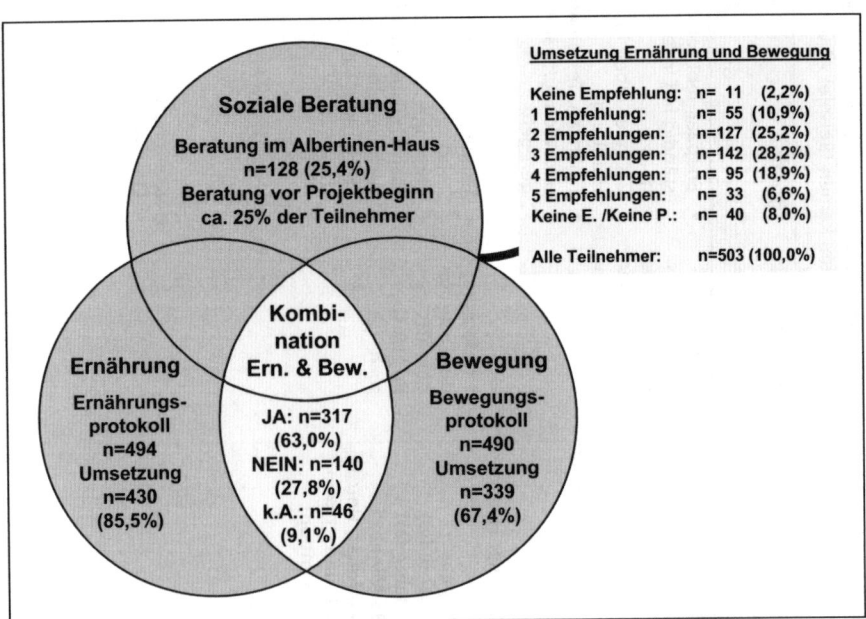

Abb. 4.8: Umsetzung der Empfehlungen des Gesundheitsberater-Teams

dritte Tipp eine Optimierung dieses Verhaltensmusters zum Ziel hatte (z. B. Empfehlung eines ausgeglichenen Trainings oder Entspannungsübungen) oder aktiv von Teilnehmern und Teilnehmerinnen eingefordert wurde.

122 Teilnehmern und Teilnehmerinnen (24,3 %) gelang es während der Programmlaufzeit nicht, zumindest eine Bewegungsempfehlung umzusetzen. Begründet wurde dies besonders damit, bisher keine Zeit gefunden zu haben oder erkrankt gewesen zu sein. Von 42 Personen (8,3 %) liegen diesbezüglich keine Daten vor, weil diese Teilnehmer und Teilnehmerinnen entweder kein Bewegungsprotokoll ausgefüllt hatten oder eine Evaluation sechs Monate nach Erstellung des Protokolls nicht möglich war.

Gerade im Bereich Ernährung zeigten sich bereits zu Beginn des Programms über das 1-Tages-Ernährungsprotokoll starke Ceiling-Effekte. Aus diesem Grund verwundert es nicht, dass die Teilnehmer und Teilnehmerinnen in diesem Bereich am empfänglichsten waren für die Aufrechterhaltung oder Optimierung einer gesunden Ernährung. Insgesamt 430 (85,5 %) Teilnehmern und Teilnehmerinnen gelang es, mindestens eine der beiden ausgesprochenen Empfehlungen (Flüssigkeit und Obst/Gemüse) umzusetzen. 298 (59,2 %) Personen war es sogar möglich, beide Ernährungsempfehlungen in den persönlichen Alltag zu integrieren. Lediglich 28 (5,6 %) Personen war es nicht möglich, mindestens eine der beiden Empfehlungen umzusetzen. Für 45 (8,9 %) Personen lagen keine Angaben zur Umsetzung vor, da diese entweder kein 1-Tages-Ernährungsprotokoll ausfüllten oder die Evaluation sechs Monate nach Empfehlungsabgabe unmöglich war.

Jeder vierte Teilnehmer bzw. Teilnehmerin (25,2 %) konnte zwei Empfehlungen umsetzen. Hierbei konnte es sich um eine Kombination beider Bereiche handeln (eine Ernährungsempfehlung und ein Bewegungstipp), oder beide umgesetzten Empfehlungen konnten aus einem der beiden Bereiche stammen. Fast einem Drittel der Teilnehmern und Teilnehmerinnen (28,2 %) gelang es, sogar drei ausgesprochene Empfehlungen während der Programmlaufzeit umzusetzen. In fast allen dieser 142 Fälle handelte es sich um eine Kombination der Empfehlungen aus beiden Bereichen. Nur eine Person setzte drei Bewegungstipps um und dafür keine Ernährungsempfehlung. Ein weiteres Viertel (25,5 %) der Teilnehmer und Teilnehmerinnen konnte sogar vier oder fünf Empfehlungen umsetzen. Nur 11 Personen (2,2 %) konnten gar keine Empfehlung umsetzen.

Literatur

DACH (Gesellschaft für Ernährung in Deutschland (DGE), Österreich (ÖGE) und der Schweiz (SGE/SVE)) (2000): Referenzwerte für die Nährstoffzufuhr, Umschau/Braus, 2000.

Heseker, H., Schmid, A. (2002): Ernährung im hohen Alter und in der Geriatrie. Ernährungs-Umschau 5/2002, B17-B20.

Hirschmeier, L. (2001): Die Ernährung des alten Menschen. Med. Welt 10/2001, S. 285–289.

v. Renteln-Kruse, W., Anders, J., Dapp, U., Meier-Baumgartner, H. P. (2003): Präventive Hausbesuche durch eine speziell fortgebildete Pflegekraft bei 60-jährigen und älteren Personen in Hamburg. Z Gerontol Geriat 2003, 36: Heft 5: 378–391.

Teil III: Verlängerung der Projektphase 2003–2005

5 Weiterentwicklung des wissenschaftlichen Modellprojekts zum erfolgreichen Programm im deutschen Gesundheitssystem – ausgewählte Ergebnisse

Das Programm „Aktive Gesundheitsförderung im Alter" entstand zu einer Zeit, als präventive Ansätze noch kaum eine Rolle in Deutschland spielten. Gesundheitsförderung und Primärprävention beschränkten sich weitestgehend auf Kinder und die betriebliche Gesundheitssorge. Gerontologen und, stärker noch, Geriater widmeten sich in der Forschung, praktischen Versorgung und Rehabilitation hauptsächlich der Zielgruppe multimorbider, pflegebedürftiger oder demenziell erkrankter Personen.

Angesichts der rapiden Veränderung sowohl der demografischen als auch der sozialen Bevölkerungsstruktur wären diese tradierten, wenn auch erfolgreichen Versorgungssysteme bald überfordert. Glücklicherweise scheint die heutige Kohorte älterer Menschen günstiger zu altern als die vorhergehenden Generationen. Die Auswirkungen von Hygiene, guter medizinischer Versorgung, günstiger ökonomischer Situation und vermehrtem Zugang zu Bildung und Information müssen genutzt und optimal gefördert werden. Gute Bildung – nicht allein verstanden als Grad des Schulabschlusses, sondern vielmehr als Fähigkeit zur Weiterbildung und Verständnis gesundheitsbezogener Zusammenhänge (engl. *health literacy*) – ist dabei ein besonders entscheidender Faktor, wenn nicht sogar der entscheidendste Faktor, für die Umsetzung eines aktiven, gesundheitsfördernden Lebensstils.

Seit dem Jahr 2000 waren wir aktiv daran beteiligt, den Paradigmenwechsel in der Medizin einzuleiten. Aufbauend auf bestehenden Strukturen und Kontakten im Netzwerk Gesundheit und Alter in Hamburg initiierten und begleiteten wir Pilotprojekte zur Gesundheitsförderung im Alter. Diese Pilotuntersuchungen vermittelten uns neue Erkenntnisse zu Zugangsformen außerhalb des Gesundheitssystems. Darüber hinaus vermittelten die überwiegend positiven Erfahrungen unseren diversen Kooperationspartnern einen Eindruck von den Chancen und Möglichkeiten eines gesunden, aktiven und selbstbestimmten Alterns.

Durch die Verlängerung der wissenschaftlichen Begleitforschung konnten wir in den Jahren 2003 und 2004 zudem zahlreiche Aspekte untersuchen, die für eine erfolgreiche Implementierung neuartiger Ansätze in das deutsche Gesundheitssystem wesentlich sind. Diese Phase unserer wissenschaftlichen Arbeit war für politische Entscheidungsträger, aber auch Leistungserbringer im Gesundheitswesen essenziell, um die Schritte von der theoretischen Grundlagenforschungen über die klinische Wirksamkeit bis zur erfolgreichen Umsetzung unter alltäglichen Bedingungen nachvollziehen zu können.

Zum didaktischen Konzept, zum Design und zu den Effekten des Programms in den Jahren 2000 bis 2002 (vgl. Teil II) haben wir bereits ausführlich die Öffentlichkeit in Publikationen und Vorträgen informiert. Es folgt in diesem Teil III eine kurze Zusammenfassung unserer Erfahrungen bei der Durchführung des Programms außerhalb geschützter Modellbedingungen während der verlängerten wissenschaftlichen Begleitphase 2003 bis 2005. Die aktuellen Erkenntnisse zu Erfolgen und noch bestehenden Hindernissen bei der Implementierung der „Aktiven Gesundheitsförderung im Alter" in das reguläre Versorgungssystem Deutschlands schließen sich in einem kurzen Überblick an. Ein ausführlicher wissenschaftlicher Bericht dazu liegt dem Bundesministerium für Familie, Senioren, Frauen und Jugend (BMFSFJ) vor.

Meilenstein 1:
Adaptation bzw. Neuentwicklung von Instrumenten für die Zielgruppe der selbständig lebenden älteren Menschen

Gesundheitsförderung, Primär- und Sekundärprävention im Alter rücken eine bis dahin wenig beachtete Zielgruppe in den Mittelpunkt des Interesses: die noch selbständig lebenden Älteren. Diese umfassen zahlenmäßig die größte Gruppe innerhalb der Bevölkerungsgruppe 60plus. Effektive Interventionen zur Vermeidung von Behinderung und Krankheitsfolgen in dieser Zielgruppe beruht auf ähnlichen Strategien wie die geriatrische Behandlung.

- Sorgfältige Erhebung eines Assessments mit geeigneten Instrumenten zur Prävention (Ressourcenförderung für ein proaktives Handeln),
- Auswertung der Befunde und Erstellung eines individuellen (Präventions-)Planes im interdisziplinären Team,
- multidimensionale Strategien,
- Einbindung, Förderung und Forderung des älteren Menschen selbst (Empowerment),
- positive Beeinflussung der Verhältnisse (Netzwerkarbeit),
- Sicherung der Präventions-Erfolge sowie deren Nachhaltigkeit.

Die Modifikation bekannter bzw. Entwicklung neuer Instrumente für diese Zielgruppe ist notwendig für eine qualitätsorientierte Arbeit in der Gesundheitsförderung. In den drei primären Handlungsfeldern Ernährung, körperliche Aktivität und soziale Teilhabe ist uns dies erfolgreich gelungen. Als besonders wertvoll hat sich die Unterscheidung zwischen scheinbar noch erhaltenen Fähigkeiten im Sinne der funktionellen Kapazität (Aktivitäts-Protokoll) und der nicht mehr regelmäßig ausgeübten bzw. vermiedenen Aktivitäten (mangelnde Performance) herausgestellt. Grafische Elemente unterstützen die besondere Didaktik des Programms und helfen bei der Abgrenzung psychosomatischer Störungen.

Geradezu spektakulär sind die bisherigen Ergebnisse der technischen Ganganalysen und Fitness-Checks bei älteren Menschen. Es gibt deutliche Hinweise, dass physiologische Abbauprozesse im Alter geringer ausfallen als anhand früherer Studien an schon erkrankten älteren Menschen vermutet. Wesentlich für den Erhalt der Funktionalität sind ein aktiver Lebensstil (Gesundheitsförderung und Primärprävention) und die Vermeidung spezifischer Krankheitsfolgen (Sekundär- und Tertiärprävention).

Meilenstein 2:
Fortführung der Beratungsveranstaltungen „Aktive Gesundheitsförderung im Alter"

Ein Wunsch der kooperierenden Hausärzte für die verlängerte Projektphase 2003 bis 2005 war es, den Teilnehmern der Kontrollgruppe der randomisierten Stichprobe (die im Jahr 2000 für die Projektphase 2001 bis 2002 rekrutiert worden war) die Möglichkeit zu geben, auch an der „Aktiven Gesundheitsförderung im Alter" teilzunehmen. Darüber hinaus wurde das Programm auch für solche selbständig lebenden Personen in Hamburg geöffnet, deren Hausärzte nicht gemeinsam mit uns über den Qualitätszirkel kooperieren.

Während der Projektphase 2001 bis 2002 wurde das Programm „Aktive Gesundheitsförderung im Alter" kostenfrei angeboten, während der Projektphase 2003 bis 2005 wurde vor der Teilnahme ein finanzieller Eigenanteil von jedem Teilnehmer aufgebracht. Dieses Vorgehen ermöglichte eine stufenweise Annäherung an die Finanzierungsgegebenheiten im deutschen Gesundheitssystem. So konnte die finanzielle Förderung durch das BMFSFJ stark reduziert werden. Außerdem wurden so die Teilnehmer zunehmend eigenverantwortlich eingebunden. Als ungünstige Faktoren in diesem Zeitraum stellten sich die gestiegene finanzielle Belastung der Bürger z. B. in Form der neu eingeführten Praxisgebühr sowie das indifferente Bekenntnis der Krankenkassen zur Erstattung von Präventionsmaßnahmen laut § 20 SGB V dar. Diese Probleme konnten mittlerweile überwunden werden.

Ein weiteres Ziel war die wissenschaftliche Überprüfung der von uns neu entwickelten Instrumente für selbständig lebende ältere Menschen. Diese entwickelten wir evidenzbasiert und auf der Basis unserer Erfahrungen zur weiteren Optimierung der halbtägigen Beratungsveranstaltung sowie der Abgabe der individuellen Empfehlungen. Adaptationen erfolgten während des Vortragsteils (Instrument Lebensqualität und Materialprobe Medikamente) sowie der beiden Kleingruppen Bewegung (Mobilitäts-Protokoll und Aktivitäten-Uhr) und Ernährung (Proportions-Teller). Darüber hinaus stellten wir einen Fitness-Check für Senioren anhand bekannter Instrumente zusammen, die wir an die Zielgruppe der selbständig lebenden Senioren adaptierten. Interessant war aus wissenschaftlicher Sicht der ergänzende Einsatz eines technischen Instruments für die Durchführung objektiver Ganganalysen zur Überprüfung des Gleichgewichts verschiedener Alterskohorten.

Meilenstein 3:
Interdisziplinäre Zusammenarbeit

Besonders im Netzwerk „Alter und Gesundheit" in Hamburg konnten wir mit Fachwissen und Engagement Impulse setzen und tragfähige Kooperationen eingehen. Bei älteren Bürgern und Multiplikatoren trafen wir auf viel Begeisterung und Motivation. Selbst kleine Anstöße (klein in Bezug auf die außerordentlich knappen zeitlichen und personellen Ressourcen, die zur Verfügung standen) haben zu einer deutlichen Ergänzung des Feldes „Altenhilfe" um die Aspekte „Altenförderung" und „Altenforderung" geführt – ganz im Sinne des Mottos „Alt werden verpflichtet." Weitere Projekte zur Gesundheitsförderung in Hamburg in Zusammenarbeit mit lokalen Behörden, Seniorenorganisationen und ehrenamtlichen Multiplikatoren werden folgen. Unerlässlich bei unserer Arbeit im Netzwerk war die von uns bereits 2001 angedachte Netzwerkdatenbank, die wir dann mit finanzieller Unterstützung des Bundesministeriums für Familie, Senioren, Frauen und Jugend seit Anfang 2003 in die Tat umsetzen konnten.

Besonderen Stellenwert nimmt die interdisziplinäre Zusammenarbeit im Bereich des Öffentlichen Gesundheitsdienstes (ÖGD) ein. Hier gelang es, im Rahmen der gesetzlich verankerten, bezirklichen Gesundheits- und Pflegekonferenz einen kommunalen Netzwerkpartner mit Weisungs- und Koordinierungsfunktion zu gewinnen. Das proaktive Anliegen und die multidimensionale Ausrichtung des Programms „Aktive Gesundheitsförderung im Alter" fanden so Einzug sowohl in die Lenkungsgruppe der Gesundheits- und Pflegekonferenz, als auch in die Gründung einer Arbeitsgemeinschaft BEST (Bewegung, Ernährung, soziale Teilhabe) zur Verbreitung von Wissen und Maßnahmen zur Gesundheitsförderung im Alter. Daran knüpft sich auch die Diskussion um Qualitätsstandards in diesem neuen Arbeitsfeld.

Meilenstein 4:
Integration des freiwilligen bürgerschaftlichen Engagements am Setting „Seniorentreff"

Aufgrund der gestiegenen Lebenserwartung sowie eines frühzeitigen Ausscheidens aus dem Erwerbsleben hat sich für viele ältere Menschen heute eine neue Lebenssituation herausgebildet. Sie ist charakterisiert dadurch, dass diese Menschen weitgehend von Verpflichtungen in Beruf und Familie frei sind, dennoch aber leistungsfähig und leistungsbereit bleiben (wollen).

Anders als zu früheren Zeiten sind diese „gewonnenen Jahre" nicht von Hilfebedürftigkeit geprägt, sondern bedeuten in der Regel einen mit Aktivität und Gesundheit einhergehenden Lebensabschnitt. Die meisten älteren Menschen streben keineswegs einen völligen Rückzug aus wichtigen gesellschaftlichen Aktionsfeldern an. Wenn die Bedingungen stimmen, sind viele Seniorinnen und Senioren zu einer Fortsetzung oder sogar Ausweitung ihres Engagements in Beruf, Wirtschaft und Gesellschaft bereit (BMFSFJ, 2004).

Fachkundige Beobachter des demografischen Wandels sprechen in diesem Zusammenhang von der neu gewachsenen Verantwortung bzw. Verpflichtung der Langlebigkeit (Lehr, 1998). Im gleichen Maße, wie jüngere Menschen innerhalb sozialer Gesellschaften in der Verantwortung stünden, sich um hilfsbedürftige Mitbürger zu kümmern, seien gesunde ältere Menschen verpflichtet, Leistungen für die Gesellschaft aufzubringen – natürlich im Rahmen ihrer Möglichkeiten. Es ergeben sich Situationen, in denen z. B. das kalendarische Alter als Grundlage für gesetzliche Regelungen allein nicht mehr ausreicht. Es sind vielmehr verschiedene Lösungsansätze zu entwickeln, die ein freiwilliges ehrenamtliches Engagement unabhängig vom Alter nach individueller Leistungsfähigkeit und Motivation fördern, um die personellen Ressourcen in unserem Gemeinschaftsgefüge optimal zu nutzen.

Da sich zahlreiche ältere Menschen in Hamburg zwar bereits ehrenamtlich engagieren, diese Aktivitäten aber sehr unterschiedliche Bereiche erfassen und nicht einheitlich organisiert sind, entschieden wir uns, die freiwilligen Aktivitäten in und um so genannte Seniorentreffs (vormals Altentagesstätten) in unsere wissenschaftlichen Beobachtungen zur Implementierung des Programms „Aktive Gesundheitsförderung im Alter" einzubeziehen.

Folgende Punkte waren für diese Wahl ausschlaggebend:

- Seniorentreffs (Altentagesstätten) sind in ganz Deutschland verbreitete kommunale Einrichtungen und teilweise verbunden mit Bürgertreffs und/oder Gesundheitszentren.
- In Seniorentreffs sind ältere Menschen gleichermaßen als Besucher (Nutznießer) und als freiwillig engagierte (Leistungserbringer) zu finden.
- Seniorentreffs sind Einrichtungen, deren Angebote sich über mehrere Interessensbereiche (Freizeitaktivitäten, Sport, gesellschaftliches Miteinander, Beratung und Gesundheit) erstrecken können. Dies kommt dem mehrdimensionalen Prinzip des Programms „Aktive Gesundheitsförderung im Alter" entgegen. Es fehlt allerdings an geriatrischem Fachwissen, sodass Kooperationen wie in Hamburg mit geriatrischen Zentren wünschenswert sind.

Seniorentreffs erfahren Unterstützung von unterschiedlichen Trägern innerhalb des Netzwerkes kommunaler Altenhilfestrukturen. Dadurch kommt es zu erheblichen Unterschieden in Struktur, personeller Besetzung und inhaltlicher Ausrichtung. Die Durchführung des Programms „Aktive Gesundheitsförderung im Alter" in Seniorentreffs ist deswegen nur nach Setting-spezifischen Anpassungen möglich und sinnvoll. Dank intensiver Vorarbeiten wurden in Seniorentreffs neue Zielgruppen erreicht, und gleichzeitig profitierten die Einrichtungen von der fachlichen Beratung unserer Experten.

Alle Kooperationspartner wünschen sich regelmäßige Angebote zur Gesundheitsförderung im Alter durch das Albertinen-Haus. Aufgrund begrenzter finanzieller und personeller Ressourcen können wir der Nachfrage nicht immer gerecht werden, sondern fokussieren unsere Aktivitäten über offizielle Organe wie die Gesundheits- und Pflegekonferenz sowie ausgewählte Schrittmacherprojekte (z. B. zur Sturzprävention oder gesunden Ernährung im Alter).

Meilenstein 5:
Gesundheitsförderung für Migranten: Eine Annäherung an den Bedarf

Die Leistungen des Gesundheitssystems und der Altenpflege werden zunehmend von älteren Menschen mit Migrationshintergrund beansprucht. Für die Versorgungsforschung und die Planung von besonderen Gesundheitsangeboten (z. B. Prävention, disease management) ist daher von besonderem Interesse, ob auch die Zielgruppe „Migranten" Bedarf an Versorgungsleistungen in ähnlichen Bereichen zeigt und ob diese Zielgruppe von bestehenden Angeboten erreicht wird. Bisher liegen keine klaren Erkenntnisse zu diesen Fragen vor.

Schon ein oberflächlicher Blick verdeutlicht, dass es „die" Migranten nicht gibt, sondern eine Vielfalt kultureller und religiöser Ausprägungen, sozialer Lebenssituationen und Lebensstile. Die komplexen Lebensstile der Migranten können in ihren Facetten noch weniger den vermeintlichen Kriterien der ohnehin schon außerordentlich heterogenen älteren Bevölkerungsgruppe zugeordnet werden. Zu berücksichtigen sind Migrationshintergründe von ehemaligen Arbeitsmigranten, Flüchtlingen und Aussiedlern. Aber auch der aktuelle Gesundheitszustand, der Bildungsstand und der familiäre Hintergrund können sich erheblich von deutschstämmigen Senioren unterscheiden.

Wir widmeten uns der anteilig größten Migrantengruppe in der Hansestadt, den türkischstämmigen Personen, die wiederum eine erhöhte Morbidität gegenüber Personen aus anderen Ländern aufweisen. Diese Beobachtung wird in Zusammenhang gebracht mit einem hohen Anteil von Personen aus der Türkei in einer niedrigen sozio-ökonomischen Schicht, einer starken körperlichen Belastung im Berufsleben und der psychischen Belastung eines Lebens in der Fremde.

Im Vergleich zu den von uns bisher beratenen Senioren ohne Migrationshintergrund weisen die Besucher eines ausgewählten türkischen Seniorentreffs deutliche Zeichen der Voralterung auf und zudem einen schlechteren Bildungsstand mit einer hohen interindividuellen Varianz. Wir fanden in der Gruppe türkischstämmiger Migranten eine hohe Motivation zur Kooperation und einen hohen Beratungsbedarf zu sozialen und gesundheitlichen Fragen. Allerdings waren die erforderlichen Anpassungen des Programms „Aktive Gesundheitsförderung im Alter" bzw. die Entwicklung eines eigenständigen Konzeptes für diese Zielgruppe zu aufwändig, um innerhalb der wissenschaftlichen Projektphase 2003 bis 2005 ohne zusätzliche Fördermittel erfüllt zu werden. Wir sehen daher einen großen Forschungsbedarf

z. B. in Form von Pilotprojekten. Angedacht sind etwa Projekte zur Einbindung von Beratern, die in beiden Kulturen aufgewachsen sind sowie die Verfolgung unterschiedlicher Settingansätze (Komm-Struktur in Migrantentreffs und Bring-Struktur in Form von präventiven, familien-orientierten Hausbesuchen). In diesem Umfeld sind auch geschlechtsspezifische Ansätze und Zugangsformen besonders zu berücksichtigen.

Meilenstein 6:
Weitere Zugangsformen und Settingansätze für das Programm „Aktive Gesundheitsförderung im Alter"

In der Ottawa-Charta der WHO (1986) wird propagiert, Interventionen zur Gesundheitsförderung auf soziale Systeme (*setting*) zu richten, d. h. auf Organisationen und Netzwerke (Gruppierung von Individuen, Organisationen oder Einrichtungen), da sich in diesen Netzwerken oder Gemeinschaften ein bedeutender Teil des menschlichen Lebens abspielt. Darüber hinaus fordert die Ottawa-Charta, dass den Menschen mehr Selbstbestimmung, mehr Autonomie und mehr Kontrolle über die Gesundheitsbelange in diesen Gemeinschaften eingeräumt wird (*empowerment*).

Während der Projektphase 2003 bis 2005 bauten wir in Abstimmung mit der Kommunalen Verwaltung ein Gesundheitsnetzwerk mit Schwerpunkt Gesundheitsförderung und Prävention im Alter auf (bezirkliche Gesundheits- und Pflegekonferenz; vgl. Meilenstein 3).

Zum anderen haben wir das Programm „Aktive Gesundheitsförderung im Alter" über verschiedene Settings innerhalb dieses Gesundheitsnetzwerkes angeboten und evaluiert.

Angefragt und überprüft wurden u. a. folgende Zugangsformen:
* Setting „Wohnungsbaugenossenschaft",
* Setting „Kommunaler Gesundheitstreff",
* Setting „Krankenkasse".

Wohnungsbaugenossenschaft: Das Kerngeschäft von Wohnungsbaugenossenschaften (Wohnungsunternehmen) ist es, Wohnungen zu bauen und zu vermieten, doch zunehmend werden in Ergänzung und zur Absicherung dieses Kerngeschäfts soziale Dienstleistungen erbracht. Damit reagieren die Unternehmen auf gesellschaftliche Trends, die sich unmittelbar in den Wohnungsquartieren abspielen. Vor allem wachsende Arbeitslosigkeit, Armut und Migration führen zu Konflikten zwischen den Bewohnern und schaffen überforderte Nachbarschaften. Mit steigender Fluktuation und Segregation geht soziale Stabilität verloren. Hinzu kommt der demografische Wandel, sodass zukünftig weniger die Planung von Spielplätzen oder Kinderfesten, sondern die Bereitstellung von Angeboten für die wachsende Anzahl der älteren Mieter in das Zentrum des Handelns rückt. Viele Wohnungsbaugenossenschaften haben dies bereits erkannt und investieren nicht nur in ihre Bestände, sondern stehen vielfältig ihren Mietern mit Hilfs- und Betreuungsangeboten zur Seite.

Mit der Sozialmanagerin einer Wohnungsbaugenossenschaft wurde vereinbart, das Programm „Aktive Gesundheitsförderung im Alter" mit dem Gesundheitsberater-Expertenteam des Albertinen-Hauses vor Ort insbesondere für die Ehrenamtlichen, die sich im dortigen Nachbarschaftstreff engagieren, durchzuführen. Diese Ehrenamtlichen werden als Multiplikatoren angesehen, die das Programm dann auch in ihren Kursen und Veranstaltungen sowie ihren Nachbarn weiterempfehlen können.

Kommunaler Gesundheitstreff: Menschliche Gesundheit und gesunde Umwelt lassen sich auf Dauer nur gemeinsam in einem starken Netzwerk verwirklichen. Dieses anspruchsvolle Ziel verlangt ein gemeinsames Engagement von Bürgerinnen und Bürgern, Vereinen, Unternehmen, Behörden und anderen gesellschaftlichen Organisationen, das ein Forum dort braucht, wo die Menschen wohnen und arbeiten – in den Stadtvierteln und Betrieben. Der Kommunale Gesundheits- und Umwelttreff (GUT) ist ein konkreter Schritt in diese Richtung. Zentral im Bezirk gelegen und kundenfreundlich gestaltet dient er der Information und Beratung von Bürgerinnen und Bürgern und unterstützt Engagement und Selbsthilfe in den Bereichen Gesundheit und Umwelt.

Analog zu den anderen Settingansätzen führten wir Informationsveranstaltungen zur Gesundheitsförderung sowohl für Nutzer dieser Einrichtung als auch benachbarte Hausärzte durch. Darüber hinaus möchte das GUT in absehbarer Zeit ein eigenes Gesundheitsberater-Expertenteam am Albertinen-Haus schulen lassen (vgl. Meilenstein 7).

Krankenkasse: Die Kaufmännische Krankenkasse versichert knapp zwei Millionen Menschen bundesweit. Die Kaufmännische Krankenkasse (KKH) hat 2003 zum zweiten Mal einen Innovationspreis für vorbildliche und innovative Ansätze in der Früherkennung und Prävention ausgeschrieben und an das Programm „Aktive Gesundheitsförderung im Alter" verliehen. Es wurde daraufhin in den Leistungskatalog der KKH aufgenommen. Seitdem werden verschiedene weitere Zugangsformen für die Gruppe der älteren Versicherten diskutiert und erarbeitet. Da es sich bei dem Programm um einen neuartigen multidimensionalen Ansatz handelt (also keine Fokussierung auf eine Schädigung wie z. B. Raucherentwöhnungskurs), der in einer einmaligen Beratungssituation stattfindet (also kein Kursangebot wie beispielsweise Yogakurs über 10–12 Einheiten, sondern nur ein Termin), gestaltete sich die formale Aufnahme der „Aktiven Gesundheitsförderung im Alter" in den Produktkatalog der KKH als Herausforderung. Der Zugang zu dem Programm direkt über eine Krankenkasse zu deren Versicherten scheint vielversprechend, wenn auch die Hausärzte eingebunden werden, und wird daher weiter verfolgt.

Es zeigte sich, dass die Zuweisung zu dem Programm „Aktive Gesundheitsförderung im Alter" am besten über die Hausarztpraxis gelingt. Bei der Adaptation des Programms an Wohnungsbaugenossenschaften sowie den Kommunalen Gesundheits- und Umwelttreff gelang die Einbindung weiterer Hausärzte aus dem lokalen Umfeld nur zögerlich, denn eine vertrauensvolle Zusammenarbeit wächst langsam, wie es die Kooperation im geriatrischen Qualitätszirkel des Albertinen-Hauses bewies.

Das Programm „Aktive Gesundheitsförderung im Alter" ist zur Rekrutierung der geeigneten Zielgruppe älterer Menschen auf die Zusammenarbeit mit den Hausarztpraxen angewiesen. Diese profitieren durch die zeitliche Entlastung von aufwändigen Beratungen und der besseren Compliance der älteren Teilnehmer. Wesentlich ist die gemeinsame Übertragung von wissenschaftlichen Erkenntnissen in die medizinische Praxis. Neu konzipiert, erfolgreich durchgeführt und evaluiert wurde daher im Jahr 2004 ein Fortbildungskreis speziell für Arzthelferinnen und Personal aus kooperierenden Arztpraxen. Die bereits enge Kooperation mit den zugehörigen Berufsverbänden der Hausärzte und Arzthelferinnen in Hamburg wurde im Folgenden vertieft. Gleiches gilt für die Verortung des salutogenetischen Gedankens. Die Versorgung älterer Patienten wird anlässlich der regelmäßig stattfindenden Qualitätszirkel abgestimmt und optimiert. Projekte zur integrierten Versorgung sind in Planung.

Meilenstein 7:
Ausbildung von Multiplikatoren

Nach der Veröffentlichung des Buches „Aktive Gesundheitsförderung im Alter" und dem Versand an bundesweit über 500 Multiplikatoren bekamen wir so viele positive Rückmeldungen und Interesse an der Fortbildung zum Gesundheitsberater, dass wir uns entschlossen, die Fortbildung von geriatrischen Teams zu so genannten Gesundheitsberater-Expertenteams durchzuführen, damit diese eigenständig an ihrem Standort in Deutschland das Programm „Aktive Gesundheitsförderung im Alter" durchführen können.

Über 30 führende Geriatrien im deutschsprachigen Raum wurden direkt über dieses neuartige Angebot informiert. Vier Teams nahmen bereits im Jahr 2005 an der entsprechenden einwöchigen Fortbildung teil. Für das Jahr 2006 sind zwei Schulungen für insgesamt acht Teams geplant. Die vier vierköpfigen Expertenteams an vier Standorten (zusammen 16 Personen) werden von den Autoren und Dozenten fortgebildet, die das Programm „Aktive Gesundheitsförderung im Alter" am Albertinen-Haus entwickelt haben und es bei bisher weit über 1000 Senioren durchgeführt haben. Voraussetzung für die Teilnahme sind außerdem nachgewiesene klinisch-geriatrische Vorkenntnisse, auf denen aufgebaut wird.

Noch immer halten wir es für zweckmäßig, das Programm „Aktive Gesundheitsförderung im Alter" primär an geriatrischen Zentren anzusiedeln. Dafür sprechen die Förderung der Teamarbeit durch einen einheitlichen Arbeits- und Veranstaltungsort und die effiziente Nutzung des vorhandenen Wissens zur Altersmedizin. Es wurden zwischen 2003 und 2004 verschiedene andere Personen aus Berufen geschult, die in den drei primären Handlungsfeldern „gesunde Ernährung", „körperliche Aktivität" und „soziale Teilhabe" Expertise aufweisen. Für diese war allerdings ein erheblich höherer Schulungsaufwand mit klinisch-geriatrischen Hospitationen und mehr Supervision durch die Teamärztin z. B. in Hinblick auf medizinische Kontraindikationen notwendig.

Alle fortgebildeten Personen zeigten sich positiv überrascht vom Umgang mit älteren Menschen und möchten auch weiterhin mit Senioren arbeiten. Es zeigte sich, dass insbesondere die Sportwissenschaftlerin und die Sportpädagogin die salutogenetische Perspektive besser vermitteln als therapeutische Berufe aus dem klinischen Bereich. Daher profitiert ein Kleeblatt-Team von einer Partizipation dieser Berufsgruppen, wenn v. a. die Verstärkung der Eigenverantwortung älterer Menschen im Vordergrund steht. Eine Überforderung der Teilnehmer war nicht zu beobachten. Diese positiven Erfahrungen decken sich mit denen von Rehabilitationseinrichtungen, die gezielt therapeutische und sportwissenschaftliche Professionen in ihren Teams mischen.

Handlungsfeld im Programm „Aktive Gesundheitsförderung im Alter"	Geeignete Berufsgruppen (mit klinisch-geriatrischer Erfahrung)
Körperliche Aktivität	Physiotherapeut Ergotherapeut Sportwissenschaftler Sportpädagogen
Ernährung	Ökotrophologe Diätasisstent

79

Hinzu kamen einzelne, thematisch und methodisch fokussierte Fortbildungsangebote für professionelle und ehrenamtliche Multiplikatoren im Netzwerk „Gesundheit und Alter", um die Experten-Teams in der Verbreitung des Programms zu unterstützen. Diese Multiplikatorengruppen dürften sich besonders für die praktische Anleitung zum Programm „Aktive Gesundheitsförderung im Alter" interessieren, die im Anschluss im Teil IV dieser Publikation ausführlich und bebildert beschrieben ist.

Meilenstein 8:
Finanzierung des Programms „Aktive Gesundheitsförderung im Alter"
unter regulären Bedingungen im deutschen Gesundheitssystem

Dieses Modul beschäftigt sich abschließend mit verschiedenen Aspekten des Informationswesens sowie der Transparenz im deutschen Gesundheitswesen. Information und Transparenz bedingen in umfassendem Maße die Kompetenz und das Verantwortungsbewusstsein der Nutzer im Gesundheitssystem sowie die Bereitschaft zur Mitentscheidung und Vorsorge für die eigene Gesundheit. Diesbezüglich werden die folgenden Akteure, die für die Arbeit mit dem Programm „Aktive Gesundheitsförderung im Alter" relevant sind, beleuchtet:

- Anbieter von Präventionsleistungen im ambulanten Bereich: Hausarztpraxen,
- Anbieter von Präventionsleistungen im stationären Bereich: Krankenhaus,
- Nutzer von Präventionsleistungen (Patienten, Versicherte, Bürger, Kunden),
- Träger von Präventionsleistungen: Krankenkassen.

Einen Schwerpunkt haben wir auf die Informationspolitik der Krankenkassen bezüglich unseres Programms „Aktive Gesundheitsförderung im Alter" gelegt. Da das Programm „Aktive Gesundheitsförderung im Alter" laut § 20 Abs. 1 SGB V die gesetzlichen Vorgaben für die Kostenerstattung durch die Krankenkassen erfüllt, erstellen wir allen Teilnehmern eine Teilnahmebescheinigung nach den internen Richtlinien der Spitzenverbände der Krankenkassen. Zusätzlich wurden alle in Frage kommenden Krankenkassen schriftlich über die wissenschaftlichen Ergebnisse des Programms und die Qualifikation der Experten informiert.

Der bedeutendste Erfolg unserer Bemühungen ist sicherlich, dass inzwischen auf Empfehlung der Spitzenverbände alle gesetzlichen Krankenversicherer die Teilnahme am Programm durch Rückerstattung eines Teilbetrages an ihre Versicherten auf gesetzlicher Grundlage des § 20 SGB V finanziell honorieren.

Damit können sich weitere geriatrische Zentren nach entsprechender Fortbildung bei der Verbreitung des Programms engagieren bzw. sind bereits aktiv. Positive Wechselwirkungen zwischen dem therapeutisch-klinischen und präventiv-ambulanten Bereich werden unterstützt und die Gesundheitsförderung im Alter im Sinne der öffentlichen Gesundheit breiten Bevölkerungsschichten zugänglich.

Das bedeutet, dass das Programm „Aktive Gesundheitsförderung im Alter" am Albertinen-Haus regelhaft ohne weitere finanzielle Unterstützung (Drittmittel) von gegenwärtig drei Teams durchgeführt wird und dass es sich durch die entsprechenden Fortbildungen im deutschsprachigen Raum verbreitet.

Teil IV: Praktische Anleitungen Eigenständige Durchführung des Konzeptes der „Aktiven Gesundheitsförderung im Alter" – Vorbereitung, Durchführung und Evaluation von interventionellen Gruppenveranstaltungen für die Gesundheitsförderung älterer Menschen durch ein Expertenteam an geriatrischen Zentren

An der Erstellung dieser Praxisanleitung haben neben den Autoren auch Frau E. Eddelbüttel (Dipl. Soz. Päd.), Frau H. Lemberger (Dipl. oec. troph.) und Herr U. Herrmann (Physiotherapeut) mitgearbeitet.

Diese Praxisanleitung wendet sich an Mitarbeiter geriatrischer Zentren. In erster Linie werden hier die folgenden Berufsgruppen angesprochen, die das Kompetenzteam der Intervention „Aktive Gesundheitsförderung im Alter" bilden: Ärzte, Physiotherapeuten, Ökotrophologen und Sozialpädagogen.

Ferner können im Bedarfsfall in das Kompetenzteam integriert werden: Ergotherapeuten, Diätassistenten, Neuropsychologen und Fachpflegekräfte.

Dieses Handbuch dient als schriftliches Arbeitsmaterial begleitend zu einer Schulung zum Gesundheitsberater für Senioren. Diese Schulung ist modular aufgebaut und bildet das Expertenteam fort, eigenständig interventionelle Gruppenveranstaltungen für die Gesundheitsförderung älterer Menschen an einem geriatrischen Zentrum oder ähnlichem Ort durchzuführen.

Dieses Handbuch ist nicht bestimmt für eine Anwendung ohne vorhergehende Schulung und Vorbereitung, sondern setzt die dort vermittelten Inhalte voraus, um detailliert das praktische Vorgehen für eine erfolgreiche Umsetzung in der Seniorenarbeit zu beschreiben.

Kontaktadresse:
Forschungsabteilung
Albertinen-Haus Hamburg
Zentrum für Geriatrie und Gerontologie
Wissenschaftliche Einrichtung an der Universität Hamburg
Sellhopsweg 18–22, 22459 Hamburg

6 Einleitung

Das Programm „Aktive Gesundheitsförderung im Alter" fordert sowohl von den Mitarbeitern des Interventionsteams als auch von den teilnehmenden Senioren einen überdurchschnittlichen Einsatz. Beide Gruppen – Experten und Senioren – motivieren sich gegenseitig und bringen viele eigene Ideen ein zur Verbesserung des Konzeptes. Wir geben – über die wissenschaftlichen Erfolge des Programms hinaus, die im offiziellen Abschlussbericht beschrieben sind – mit diesem Handbuch einen Einblick in die Atmosphäre des Programms sowie Handlungsanweisungen für die praktische Durchführung.

Motivation und eine gute Vorbereitung sind die wesentlichen Bestandteile für denjenigen, der ähnliche Veranstaltungen für Senioren anbieten möchte. Das nötige Fachwissen bringen die Experten der unterschiedlichen Berufsgruppen (Ärzte, Physiotherapeuten, Ernährungsberater und Sozialpädagogen) aus dem Gesundheitswesen im Überfluss mit. Wichtig ist es, Antworten auf die folgenden Fragen zu geben:

- Mit welchem finanziellen und zeitlichen Aufwand ist zu rechnen?
- Welche Institutionen sollten über das Programm informiert werden?
- Wie sind geeignete Informationsmaterialien selber herzustellen?
- Wo und wie sind die geeigneten Senioren für das Programm zu finden?

Ein besonderer Marker wird auf all jene Bereiche des Programmes „Aktive Gesundheitsförderung im Alter" gelegt, die weitgehend unverändert übernommen werden sollten, um den Erfolg der Maßnahmen nicht zu gefährden. Darüber hinaus gibt es Bereiche, die individuell an die Gegebenheiten vor Ort angepasst werden müssen oder kreativ neu gestaltet werden können.

Die vorliegende Praxisanleitung dient als Begleitmaterial für die Schulung zum/zur Gesundheitsberater/in für ältere Menschen. Die Schulung erfolgt auf der Basis des Curriculums für die Fortbildung zum Senioren-Gesundheitsberater.

Speziell angesprochen werden für die Fortbildung die folgenden Berufsgruppen in geriatrischen Zentren: Ärzte, Physiotherapeuten, Ernährungsberater und Sozialpädagogen. Schulungen von Ergotherapeuten, Psychologen etc. sind möglich.

7 Funktion der Gesundheitsberater

Eine Beratung älterer Personen in den drei Bereichen Körperliche Aktivität, Ernährung und Soziales Umfeld zielt meist auf eine Änderung länger bestehender Lebensgewohnheiten. Die Beratung muss sich daher an den individuellen Gegebenheiten orientieren – d. h. „den Teilnehmer da abholen, wo er steht" (Labonte/Penfold, 1981). Angestrebt werden Änderungen in kleinen, realistischen Schritten. Der Teilnehmer oder die Teilnehmerin soll aktiv in den Prozess der Entscheidungsfindung einbezogen werden, welche gesundheitsfördernden Verhaltensweisen in seinen Alltag zu integrieren sind. Zum einen, um seine Fähigkeiten zur eigenständigen Problemerkennung und -lösung zu verbessern, zum anderen, um die Unterstützung bezüglich der gefundenen Vorschläge zu sichern.

Um die Mitarbeit der älteren Menschen zu unterstützen, ist es unabdingbar, zunächst alle auf einen ähnlichen Informationsstand zu bringen – ungeachtet des zuvor vorhandenen Wissens. In Form von kurzen Vorträgen werden daher zuerst Informationen vermittelt; dann die Bezüge zur Alltagswelt der Senioren und Seniorinnen hergestellt.

Jeder Gesundheitsberater und jede Gesundheitsberaterin (Tätigkeitsfelder vgl. Kapitel 3.6) stellt seinen oder ihren Verantwortungsbereich in Form eines Vortrages von 15 bis 20 Minuten Dauer vor. So kann er oder sie einerseits anschaulich über seine oder ihre eigenen Erfahrungen erzählen, andererseits kompetent auf Zwischenfragen eingehen.

Dieses Vorgehen hat folgende Vorteile:
- komplexe Zusammenhänge und ihre Wechselwirkungen werden veranschaulicht,
- im Sinne der interdisziplinären Arbeitsweise nimmt jeder Experte oder jede Expertin kurz Stellung zum Fachbereich seiner Kollegen und Kolleginnen und klärt den Bezug zu seinem eigenen Thema,
- die vermittelten Informationen erhalten durch den Bezug zur persönlichen Situation Bedeutung,
- die Übertragung auf eigene Erlebnisse schafft eine Echtheit der Berater und Beraterinnen, die Grundlage für ein Vertrauensverhältnis zu den Teilnehmern und Teilnehmerinnen ist,
- die Aufmerksamkeit der Senioren und Seniorinnen wird durch direkte Ansprache gefördert,
- die älteren Menschen werden Schritt für Schritt einbezogen und übernehmen so früh mit Verantwortung, Grundlagen der Stärkung ihrer Eigenverantwortung im Sinne des angestrebten Empowerment,
- die nachfolgende intensive Beratung der einzelnen Teilnehmer und Teilnehmerinnen in Kleingruppen wird vorbereitet.

Literatur

Bausewein, C., Roller, S., Voltz, R. (2000): Leitfaden Palliativmedizin", Urban & Fischer München 2000.

Bundesministerium für Familie, Senioren, Frauen und Jugend (Hrsg.) (2001): Dritter Bericht zur Lage der älteren Generation. Bundesanzeiger Verlagsgesellschaft Berlin 2001.

Bundesministerium für Familie, Senioren, Frauen und Jugend (Hrsg.) (2002): Vierter Bericht zur Lage der älteren Generation in der Bundesrepublik Deutschland: Risiken, Lebensqualität und Versorgung Hochaltriger – unter besonderer Berücksichtigung demenzieller Erkrankungen. Bundesanzeiger Verlagsgesellschaft Berlin 2002.

Frommelt, P., Grötzbach, H.: „Neuro Rehabilitation", Blackwell Wissenschaftsverlag Berlin 1999.

Labonte, R., Penfold, S. (1981): Canadian Perspectives in Health Promotion: A Critique. Health Education, April, 1981, 4–9.

Nikolaus, T. (Hrsg.): „Klinische Geriatrie", Springer Verlag Berlin 2000.

Olbrich, E., Sames, K., Schramm, A.: „Kompendium der Gerontologie – Interdisziplinäres Handbuch für Forschung, Klinik und Praxis", ecomed Verlagsgesellschaft Landsberg/Lech 1994.

8 Vorbereitung der Gruppenveranstaltungen

Das Programm „Aktive Gesundheitsförderung im Alter" dient der gesundheitlichen Vorsorge für ältere Menschen. Da wir Gesundheit als ein ganzheitliches, positives Konzept verstehen, werden parallel mehrere Lebensaspekte der älteren Teilnehmer angesprochen. So verstanden, ist die Gesundheitsförderung niemals autark, sondern muss und möchte auf bestehende Ressourcen und Strukturen zurückgreifen. Diese Reserven finden sich sowohl bei jedem einzelnen Teilnehmer als auch in seinem vertrauten Lebensumfeld (kommunale Strukturen) und natürlich bei den Veranstaltern selber – im Idealfall an einem geriatrischen Zentrum. Die Nutzung vorhandener Reserven steht im Einklang mit der Didaktik und der Zielsetzung des Vorsorgeprogrammes und hilft gleichzeitig, Kosten zu sparen. So ist es möglich, einen breite Basis der älteren Bevölkerung zu erreichen.

8.1 Zeitlicher, finanzieller und personeller Aufwand

Gesundheitsförderung stellt immer eine Investition dar – für den Fördernden und den Geförderten. Das Programm „Aktive Gesundheitsförderung im Alter" greift auf bestehende personelle, d. h. bereits fachlich qualifizierte Experten, sowie auf bestehende strukturelle Ressourcen, d. h. auf das Geriatrische Zentrum, zurück. Durch die Nutzung dieser bereits etablierten Ressourcen ist es möglich, verhältnismäßig viele ältere Personen effizient zu beraten. Je nach Möglichkeiten des durchführenden Zentrums, an zusätzliche finanzielle Hilfen zu gelangen (Stiftungen, Fördergelder etc.) oder aber ohne fremde finanzielle Unterstützung zu handeln, ist eine gewisse finanzielle Eigenbeteiligung der älteren Teilnehmer zu veranschlagen. Auch die Krankenversicherer der älteren Teilnehmer können die gesundheitsfördernde Beratung fördern durch die finanzielle Rückerstattung der Teilnehmerbeiträge (SGB V, § 20, Absatz 1). Die Teilnehmer sind gewillt zu zahlen, wenn sie über den Sinn und den Zweck der gesundheitsfördernden Maßnahme im Vorfeld gut informiert werden („Was nichts kostet, ist nichts wert."). Soziale Härtefälle sollten sich direkt an die soziale Beratungsstelle wenden.

Während des wissenschaftlichen Programms „Aktive Gesundheitsförderung im Alter" war es notwendig, die Intervention mit einer fest definierten Anzahl von Teilnehmern innerhalb eines fest definierten Zeitfensters (Studiendesign) durchzuführen. Hierdurch haben wir einerseits Erfahrungen gesammelt, in welchem zeitlichen Abstand die einzelnen Interventionsmodule idealerweise didaktisch aufeinander aufbauen sollten, andererseits mussten wir auf einen gewissen Anteil von Teilnehmern verzichten, da diese zu bestimmten Terminen aufgrund von Ferienabwesenheiten etc. nicht teilnehmen konnten. Außerhalb dieser wissenschaftlichen Studien kann dieses Zeitfenster für die Intervention jedoch etwas großzügiger gehandhabt werden. Somit sollte sich der Zeitplan der Intervention nach den Möglichkeiten des jeweiligen Anbieters richten. Anders ausgedrückt, je weniger freie personelle und finanzielle Ressourcen vor Ort eingesetzt werden können, desto weniger Veranstaltungen werden angeboten. Je nach gewähltem Zugangsweg zu den älteren Teilnehmern ergeben sich Möglichkeiten der Regulation zwischen Angebot und Nachfrage. Oberste Priorität haben jedoch die folgenden beiden Punkte. Erstens muss das Expertenteam (Arzt, Physiotherapeut, Ökotrophologin, Sozialpädagogin) gemeinsam die Intervention durchführen, und zweitens sollten an dem didaktischen Aufbau der Intervention (Inhalt und Zeitplan) keine Änderungen vorgenommen werden.

In Abhängigkeit der Häufigkeit des Angebotes der Veranstaltungen können die am Zentrum fest angestellten Experten beispielsweise anteilig hierfür freigestellt werden (z. B. 80 % Arbeitszeit Klinik, 20 % Arbeitszeit „Aktive Gesundheitsförderung im Alter"). Möglich ist auch eine Vergütung auf der Basis eines Honorar-Vertrages. Als Minimum sollte immer ein Team aus drei Gesundheitsberatern für die Bereiche Ernährung, Bewegung und Soziales zur Verfügung stehen unter ärztlicher Leitung. Darüber hinaus empfehlen wir die Integration einer Sachbearbeiterin für die fachlich versierte Organisation. Sie ist zuständig für die effiziente Planung und erfolgreiche Durchführung der Veranstaltungen wie die Einladung der älteren Teilnehmer und die damit verbundene Terminplanung (wer kommt zu welchem Beratungstermin oder Workshop) sowie Telefon-Hotline, finanzielle Abrechnung und Ablage der Unterlagen.

Wenig Kosten hingegen verursacht die (Ab-)Nutzung der vorhandenen Räumlichkeiten, die der Träger der durchführenden Einrichtung kostenneutral bereit stellen sollte. Sollten keine Räumlichkeiten für die Zeitdauer von 3,5 Zeitstunden für die Durchführung der Gruppenveranstaltung zu Termin 1 zur Verfügung stehen, so könnte in Erwägung gezogen werden, den Vortragsteil entsprechend auf 1 Zeitstunde zu kürzen. Eine zeitliche Kürzung von je etwa 5 Minuten pro Vortrag sowie der Verzicht auf den Kurzbeitrag zum Umgang mit Medikamenten wäre möglich, soweit didaktische Anpassungen vorgenommen werden. Alle anderen Themen sollten erhalten bleiben. Steht mehr Zeit zur Verfügung, so sollte diese im gleichen Sinne den Kleingruppen als dem Kernstück der Veranstaltungen an Termin 1 zu Gute kommen. Andererseits sollten auch den Teilnehmern nicht mehr als 4 Stunden zugemutet werden, da sonst ihre Aufmerksamkeit, auch wenn Pausen eingehalten werden, überbeansprucht wird.

8.2 Aufbau eines geriatrischen Netzwerkes

Ein weiteres Kernstück der „Aktiven Gesundheitsförderung im Alter" ist die interdisziplinäre Arbeitsweise, die Kräfte bündelt und synergetisch höchst effizient einsetzt. Die Grundgedanken interdisziplinärer Aufgabenteilung und Zusammenarbeit sollten auch angewendet werden, wenn es darum geht, vor Ort in der Gemeinde oder Stadt bestehende Ressourcen zu nutzen. Dies steigert die Effizienz und Effektivität der geplanten Maßnahmen immens, so dass die Teilnehmer doppelt profitieren, zum einen durch das Angebot der Intervention und zum anderen durch

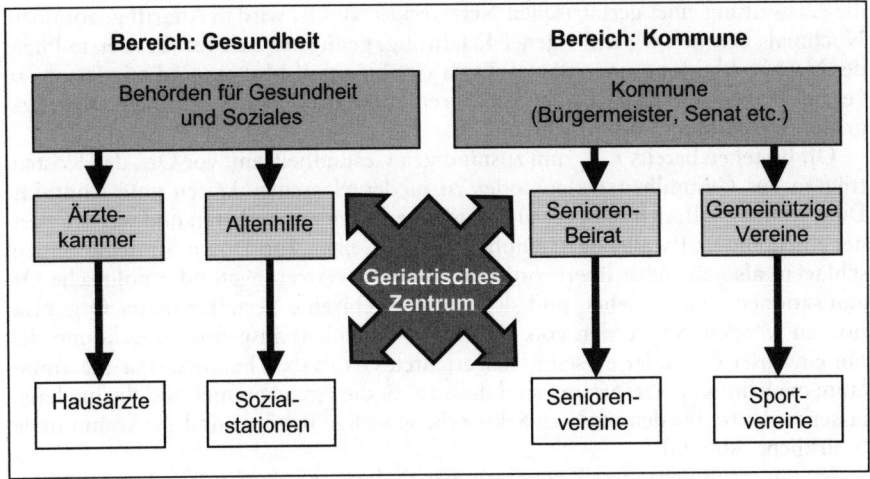

Abb. 8.1: Aufbau eines geriatrischen Netzwerkes „Top-Down-Strategie"

die Weiterleitung an die entsprechenden Organisationen innerhalb des Netzwerkes.

Eine autarke Planung der Intervention ohne vorherige Abstimmung mit allen, die in irgend einer Form von dem Programm berührt werden, kann letztlich sogar zum Scheitern aller noch so gut gemeinten Bestrebungen führen.

Wir plädieren daher für eine Zusammenarbeit mit den vor Ort ansässigen Leistungsträgern im Gesundheitswesen sowie mit den kommunalen Organisationen (Seniorenbeirat, gemeinnützige Vereine etc.). Der Erfolg, ein Netzwerk kooperierender Partner in einem „Verbund Alter" – einem geriatrischen Netzwerk – zu verbinden, lohnt alle notwendigen Mühen (vgl. **Abb. 8.1**).

Diese erste Phase des Programmes, die Suche und Einbindung geeigneter Partner, ist sicher die aufwendigste. Weniger in finanzieller Hinsicht, aber sicher in zeitlicher. Die Akteure im Netzwerk müssen genügend Raum und Zeit erhalten, ihren Entschluss zur Zusammenarbeit zu fassen und die Regeln für die Kooperation aufzustellen. Nur wenn alle wirklich beteiligt sind, sowohl Rechte als auch Pflichten haben, Gewinn und Aufgabe für sich klar erkennen, werden sie als wahre Partner im Netzwerk agieren und das Programm unterstützen.

Die Motivation der Netzwerkpartner ist auch ein Gradmesser für die Motivation der älteren Teilnehmer, die rasch spüren, ob das Vorhaben in ihrer Stadt auf die Zustimmung seriöser und lang vertrauter Kontaktpersonen und Vereinigungen stößt.

Voraussetzung aller Pläne sollte natürlich die Unterstützung im eigenen Haus, also der Klinik, dem Geriatrischen Zentrum oder der rehabilitativen Einrichtung sein. Während der Planungsphase ist nicht nur der Vorstand einzubeziehen, sondern alle relevanten Abteilungen der Einrichtung (insbesondere Medizin, Therapie, Technik und Verwaltung inklusive Personalabteilung) müssen dieses ambulante Angebot der Gesundheitsvorsorge für ältere Menschen wirklich etablieren wollen und es dementsprechend gemeinsam planen.

Aufbauend auf dieser internen Überzeugungsarbeit, die geleistet werden muss, gilt es dann, auch extern dieses Angebot transparent zu machen. Der Aufbau bzw.

die Ausweitung eines geriatrischen Netzwerkes vor Ort wird in Angriff genommen. Nochmals betonen wir aus eigener Erfahrung, genügend Zeit für diese erste Phase der Netzwerkbildung einzuplanen. Etwa vier bis zwölf Monate sind mindestens zu veranschlagen – je nachdem, ob auf bereits bestehende Kooperationen zurückgegriffen werden kann oder nicht.

Oft bestehen bereits z. B. zum zuständigen Gesundheitsamt vor Ort, den Kostenträgern des Gesundheitswesens oder zu niedergelassenen Ärzten gute Kontakte. Diese können hilfreich sein, etwaige Interessenlagen zu sondieren und weitere Partner einzubinden. Parallel dazu empfiehlt es sich, eine „Top-Down-Strategie" einzuschlagen, also zunächst übergeordnete Interessenvertretungen oder politische Organisationen einzubeziehen und sich dann an einzelne Vertreter dieser Organisation zu wenden. So werden von vornherein Bedenken ausgeräumt, es könne sich um ein unseriöses oder einseitig ausgerichtetes Vorhaben handeln. Für die ambulante medizinische Versorgung sind dieses z. B. die Ärztekammer und die niedergelassenen Ärzte, für den sozialen Sektor die jeweilige Behörde und die kommunale/ bezirkliche Altenhilfe.

Ist ein grundlegendes Kooperationsverhältnis geschaffen, sind regelmäßige Treffen und Absprachen zur Pflege des Netzwerkes unabdingbar. Diese Zusammenkünfte bzw. Informationsabgaben können in größeren zeitlichen Abständen (z. B. alle sechs bis zwölf Monate) erfolgen. Der Aufwand zum Erhalt der Zusammenarbeit lohnt durch einen Steigerung von Verständnis füreinander und fördert eine effiziente, multidimensionale Altenarbeit. Zudem sollte für das Netzwerk ein Koordinator bestimmt werden, der als Kontaktperson für alle Netzwerkpartner fungiert.

Je nach Größe der Ortschaft wird man sich dabei auf Vertretungen der Bereiche Gesundheit, Altenpolitik und Soziales beschränken (in städtischen Ballungsräumen) und auch andere wichtige Bürgerorganisationen einbeziehen. Dies gilt besonders für den ländlichen Raum, wo neben den offiziellen politischen Vertretungen gemeinnützige Vereinigungen oft das Rückgrat des Gemeindelebens bilden und in das Netzwerk einbezogen werden sollten. Dies gilt auch, weil sich das Programm „Aktive Gesundheitsförderung im Alter" am Alltagsleben der älteren Teilnehmer orientiert, und in vielen kleinen Ortschaften sind die Freiwillige Feuerwehr oder der Kirchenchor Generationen übergreifende Institutionen des sozialen Lebens.

Gerade in Großstädten wird schnell deutlich, dass unmöglich jeder kleine Verein, der in der Seniorenarbeit aktiv ist, besucht und jedes Angebot entsprechend dokumentiert werden kann. Auf dieser Ebene müssen dann – mit dem Rückhalt der übergeordneten Institutionen – telefonische Kontakte ausreichen. Gegenseitige Information über die eigene Arbeit steht hier im Vordergrund. Broschüren oder Informationsmaterial sollte ausgetauscht werden, und ein fester Ansprechpartner auf beiden Seiten sollte für Rückfragen erreichbar sein. Das Verständnis für das Programm „Aktive Gesundheitsförderung im Alter" sollte im Vordergrund stehen sowie die inhaltliche Integration der Institution in das Programm, d. h. können z. B. Senioren an diese Adresse weitergeleitet werden, welche Bedingungen sollten hierfür laut Meinung der Institution erfüllt sein etc.

Dazu ein Beispiel aus der Praxis: Auch Senioren sind von allergischen Erkrankungen betroffen. Besteht vor Ort eine Selbsthilfegruppe und kennt diese sich auch mit den Problemen der Erkrankung im höheren Alter aus oder richtet sie sich speziell an Familien mit kleinen Kindern? – Nur durch gute Information im Vorfeld des Programms sind Enttäuschungen über fehlerhafte Empfehlungsabgaben an die

Wirkungsbereich Politik Institution/Organisation
BAGS (Behörde für Arbeit, Gesundheit und Soziales) Hamburg *Gesundheits- und Sozialpolitik in der Freien und Hansestadt Hamburg*
LSB (Landesseniorenbeirat) Hamburg *Politische Vertretung der Senioren im Hamburger Senat*
Wirkungsbereich Selbsthilfe Institution/Organisation
Blindenverein Hamburg e. V. *Selbsthilfeorganisation der Blinden und Sehbehinderten*
Bund der Schwerhörigen e. V. *Hör- Beratungs- und Informationszentrum*
K.I.S.S. *(Kontakt und Informationsstelle für Selbsthilfegruppen)*
Wirkungsbereiche Freizeit und Alltag Institution/Organisation
I.K.A.R.U.S (Informations- und Kontaktstelle Aktiver Ruhe-Stand e. V.) *Kostenlose Beratung und Vermittlung von Freizeitaktivitäten und Selbsthilfegruppen*
Seniorenbüro Hamburg e. V. Engagementförderung in Hamburg *Vermittlung und Förderung ehrenamtlicher Tätigkeit im Ruhestand*
LAB (Lange Aktiv Bleiben: Lebensabend-Bewegung Hamburg e. V.) *Aktive Organisation mit Angeboten aller Art (Sport, Bildung, Beratung, Freizeit etc.)*
Wirkungsbereich Sport Institution/Organisation
Landesarbeitsgemeinschaft für Prävention und Rehabilitation von Herz-Kreislauferkrankungen e. V. Hamburg *Angebot von über 130 Herzsportgruppen im Stadtgebiet*

Abb. 8.2: Beispiel Hamburg: Kontakt des Geriatrischen Zentrums Albertinen-Haus zu verschiedenen Organisationen in der Seniorenarbeit

Senioren bzw. die fehlerhafte Weiterleitung der Teilnehmer zu vermeiden. Haben die Sportvereine vor Ort Angebote speziell für Senioren und welchen Leistungsstand sollten die Interessenten bereits mitbringen?

Je genauer die „Senioren-Szene" bereits im Vorfeld des Programms „Aktive Gesundheitsförderung im Alter" studiert und dokumentiert wird, umso besser ist später die individuelle Abgabe von Empfehlungen an die älteren Teilnehmer möglich. Während dieser Netzwerkarbeit kann sich selbstverständlich auch eine Erweiterung des bestehenden lokalen Angebots entwickeln. Beispielsweise kann das altersmedizinische Fachwissen aus dem Geriatrischen Zentrum bei Interesse auch direkt in das Netzwerk abgegeben werden. Altersspezifische Schulungen und Anleitungen von Übungsleitern der lokalen Sportvereine durch Physiotherapeuten sind hier z. B. zu nennen, wodurch diese befähigt werden, qualifizierte Angebote speziell für Senioren anzubieten. **Abb. 8.2** nennt wichtige Netzwerkpartner der „Senioren-Szene" Hamburg.

Wichtigster Partner im Hamburger Netzwerk der „Aktiven Gesundheitsförderung im Alter" waren und sind weiterhin die teilnehmenden Hausärzte. Wie im Abschlussbericht dargelegt, halten wir das Einverständnis der Hausärzte der älteren Teilnehmer für sehr bedeutungsvoll, da auch sie aktiv für die Gesundheit ihrer älteren Patienten verantwortlich sind. Entgegen einiger Vorurteile ist die Zusammenarbeit mit Hausärzten sehr harmonisch und befruchtend. Um ihre Unterstützung zu gewinnen, sind im Besonderen vier Punkte zu beachten, die so auch auf andere Projektpartner zutreffen:

- Umfassende und frühzeitige Information über die Durchführung des Programmes
- Abstimmung der gemeinsamen Ziele, Interessen und Pflichten
- Entlastung von projektbezogenen, organisatorischen Aufgaben
- Austausch von Erfahrungen und Fachwissen

Gewinner einer solchen Kooperation ist immer der ältere Mensch, der schließlich im Mittelpunkt der gemeinsamen Anstrengungen steht.

8.3 Strukturelle Rahmenbedingungen vor Ort

Geriatrische Zentren eignen sich aus mehreren Gründen hervorragend für die Durchführung des Vorsorgeprogrammes „Aktive Gesundheitsförderung im Alter".

Diese Zentren oder Kliniken verfügen im Allgemeinen über ideale Räumlichkeiten für die Durchführung der Gruppenveranstaltungen, eine gute Anbindung an öffentliche Verkehrsmittel, behindertengerechte Zugänge und sanitäre Anlagen für Besucher.

Ist der Veranstaltungsort der Gruppenveranstaltungen der „Aktiven Gesundheitsförderung im Alter" identisch mit dem Arbeitsplatz des Experten-Teams, so dient dies dem Konzept der kurzen Wege. Lange Anreisen des Teams auch für die gemeinsame Vor- und Nachbereitung der Gruppenveranstaltungen werden vermieden. Dies erleichtert die Arbeit des Teams und spart Zeit und Kosten.

Die Durchführung des Programmes basiert auf einem allgemeinen Vortragsteil sowie zwei parallel daran anschließenden Kleingruppenveranstaltungen. Idealerweise stehen hierfür zwei Räume zur Verfügung. Der Raum für den Vortragsteil sollte ein Gruppenraum sein, der Platz bietet für 14 Personen (bei einer maximalen Teilnehmerzahl von 12 Personen plus etwaige Begleitpersonen) und Tische, an denen gearbeitet werden kann, sowie weitere vier Sitzplätze für das Berater-Team.

Optimal ist eine Bildpräsentation mittels Overheadprojektor oder Beamer. Sollte ein solches Gerät nicht vorhanden sein, kann auf verschiedene Alternativen zurückgegriffen werden. Poster, Bildtafeln, ein Tafelbild mit Kreide oder Flip-Charts können einen ähnlichen Zweck erfüllen (vgl. Kapitel 8.6). Wenn möglich, sollte die Stellung der Tische der jeweiligen Unterrichtsmethode angepasst sein und von jedem Platz freien Blick auf die Präsentationsfläche gewähren. Für die Phase der Kurzvorträge am ersten Veranstaltungstermin bieten sich eine Block- oder Reihenaufstellung der Tische an. Diese Aufstellung entspricht dem Schema des Frontalunterrichts und bündelt die Aufmerksamkeit auf die Vortragenden. **Abb. 8.3** zeigt verschiedene Formen von Sitzordnungen für den Vortragsteil.

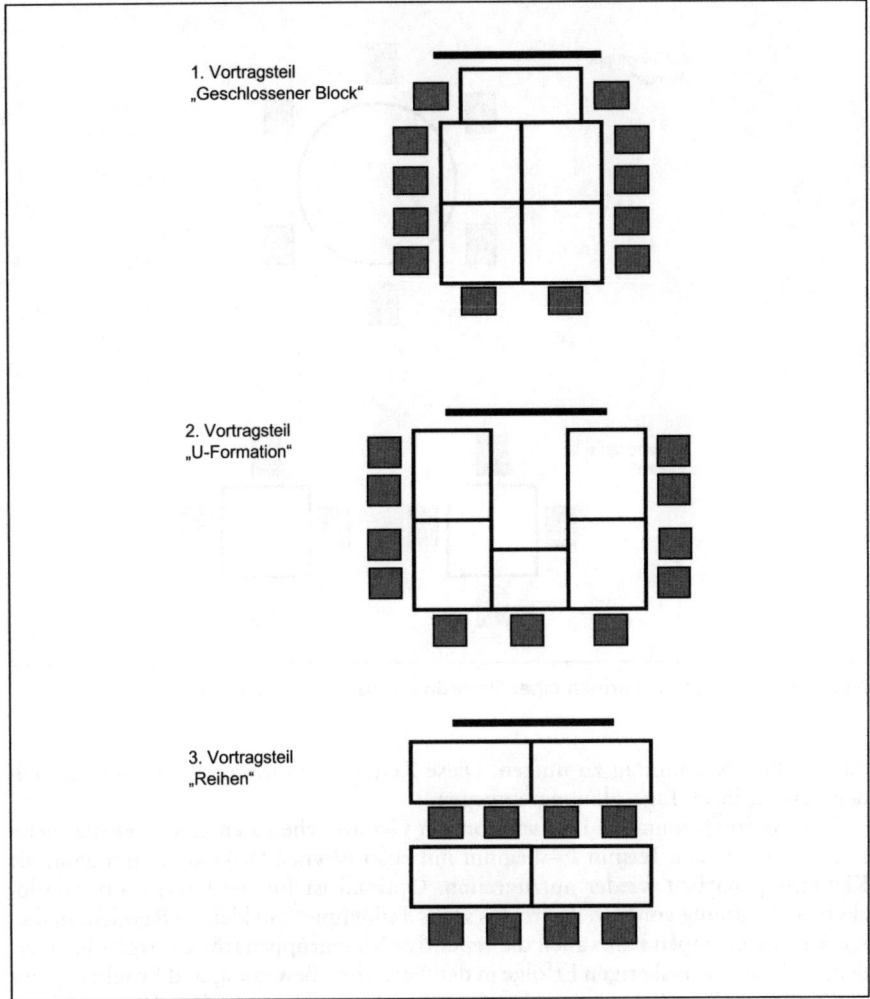

1. Vortragsteil „Geschlossener Block"

2. Vortragsteil „U-Formation"

3. Vortragsteil „Reihen"

Abb. 8.3: Verschiedene Formen einer Sitzordnung für den Vortragsteil

Für die zweite Phase des ersten Veranstaltungstermins, die Kleingruppenarbeit, werden zwei Räume mit Platz für je sechs Teilnehmer nötig, und eine Sitzordnung um einen runden Tisch ist vorzuziehen. Die Teilnehmer kommen so rasch miteinander und mit den Gesundheitsberatern ins Gespräch. **Abb. 8.4** zeigt verschiedene Formen von Sitzordnungen für die Kleingruppenarbeit.

Vorzuziehen ist immer, für jede Kleingruppe einen eigenen kleinen Raum zur Verfügung zu haben, so dass die Teilnehmer nicht abgelenkt werden. Zur Not kann aber auch bei akutem Raummangel die Aufstellung von zwei abgegrenzten Gesprächsrunden in einem größeren Raum für Abhilfe sorgen. Da Gruppenräume in den meisten geriatrischen Kliniken vor allem am frühen Morgen oder um die Mittagszeit für Stations- und Teambesprechungen genutzt werden, ist es durchaus möglich, diese Räumlichkeiten für die ca. dreistündige Veranstaltung am Vormittag

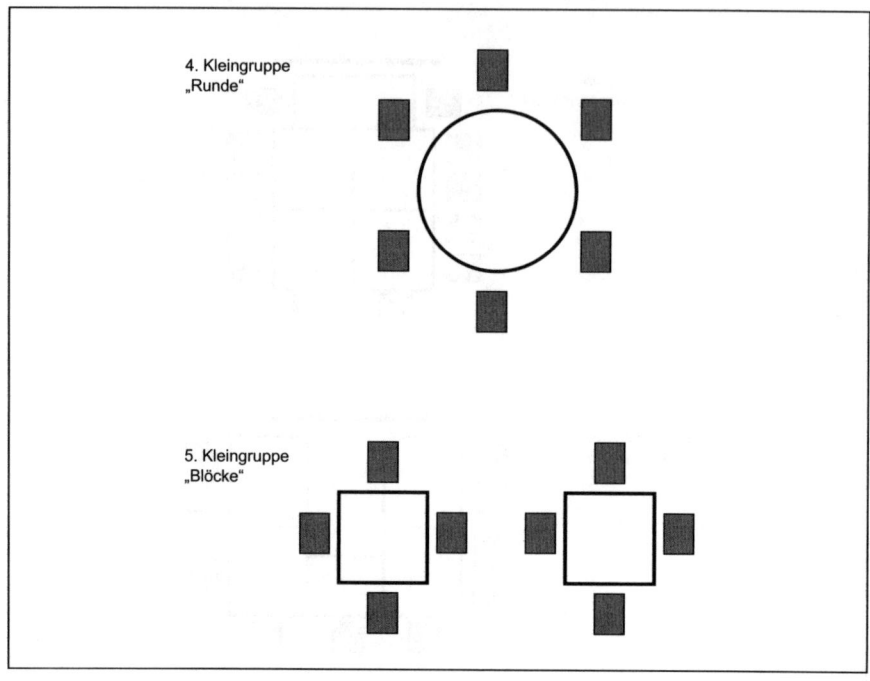

Abb. 8.4: Verschiedene Formen einer Sitzordnung für die Kleingruppen

oder frühen Nachmittag zu nutzen. Diese Zeiten kommen auch den älteren Teilnehmern in ihrer Tagesplanung entgegen.

Der zweite Termin der Intervention am Geriatrischen Zentrum – idealerweise sechs Monate nach Termin 1 – beginnt mit einer offenen Diskussion, um dann die Kleingruppenarbeit wieder aufzugreifen. Optimal ist für die Diskussion eine lockere Sitzordnung von jeweils drei bis sechs Teilnehmern in kleinen Runden. In diesen kleinen Gruppen kann auch die repetitive Kleingruppenarbeit fortgeführt werden, in denen die bisherigen Erfolge in den Bereichen Bewegung und Ernährung mit den anderen Teilnehmern und den Experten besprochen werden. Dies bedeutet, dass für Termin 2 nicht zwingend zwei Räume zur Verfügung stehen müssen.

Entschließt sich das Gesundheitsberater-Team, auch Workshops zur Vertiefung bestimmter Themen oder sog. Schnupperkurse anzubieten, ergibt sich daraus ein höherer Raumbedarf. Es liegt nahe, vor allem zum Bereich Bewegung kleine Probestunden abzuhalten. Geeignete Räume, etwa Hallen mit Linoleumbelag, sind in den allermeisten Geriatrischen Zentren Teil der Grundausstattung in Form von Turnhallen oder kleineren therapeutischen Einheiten. Eine Nutzung wird also nur außerhalb der Kernarbeitszeiten der Klinik möglich sein, d. h. gegen 15.00 oder 16.00 Uhr. Zur Entzerrung der Raumbelegung können auch Kurse außerhalb des Zentrums angeboten werden. Von Sportarten im Freien (z. B. Gymnastik oder Walking) bis zu Einkaufs–Training und der Besichtigung alternativer Wohnformen für alte Menschen ist hier der Kreativität keine Grenze gesetzt. Je nach Thema können an einem Workshop vier bis zwölf Senioren teilnehmen.

Eine perfekte Ausstattung mit Sportgeräten ist unnötig und sogar kontraproduktiv. Vielmehr sollen diese Schnupperkurse den Teilnehmern demonstrieren, wie ohne großen Aufwand gesundheitsfördernde Maßnahmen im Alltag umgesetzt werden können. Sollte eine Nutzung entsprechender Räumlichkeiten im Geriatrischen Zentrum tagsüber unter keinen Umständen (auch nicht an Wochenenden) möglich sein, kann sich mit der Unterstützung von Kooperationspartnern im angesprochenen Netzwerk „Aktive Gesundheitsförderung im Alter" vielleicht eine Alternative finden lassen. Sollten dabei Kosten entstehen (z. B. für die Nutzung von Räumen des kommunalen Sportvereins), so sind diese auf die interessierten Teilnehmer an dem jeweiligen Kurs umzulegen.

Ein Telefonanschluss des Zentrums sollte als Hotline dienen, um Anfragen der älteren Teilnehmer zu registrieren. Dafür reicht ein Anrufbeantworter zunächst völlig aus. Mit der Einladung sollten die Senioren über diesen Anschluss und gegebenenfalls über die Sprechzeiten der Gesundheitsberater informiert werden.

8.4 Curriculum zur Vorbereitung des interdisziplinären Beraterteams

Um auch anderen Geriatrischen Zentren und damit möglichst vielen älteren Menschen in der Bundesrepublik Deutschland unser Konzept der „Aktiven Gesundheitsförderung im Alter" zugänglich zu machen, entwarfen wir drei ergänzende Curricula. **Curriculum 1 und Curriculum 2** richten sich an das interdisziplinäre Gesundheitsberater-Team zur Durchführung von Gruppenveranstaltungen und werden nachfolgend in diesem Kapitel beschrieben.

Curriculum 1 richtet sich an Personen im Gesundheitswesen ohne jegliche Erfahrungen in der Altersmedizin, die mit älteren Menschen arbeiten (Sportpädagogen, Ökotrophologen, Psychologen etc.). Es vermittelt Grundlagen der Geriatrie und Gerontologie in Theorie und Praxis.

Curriculum 2 kann aufbauend auf Curriculum 1 von dieser Personengruppe besucht werden sowie direkt von Therapeuten oder der Therapeutin aus geriatrischen Einrichtungen. Curriculum 2 qualifiziert zum Gesundheitsberater für ältere Menschen. Ein ausführliches Begleit-Handbuch für die Durchführung der Beratungsveranstaltungen liegt vor.

Das dritte Curriculum (Curriculum 3) richtet sich an Personen, die aus verschiedenen Gründen nicht zu der Gruppenveranstaltung in das Geriatrische Zentrum kommen konnten. Es handelt sich hierbei um eine kleine, spezielle Zielgruppe, die Zielgruppe „Ältere Personen im Hausbesuch". Um auch diesen Personen und ihren Bedürfnissen gerecht zu werden, wurde eine Pflegekraft in das interdisziplinär arbeitende Gesundheitsberater-Team integriert und ermittelte im Hausbesuch anhand angepasster Screening- und Assessmentverfahren Potenziale und Defizite älterer Personen für gesundheitsfördernde oder versorgende Maßnahmen. Dieses dritte Curriculum wurde im Rahmen des Programms „Aktive Gesundheitsförderung im Alter" der Robert Bosch Stiftung vorgelegt, die die Pflegekraft des Projektes finanziell gefördert hat.

Curriculum 1: Grundlagen der Gerontologie und der Klinischen Geriatrie
Für Personen, die geeignete Kenntnisse in ihrem Fachgebiet besitzen, aber keine fundierten Erfahrungen in der Altersmedizin sammeln konnten, ist ein zweiwöchiger Lehrgang vorzuschalten. In Betracht kommen u. a. Sportwissenschaftler und Sportwissenschaftlerinnen, Sportpädagogen und Sportpädagoginnen, Physiothera-

Tab. 8.1: Obligatorisch für Bewerber und Bewerberinnen ohne Erfahrungen in der klinischen Geriatrie (Curriculum 1)

Curriculum 1: „Grundlagen der Gerontologie und der Klinischen Geriatrie"	
Durchführung	**Inhalte**
Theorieteil: Seminarwoche am Albertinen-Haus (40 Std. an 5 aufeinander folgenden Tagen)	Vorbereitung auf Curriculum 2 zur Schulung zum Gesundheitsberater/Gesundheitsberaterin für ältere Menschen
Praxisteil: Hospitationswoche am Albertinen-Haus (40 Std. an 5 aufeinander folgenden Tagen)	Nachbereitung der theoretisch vermittelten Kenntnisse in der Praxis unter fachkundiger Anleitung

peuten und Physiotherapeutinnen, Ergotherapeuten und Ergotherapeutinnen, Ökotrophologen und Ökotrophologinnen, Diätassistenten und Diätassistentinnen, Medizinische Bademeister und Bademeisterinnen, Psychologen und Psychologinnen, Soziologen, bzw. Soziologinnen etc.

Dieser zweiwöchige Lehrgang untergliedert sich in einen Theorieblock von 40 Stunden, die in einem Wochenblock von fünf Arbeitstagen angeboten werden, sowie einer anschließenden praktischen Phase in der geriatrischen Klinik des Albertinen-Hauses. Auch die Hospitationswoche wird als Blockveranstaltung an fünf aufeinander folgenden Tagen durchgeführt und gibt Einblick in die verschiedenen Abteilungen und Arbeitsbereiche der Geriatrie (vgl. **Tab. 8.1**).

Curriculum 2: Fortbildung zum Gesundheitsberater/Gesundheitsberaterin für ältere Menschen für therapeutische Fachrichtungen der Klinischen Geriatrie

Die eigentliche Fortbildung zum Gesundheitsberater/Gesundheitsberaterin beginnt mit Curriculum 2. Personen ohne fundierte Kenntnisse in der Geriatrie beginnen mit Curriculum 2 erst nach dem erfolgreichen Abschluss von Curriculum 1. Personen, die bereits in der Geriatrie arbeiten, beginnen sofort mit Curriculum 2.

Das Curriculum zur Fortbildung zum Gesundheitsberater/Gesundheitsberaterin für ältere Menschen gliedert sich in (vgl. **Tab. 8.2**):

- Vorbereitungsphase 1 (5 Schulungstage = 1 Arbeitswoche) im Albertinen-Haus
- Transferphase 1 (3–6 Monate) in der eigenen Einrichtung
- Vorbereitungsphase 2 (2 Schulungstage = 1 Wochenende) im Albertinen-Haus
- Transferphase 2 in der eigenen Einrichtung zur Durchführung des Konzeptes „Aktive Gesundheitsförderung im Alter"

Die einwöchige Vorbereitungsphase ist die Basis für die nachfolgende Transferphase in der eigenen Einrichtung, in der das Konzept der „Aktiven Gesundheitsförderung im Alter" zur Anwendung kommen soll. Gleiches gilt für das Seminarwochenende zur Nachbereitung der Transferphase 1 und Vorbereitung der Transferphase 2.

Wichtig ist die Rekapitulation des natürlichen Alterungsprozesses sowie der im Alter gehäuft auftretenden pathologischen Vorgänge innerhalb des interdisziplinären Gesundheitsberater-Teams. Dieses Wissen ist erforderlich, um einen möglichen Schaden durch die geplante Intervention zu verhüten – so werden eventuelle Kontraindikationen für präventive Maßnahmen eingehend wiederholt.

Außerdem wird Wert gelegt auf die praktische Vorbereitung und Erprobung der Intervention im Gesundheitsberater-Team sowie von Aneignung von Präsenta-

Tab. 8.2: Obligatorische Module 1 und 2 für alle Bewerber/Bewerberinnen (Curriculum 2)

Vorbereitungsphase 1 „Fortbildung zum Senioren-Gesundheitsberater/Gesundheitsberaterin für therapeutische Fachrichtungen der Klinischen Geriatrie" und Vorbereitungsphase 2 „Intensiv Workshop Interventionsdesign"			
Vorbereiungsphase 1 5 Arbeitstage	**Transfer 1**	**Vorbereitungsphase 2 2 Arbeitstage (= 1 WE)**	**Transfer 2**
Seminarwoche am Albertinen-Haus	3-monatige Vorbereitungsphase	**Seminar-Wochenende am Albertinen-Haus**	
Schulung zum Gesundheitsberater/Gesundheitsberaterin Erstellung eigener Präsentationsmaterialien	Netzwerkarbeit vor Ort in der eigenen Einrichtung, in der das Konzept angewendet werden soll	**Sammlung und Analyse der Vorbereitungsphase Erstellung eines eigenen Interventionsplanes**	Selbständige Nachschau
Theorie- und Praxiseinheiten laut Curriculum für Gesundheitsberater/Gesundheitsberaterinnen	Vorgehen nach dem Handbuch für Gesundheitsberater	**Intensive Aufarbeitung der Situation vor Ort und definitive Gestaltung des eigenen Programms**	Eigenständige Umsetzung eines regional angepassten Programmes

tionstechniken für die Durchführung der Veranstaltungen (visuell und rhetorisch) einschließlich einer Einführung in die wissenschaftliche Dokumentation und Möglichkeiten einer Evaluation des Konzeptes. Jedes Teammitglied bringt eigene Kenntnisse sowohl aus dem jeweiligen Fachgebiet als auch aus persönlichen Erfahrungen in der Altenarbeit aktiv in den Gestaltungsprozess der Intervention ein.

Ein weiterer Schwerpunkt der Vorbereitungsphase ist die Einholung von Informationen über bestehende Strukturen des Gesundheitssystems und regionaler Seniorenorganisationen sowie die Recherche nach geeigneten Freizeit- und Hilfsangeboten. Diese sollten im Zuge der geplanten interventionellen Beratung an die Senioren weitergeleitet werden. Auch hier kann jedes Teammitglied bereits eigene Kenntnisse einbringen.

Diese Netzwerkkenntnis ist besonders wichtig, da das interdisziplinäre Gesundheitsberater-Team geriatrisches Fachwissen zum einen an kooperierende Hausarztpraxen im Rahmen eines geriatrischen Qualitätszirkels für Hausärzte und Hausärztinnen vermittelt. Vor allem jedoch führt es die interventionellen Gruppenveranstaltungen nach der besonderen Didaktik und dem Design der „Aktiven Gesundheitsförderung im Alter" mit interessierten Senioren und Seniorinnen durch. Dabei übernehmen die Gesundheitsberater und Gesundheitsberaterinnen folgende Funktionen:

- Informationen zu gesundheitsfördernden und riskanten Verhaltensweisen werden den älteren Menschen verständlich vermittelt.
- Zusammenhänge zwischen der eigenen Lebensführung und möglicher Behinderung im Alter werden plastisch dargestellt; nach dem Konzept der „Aktiven Ge-

sundheitsförderung im Alter" für jeden älteren Teilnehmer und Teilnehmerin veranschaulicht.
- Vorschläge bezüglich der praktischen Umsetzung in den Alltag werden gemeinsam mit jedem älteren Teilnehmer und jeder älteren Teilnehmerin erarbeitet.

Anmeldung zur Fortbildung

Das Albertinen-Haus Hamburg, Zentrum für Geriatrie, bietet Professionen des interdisziplinären geriatrischen Teams eine Fortbildung an zur eigenständigen Durchführung von Vorsorgeprogrammen für Senioren und Seniorinnen an Geriatrischen Zentren nach dem Vorbild des Programms „Aktive Gesundheitsförderung im Alter". Die Konzeption dieses Programms wurde finanziert vom Bundesministerium für Familie, Senioren, Frauen und Jugend und 2001/2002 am Albertinen-Haus Hamburg erstmalig entwickelt, durchgeführt und wissenschaftlich begleitet.

Curriculum 1: Eine Woche Theorie und eine Woche Praxis für Personen ohne Vorerfahrung in der Altersmedizin, um ausreichende Grundlagen aus den Bereichen der klinischen Geriatrie zu übertragen. Das Curriculum 1 erlaubt in relativ kurzer Zeit eine angemessene Qualifizierung, um an Curriculum 2, dem Lehrgang für Gesundheitsberater/Gesundheitsberaterinnen für ältere Menschen teilzunehmen.

Curriculum 2: Eine Woche Theorie und praktische Übungen sowie ein Seminar-Wochenende nach 3- bis 6-monatiger Transferphase in der eigenen Einrichtung für die Recherche und die Planung des Vorsorgeprogrammes „Aktive Gesundheitsförderung im Alter" am eigenen Standort geplant, wo die Intervention für ältere Menschen angesiedelt werden soll. Diese Transferzeit ist dringend notwendig, um die Intervention an die jeweiligen Umstände vor Ort anzupassen sowie ein geriatrisches Netzwerk aufzubauen bzw. weiter auszubauen. Im Rahmen des Intensiv-Workshops werden die in der Transferphase 1 gesammelten Ergebnisse besprochen und analysiert, um ein endgültiges Interventionsdesign zu erstellen. Danach erhalten die Anwärter und Anwärterinnen die Zertifizierung zum „Interdisziplinären Gesundheitsberater/Gesundheitsberaterin für ältere Menschen".

Diese kurze und intensive Form der Schulung verlangt ein hohes Engagement der Anwärter bzw. Anwärterinnen und die Fähigkeit zu eigenständiger Arbeit, vor allem, da die Fortbildung auf ein hohes Niveau bereits bestehender, teilweise sehr spezieller Kenntnisse aufbaut.

Informationen und Anmeldung zur Weiterbildung am Albertinen-Haus:

Forschungsabteilung
Albertinen-Haus, Zentrum für Geriatrie und Gerontologie
Wissenschaftliche Einrichtung an der Universität Hamburg
Sellhopsweg 18–22, 22459 Hamburg
Telefon: (0 40) 55 81–18 71, Fax: (0 40) 55 81–18 74
e-mail: forschung@albertinen.de
www.albertinen.de

8.5 Didaktik des Programms „Aktive Gesundheitsförderung im Alter"

Eine Beratung älterer Personen in den drei Bereichen Körperliche Aktivität, Ernährung und Soziales Umfeld zielt meist auf eine Änderung länger bestehender Lebensgewohnheiten. Die Beratung muss sich daher an den individuellen Gegebenheiten orientieren – d. h. „den Teilnehmer da abholen, wo er steht" (Labonte/Penfold 1981). Angestrebt werden Änderungen in kleinen, realistischen Schritten. Der Teilnehmer soll aktiv in den Prozess der Entscheidungsfindung einbezogen werden, welche gesundheitsfördernden Verhaltensweisen in seinen Alltag zu integrieren sind. Zum einen, um seine Fähigkeiten zur eigenständigen Problemerkennung und -lösung zu verbessern, zum anderen, um die Unterstützung bezüglich der gefundenen Vorschläge zu sichern.

Die beiden ersten Aufgaben betreffen alle Teilnehmer in ähnlicher Weise. Um die Mitarbeit der Senioren zu unterstützen, ist es unabdingbar, zunächst alle auf einen ähnlichen Informationsstand zu bringen – ungeachtet des zuvor vorhandenen Wissens. In Form von kurzen Vorträgen werden daher zuerst Informationen vermittelt und dann die Bezüge zur Alltagswelt der Senioren hergestellt.

Jeder Gesundheitsberater stellt seinen Verantwortungsbereich in Form eines Vortrages von 15 bis 20 Minuten Dauer vor. So kann er einerseits anschaulich über seine eigenen Erfahrungen erzählen, andererseits kompetent auf Zwischenfragen eingehen.

Die Senioren-Gesundheitsberater haben drei wesentliche Aufgaben zu erfüllen:

1. Informationen zu gesundheitsfördernden und riskanten Verhaltensweisen werden verständlich vermittelt.
2. Zusammenhänge zwischen der eigenen Lebensführung und möglicher Behinderung im Alter werden plastisch dargestellt; gewissermaßen im Sinne der „Aktiven Gesundheitsförderung im Alter" für jeden einzelnen Teilnehmer veranschaulicht.
3. Vorschläge bezüglich der praktischen Umsetzung in den Alltag werden gemeinsam mit dem älteren Teilnehmer erarbeitet und dann praktisch erprobt.

Alle Vorträge beginnen als Frontalunterricht, um den Senioren zunächst einen kurzen Überblick über den Ablauf der Veranstaltung selbst, das Gesundheitsberater-Team und die Hintergründe des Programms zu geben. Es folgen sachliche Informationen zu den drei Schwerpunkten der Intervention (Körperliche Aktivität, Ernährung und Soziale Vorsorge), die jeweils durch Bildmaterial, eigene Erfahrungen der Experten und Fallbeispiele veranschaulicht werden. Zunehmend werden die Teilnehmer eingebunden. Dies geschieht durch die Aufforderung, Verständnisfragen zu stellen, Gegenfragen und persönliche Anrede, Mithilfe bei praktischen Beispielen bis hin zu einem kleinen Quiz.

Dieses Vorgehen hat folgende Vorteile:

- Komplexe Zusammenhänge und ihre Wechselwirkungen werden veranschaulicht.
- Im Sinne der interdisziplinären Arbeitsweise nimmt jeder Experte kurz Stellung zum Fachbereich seiner Kollegen und klärt den Bezug zu seinem eigenen Thema.
- Die vermittelten Informationen erhalten durch den Bezug zur persönlichen Situation Bedeutung.

- Die Übertragung auf eigene Erlebnisse schafft eine Echtheit der Berater, die Grundlage für ein Vertrauensverhältnis zu den Teilnehmern ist.
- Die Aufmerksamkeit der Senioren wird durch direkte Ansprache gefördert.
- Die Senioren werden Schritt für Schritt einbezogen und übernehmen so früh mit Verantwortung, Grundlagen der Stärkung ihrer Eigenverantwortung im Sinne des angestrebten Empowerment.
- Die nachfolgende intensive Beratung der einzelnen Teilnehmer in Kleingruppen wird vorbereitet.

Dieses abgestufte Konzept folgt einer langen Tradition von Empfehlungen aus der Verhaltensforschung und Pädagogik (Becker/Zarif, 1978) – schon Konfuzius beschrieb pointiert:

„Ich höre und ich vergesse, ich sehe und ich behalte, ich tue etwas und begreife..."

Die Gesundheitsberater visualisieren daher Informationen wenn irgend möglich unter Verwendung der unterschiedlichsten Medien und Lehrmittel (Poster, Flip Chart, Overhead-Projektion, Materialproben). Ferner wird schriftliches Informationsmaterial abgegeben. Das Erfahren am eigenen Leib ist der letzte Schritt in dieser didaktischen Kette. Die Senioren erhalten praxisnahe, auf sie persönlich zugeschnittene Empfehlungen. Zusätzlich zu den vermittelten Angeboten ist es vorteilhaft, an einem zweiten Termin mehrere Monate später im Geriatrischen Zentrum zu ausgewählten Themen Schnupperkurse/Workshops anzubieten.

Diese Chronologie unterschiedlich langer Intervalle hatte gegenüber interventionellen Schritten in gleichen zeitlichen Abständen den Vorteil, eher dem Verhalten und Denkmuster der Teilnehmer zu folgen. Der erste Termin setzte gewissermaßen einen Impuls, der stark genug war, die Reizschwelle der Teilnehmer zu übertreffen (vgl. **Abb. 8.5**).

Bevor dieser Reiz seine Wirkung wieder verlor, „boosterte" quasi das Eintreffen der schriftlichen Rückmeldungen (14 Tage nach Termin 1) diesen Effekt und verstärkte nochmals die Motivation der Teilnehmer. Dann folgte eine scheinbar ruhigere Phase, die Raum zur Umsetzung und Entwicklung eigener Strategien ließ (vgl. **Abb. 8.6**). Traten Probleme auf, die der Teilnehmer allein nicht überwinden konnte, wiederholte sich dieser Vorgang beim zweiten Beratungstermin (ca. 6 Monate später) und fügte zusätzlich eine intensive Komponente hinzu – die praktische Erprobung unter geschützten Bedingungen, das „Erfahren am eigenen Leib" (Schnupperkurs/Workshop).

Eine Gewöhnung an den Interventionsreiz wurde ebenso vermieden wie auch eine zu starke Bedrängung der Teilnehmer, die schlimmstenfalls in einer Abwehrhaltung hätte münden können. Die Verhaltensforschung hat gezeigt, dass zunächst überschwellige Reize, die in einem engen Zeitintervall häufig auftreten, vom Organismus mit einer Zunahme der Reizschwelle beantwortet werden. Der Reiz wird dann nicht mehr adäquat beantwortet, die Gewöhnung ist eingetreten. Diesen Effekt macht sich die Verhaltenstherapie bei der Behandlung von Angststörungen zunutze. Da in unserem Falle nicht eine Gewöhnung, sondern eine Motivation und Verhaltensänderung erreicht werden sollte, wurde der didaktische Zeitplan entsprechend angepasst. Ähnlich zeitversetzte Reize nutzt die Medizin beim Training des Immunsystems durch Impfungen (vgl. **Abb. 8.7**).

Wir folgten mit diesem abgestuften Konzept einer langen Tradition von Empfehlungen aus der Verhaltensforschung und Pädagogik (Becker/Zarif, 1978).

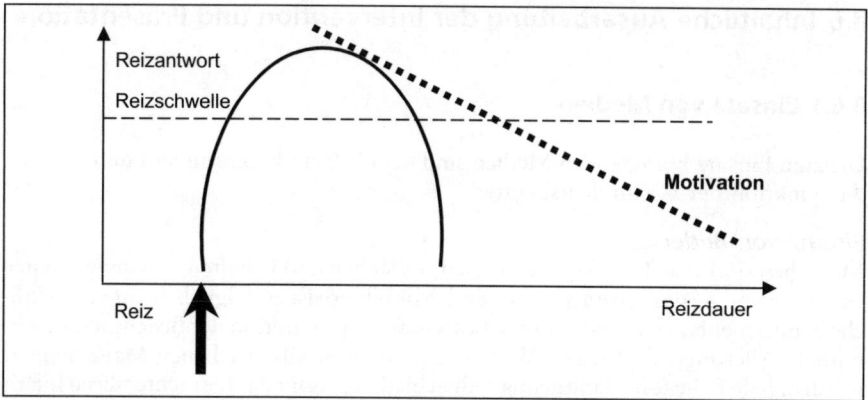

Abb. 8.5: Modell zur Entstehung von Motivation als Antwort auf einen positiven Reiz

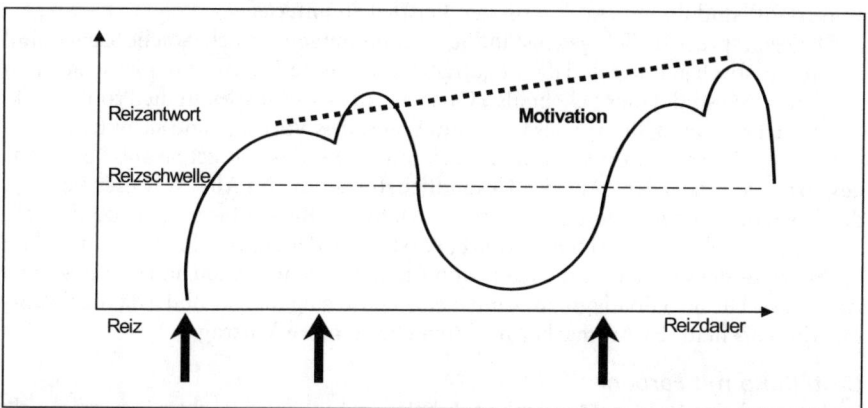

Abb. 8.6: Modell der Förderung von Motivation als Funktion der Antwort auf repetitive Reize in unterschiedlich frequenten Intervallen

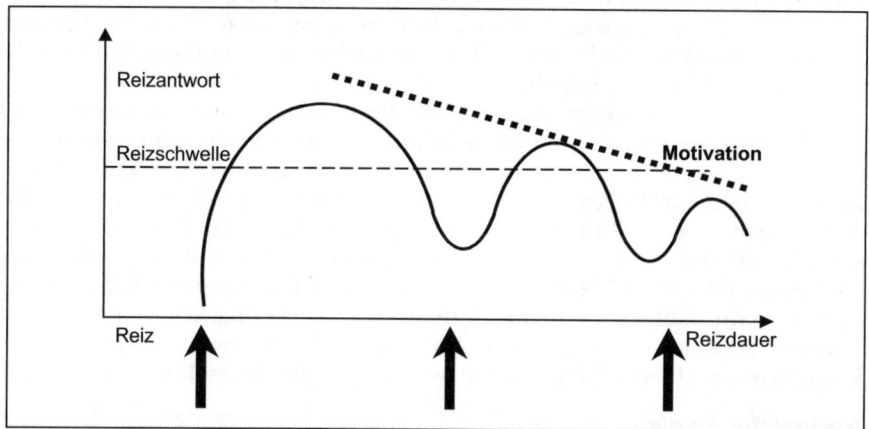

Abb. 8.7: Modell der Entstehung von Toleranz als Antwort nach repetitiven Reizen in gleichfrequenten Intervallen

8.6 Inhaltliche Ausarbeitung der Intervention und Präsentation

8.6.1 Einsatz von Medien

Die zum Einsatz kommenden Medien sind kein Selbstzweck, sondern unterstützen die Funktion der Gesundheitsberater.

Einsatz von Bildern

Menschen sind visuell geprägt. Sie lernen, verstehen und behalten Zusammenhänge leichter, wenn sie optisch aufbereitet sind. Mit Bildern ist es möglich, nicht nur sachliche Zusammenhänge, sondern auch Botschaften von emotionaler Bedeutung zu vermitteln. Allerdings darf dieser Vorteil auch nicht im übertriebenen Maße genutzt werden. Jede Folie sollte lang genug stehen bleiben, damit der Betrachter ihren Inhalt aufnehmen und selbständig rekapitulieren kann. Der Vortragende erleichtert das Verstehen, indem er strukturiert durch das Bild führt. Abstrakte Bilder (z. B. ein Kurvenverlauf) sind mit einem praktischen Beispiel zu unterlegen.

Dagegen sprechen viele gegenständliche Abbildungen für sich. Solche Szenen sind oft humoristisch geprägt und damit geeignet, die Aufmerksamkeit der Zuschauer zu gewinnen. Sie sind daher beliebt als „Opener", also als Einstieg in die Problematik. Aber auch zur Darstellung eines Fazits am Ende eines Vortrags sind sie nützlich. Ein Beispiel dafür ist die Verwendung des bekannten Motivs „Vogel Strauß" am Ende des ersten Vortrags der „Aktiven Gesundheitsförderung im Alter". Dieser Vortrag, der besonders schwierige und komplexe Sachverhalte schildert, gleichzeitig aber auch die Teilnehmer emotional berührt (Vorstellung der eigenen Pflegebedürftigkeit im Alter), findet so einen eindeutigen, unmittelbar verständlichen und sehr positiven Abschluss. Die Sozialpädagogin benutzt ein ebenso eingängiges Bild – das der Wahrsagerin – als heiteren Aufmacher für ihren eher ernsten Vortrag.

Gestaltung mit Farben

Farben sind eine weitere Möglichkeit, Inhalte verbrauchergerecht zu „verpacken". Auch hier muss vor einem zu viel des Guten gewarnt werden. Halluzinatorische Farbwirbel ermüden das Auge und verstellen den Blick auf das Wesentliche. Humoristische Darstellungen kommen häufig ohne jede Farbgebung oder textliche Untermalung aus (s.a. hier „Vogel Strauß"). Wer die anliegenden Bildmaterialien zur „Aktiven Gesundheitsförderung im Alter" betrachtet, dem wird eine größtenteils einheitliche Kolorierung auffallen.

Das Logo des Programmes und des Gesundheitsberater-Teams, das Kleeblatt, ist grün. Diese Farbe wirkt entspannend, wird assoziiert mit der Natur. In unserem Kulturkreis steht sie gleichermaßen für die Hoffnung und ein positives Schicksal. Alle positiven Inhalte der Bildfolien, z. B. „Bewegung: Sie investieren, Sie gewinnen", sind in dem gleichen Grünton illustriert. Gelb steht für Achtung, Rot für Gefahren oder negative Inhalte (z. B. in der Darstellung zunehmender Schmerzintensität auf der Bildfolie „Schmerztagebuch" Seite 1/2). Besonders augenfällig ist diese Gestaltungsform sichtbar an der Bildfolie „Allein die Dosis macht, dass ein Ding kein Gift!". Die bekannten Farben sind in Ampeln eingebettet, deren Letzte wiederum ein positives Schlusslicht setzt („Freie Fahrt – so können Sie sich selber helfen!").

Wechsel der Medien

Dem Betrachter wird auffallen, dass viel Bildmaterial zu der Veranstaltung im Anhang vorgestellt wird. Um den älteren Teilnehmer der Veranstaltung nicht zu überfordern, müssen nicht alle Bilder zwingend als Folie eingesetzt werden. So konnte die Sozialpädagogin allein durch ihren inhaltlich lebendigen, mit Einzelfallbeispielen und persönlichen Erlebnissen durchsetzten Vortrag die Botschaft „Treiben Sie soziale Vorsorge!", vermitteln. Die Farbtafeln zu diesem Bereich wurden teilweise als Hand-out nach der Veranstaltung oder als Diskussionsgrundlage im Workshop „Wohnformen im Alter" gebraucht.

Ein solcher Wechsel im Einsatz zur Verfügung stehender Medien bindet wiederum die Aufmerksamkeit der Zuhörer. Jeder Wechsel erlaubt einen neuen Zugang zum Publikum. Flip Charts sind geeignet, Meinungen der Teilnehmer festzuhalten und später aufzuarbeiten. Statt beispielsweise im ersten Vortrag die Frage „Was bedeutet eigentlich Risiko" sofort aufzulösen, kann die Gruppe der Teilnehmer eigene Beispiele oder Schätzungen zum Begriff „Risiko" selber abgeben. Im Zusammenhang mit dem vorbereiteten Bildmaterial gewinnt die eigene Einschätzung eine neue Qualität.

Im wahrsten Wortsinn „Begreifen" können ältere Teilnehmer durch den gezielten Einsatz taktiler Reize. Das „Medikamentenerkennungs-Spiel" (vgl. Kap. 3.8.4) erlaubt es, die angesprochenen Medikamente in der Originalverpackung zu beurteilen. Jede Person – auch ein stiller Teilnehmer – kann sich einbringen, ohne mit Worten zu sprechen. Denn erkannte Medikamente werden einfach behalten, anders zugeordnete Präparate der Vortragenden zurückgegeben. Diese einfachen Handlungen bereiten eine aktive Mitarbeit in den Kleingruppen vor. Im Workshop „Lebensmittelkunde" sind es typische Lebensmittelpackungen, Plastikobst und Butterpäckchen, die Produkte und Portionsgrößen vorstellen. Noch einen Schritt weiter geht es im Workshop „Füße – Unsere Wurzeln". Die von den Senioren unterforderte Eigenwahrnehmung wird hier gefördert durch die Formung des eigenen Fußabdruckes im Sand und die Eigenmassage der Fußsohle mit Igelbällen.

Für die Erläuterung der Ernährungspyramide benutzt die Ökotrophologin ein farbiges Poster in DIN A0 Format, auf dem alle Segmente der Ernährungspyramide abgebildet sind. In jedem Segment finden sich Fotos von Lebensmitteln, die diesem Segment zugeordnet werden. So bekommen die Teilnehmer nicht nur auditive Informationen zur Pyramide, sondern finden sofort ein dazu passendes Bild auf der Pyramide. Diese Ernährungspyramide gibt es nicht nur als Poster, sondern auch als dreidimensionale Pyramide (vergleichbar mit dem Unterschied zwischen Landkarte und Globus), anhand derer die einzelnen Segmente plastisch vorgestellt werden können.

Denkbar sind gewiss auch akustische Reize zur Untermalung eines Vortrags. In diesem Zusammenhang weisen wir allerdings darauf hin, dass viele ältere Teilnehmer schwerwiegende Hörprobleme aufweisen. Diese sind oft nicht durch Hilfsmittel kompensiert (im Gegensatz zu Visusminderungen). Wir erinnern nochmals an die Chancen, die sich aus der Arbeit in einem kooperierenden Netzwerk ergeben. So war das Hör-, Beratungs- und Informationszentrum des Bundes der Schwerhörigen e.V. in Hamburg so freundlich, für unsere Beratungsveranstaltungen mit einer portablen Funkübertragungs-Anlage für Hörgeräte-Träger auszuhelfen, die optimal und flexibel einzusetzen war.

Die Präsentation des Programmes „Aktive Gesundheitsförderung im Alter" lässt den Experten viel gestalterische Freiheit. Die Schulung möchte den angehenden Gesundheitsberatern vor allem die Grenzen dieser Techniken aufzeigen und einen gezielten Einsatz nahe bringen. Die Visualisierung von inhaltlichen Zusammenhängen fördert das Verständnis, die Kernaussagen können durch wohl dosierten Einsatz unterstrichen werden. Zu vermeiden ist eine Multimedia-Show. Wir mussten feststellen, dass viele Senioren durch die Informationsflut in den Medien, vor allem durch das

Fernsehen, – die heute wesentlich mehr undifferenzierte Kurzbeiträge bringen als wohl recherchierte Feature – regelrecht überfahren waren. So blieben trotz der Beliebtheit vieler „Gesundheitssendungen" wenig umsetzbare Informationen haften.

8.6.2 Anwendung gerontologischen Grundlagenwissens

Im Folgenden schildern wir einige wichtige Kernaussagen zu den Schwerpunktbereichen der Intervention und geben Hinweise zu einem eigenständigen Studium der Literatur während der Transferphase 1.

Da sich das Team der Gesundheitsberater aus Experten mit altersmedizinischem Grundlagenwissen rekrutiert, handelt es sich bei der theoretischen Schulung zu diesem Bereich um eine vertiefende Rekapitulation gerontologischen Wissens. Ziel ist nicht eine umfassende Darstellung, sondern eine Diskussion einzelner Aspekte zum Leben im Alter aus Sicht der unterschiedlichen Fachgebiete. Es fällt dem Team zu, festzulegen, welche Inhalte zum Alter für die teilnehmenden Senioren aufgearbeitet und in welcher Form vermittelt werden sollen.

Zum Beispiel ist die Entwicklung der Intelligenz im höheren Alter mit negativen Vorurteilen und Mythen besetzt. Eine differenzierte Darstellung gegenüber den Senioren befreit diese von Ängsten und gesellschaftlichen Vorurteilen. Die Vermittlung der Informationen sollte sich an die im Alter veränderte Sinnesleistung anpassen. Da jenseits des 70. Lebensjahres die fluide Intelligenzleistung (Wahrnehmungsgeschwindigkeit, Gedächtnis, Abstraktionsvermögen) abnimmt, sollte die Präsentation nicht zu schnell erfolgen, Erinnerungshilfen („Eselsbrücken") beinhalten und abstrakte Zusammenhänge visualisieren. Dagegen kann die kristalline Intelligenz mit ihren Erfahrungen zur Problemlösung und verbaler Ausdrucksfähigkeit im Alter sogar zunehmen. Diese Fähigkeiten werden in der Kleingruppenarbeit aktiv genutzt.

8.6.3 Ernährung im Alter

Im Alter verändern sich einige Stoffwechselvorgänge. Viele der im Alter häufigen Erkrankungen (Herz- und Lungenerkrankungen, Schilddrüsenüberfunktion) gehen einher mit einer Erhöhung der Stoffwechselrate und einem erhöhten Nährstoffbedarf. Als unerwünschte Wirkung der Einnahme von Medikamenten kann verringerter Appetit eintreten oder die Ausscheidung von Vitaminen und Nährstoffen über die Niere beschleunigt werden. Demgegenüber steht eine Abnahme kalorienverbrennender Muskulatur, so dass im Allgemeinen der reine Energiebedarf abnimmt (Hirschmeier, 2001; Heseker/Schmid, 2002; D-A-CH, 2000).

Ein älterer Mensch muss also mindestens genau so viele Nährstoffe zu sich nehmen wie ein junger, sollte aber die Energiezufuhr begrenzen. Wir orientierten uns bei der Abgabe von Empfehlungen zum Bereich Ernährung an den Vorgaben der D-A-CH. (D-A-CH = D: Gesellschaft für Ernährung in Deutschland (DGE), A: Österreich (ÖGE) und CH: Schweiz (SGE/SVE)). Die Ökotrophologin übersetzte diese Richtwerte altersadaptiert und praktikabel für die Teilnehmer in Portionseinheiten verschiedener Nahrungsmittel einschließlich der geeigneten Zubereitungsform (Ernährungsbrief). Die Ernährungspyramide teilt Nahrungsmittelhauptgruppen in einzelne Segmente, die für jede Gruppe definieren, wie viele Portionen davon pro Tag bzw. pro Woche verzehrt werden (vgl. **Tab. 8.3**).

Tab. 8.3: Empfehlungen der DGE und altersgerechte Anpassung in praktikable Vorschläge durch die Ökotrophologin

Segment	Empfehlung	Beurteilung durch die Ökotrophologin
Getreide, Getreideprodukte und Kartoffeln	Täglicher Verzehr von 3 Portionen (Kartoffeln und Brot) Konsum von Müsli Verzehr von Vollkornprodukten (Reis, Nudeln	Aufgrund des geringeren Energiebedarfs im Alter sowie der geringen Glukosetoleranz ist es ernährungsphysiologisch nicht unbedingt wünschenswert, täglich 7 Portionen zu essen. Diesbezüglich ist die Ernährungs-Pyramide der DGE nicht altersspezifisch. Der geringe Konsum von Müsli entspricht typischen Gewohnheiten dieser Generation. Ferner behindern Kaustörungen den Verzehr. Senioren verzehren wenig Vollkornprodukte, sind jedoch häufig in dem Glauben, Vollkornbrot zu essen, obwohl es sich um gefärbte (Zuckercouleur) Weißbrötchen handelte. Andere Produkte sind weitgehend unbekannt.
Obst und Gemüse	Täglicher Verzehr von 5 Portionen roh (Obst) und zubereitet z. B. Gemüsesaft	Die Empfehlung „5 am Tag" ist Schwerpunkt, da Obst und Gemüse Flüssigkeit, Vitamine, Nährstoffe und sekundäre Pflanzenstoffe liefern bei gleichzeitig wenig Kalorien. Vorschläge zur Umsetzung beziehen sich auf Sortenvariation gemäß der Saison und Zubereitungsart. Der Unterschied zwischen Nektaren, Saftgetränken (versteckte Zucker) und reinen Säften ist zu erläutern.
Milch und Milchprodukte	Täglicher Verzehr von 3 Portionen (z. B. 1 Joghurt, 1 Glas Milch, 1 Scheibe Käse)	Jeder Senior sollte mindestens eine Portion natürlich fettarmes Milchprodukt (z. B. Joghurt) pro Tag verzehren. Bei Vorliegen einer Laktoseintoleranz oder Milcheiweißallergie sind alternative Calciumquellen zu empfehlen. Es wird kritisch über teure „light"-Produkte (Inhalts- und Ersatzstoffe) aufgeklärt.
Fisch Fleisch Eier	Mindestens 2 Portionen Fisch pro Woche Fleisch und Wurst nicht täglich Eier 1–2 mal pro Woche	Traditionell wird Fisch meist einmal wöchentlich verzehrt, aufgrund der essenziellen Fettsäuren darin empfehlen wir den Verzehr mindestens zweimal pro Woche. Fleisch enthält neben wichtigen Fettsäuren Nährstoffe wie Zink und Eisen. Fleisch muss daher nicht vom Speiseplan verbannt werden (2–3-mal pro Woche). Wir empfehlen fettarme Zubereitungsformen und die Einschränkung von verarbeiteten, fettreichen Wurstsorten. Eier sind in der Gesellschaft übermäßig negativ belegt (Cholesterin, Salmonellen). Gekochte Eier haben wenig Kalorien bezogen auf ihre lebensnotwendigen Nährstoffe. Der Verzehr wird daher empfohlen (Ausnahme: Diabetiker).
Fette und Öle	Täglich 20 g Streichfett und 2 EL Öl	Trotz der Nichtüberschreitung der Empfehlung liegt die Vermutung nahe, dass Soßenmengen unterschätzt werden (Underreporting). Auch werden „sichtbare und versteckte Fette nicht unterschieden. Angestrebt wird eine 1:1:1 Zusammensetzung von gesättigten, einfach und mehrfach ungesättigten Fettsäuren durch den Konsum von mehr ungesättigten Ölen

Tab. 8.3: (Fortsetzung)

Segment	Empfehlung	Beurteilung durch die Ökotrophologin
Süßwaren	Täglich 1 Portion (z. B. Marmelade oder Kuchen oder Schokolade	Ein Underreporting ist bekannt. Naschereien werden gerne unterschlagen. Gesunde Naschereien in geringer Menge wie z. B. eine Handvoll Nüsse oder Studentenfutter werden empfohlen. Nicht ein Verbot, aber ein bewusst mäßiger Verzehr wird befürwortet.
Getränke	Täglich über den Tag verteilt 1,6 l freie Flüssigkeit (ohne Kaffee, Tee, Alkohol)	Die Differenzierung bezüglich flüssigkeitsbringender und harntreibender Getränke ist nicht immer bekannt. Da bekannt ist, dass hier besonderer Handlungsbedarf vorliegt, wird ein einfacher Trinkfahrplan abgegeben. Auch Milch wurde in diesem Zusammenhang nicht berücksichtigt, sondern der Nährstoffhauptgruppe „Milch und Milchprodukte" zugerechnet.

Cerealien, vor allem Brot und Kartoffeln, werden ausreichend verzehrt. Da für ältere Personen eine Kostform mit niedrigem glykämischen Index (geringe blutzuckersteigernde Wirkung) günstiger ist, wird dieser Anteil nicht erhöht. Vollkornprodukte sind zu bevorzugen, da die enthaltenen Ballaststoffe die Verdauung, den Blutzucker und die Blutfette mit regulieren.

Die Vorgaben der verschiedenen Expertengremien und Gesellschaften für Ernährung variieren zu einzelnen Punkten. Eine vereinheitlichte Leitlinie, die diese Empfehlungen für das höhere Lebensalter thematisiert, existiert nicht. Die auf den Empfehlungen der DGE beruhende, adaptierte Ernährungspyramide ist eine gelungene Hilfe, die Mengenanteile der Nahrungsmittelhauptgruppen für die älteren Teilnehmer zu veranschaulichen. Wesentliche Aufgabe der Ernährungsberatung ist es daher, praktikable Vorschläge zur Umsetzung im Alltag und die richtige Art der Zubereitung von Lebensmitteln zu vermitteln. Zur Analyse der 1-Tages-Ernährungsprotokolle hinsichtlich ihrer Zusammensetzung mit Nährstoffen bieten sich spezielle Softwareprodukte an.

Für eine den Bedürfnissen des menschlichen Organismus angepasste Ernährung ist es wichtig, dass die drei Hauptnährstoffe in einem bestimmten Verhältnis vorliegen. Nach den strengen Empfehlungen der D-A-CH-Referenzwerte (D-A-CH, 2000), sollte die prozentuale Nährstoffzufuhr von Kohlenhydraten bei 55 %, von Fetten bei 30 % und von Eiweiß bei 15 % liegen. Bekannt ist mittlerweile, dass eine geringfügig höhere Fettzufuhr bis zu 40 % nicht unbedingt zu einer Erhöhung des Risikos von Herz-Kreislauf-Erkrankungen führt, wenn nicht auch andere Risikofaktoren vorliegen und vorausgesetzt, dass die Zufuhr ungesättigter Fettsäuren überwiegt.

Als ausreichende Trinkmenge definierten wir ein Minimum von 1,6 l. Die offiziellen Empfehlungen zur Flüssigkeitszufuhr reichen von 1,5 bis zu 3 l pro Tag (Heseker/Schmidt, 2002). Da im Alter weniger Kalorien verbrannt werden und der Flüssigkeitsbedarf mit diesem Energieverbrauch positiv korreliert (1 ml pro Verbrauch 1 kcal), andererseits Flüssigkeit nicht nur aus Getränken, sondern auch aus Nahrungsmitteln bezogen wird, wurden 1,6 l Flüssigkeitszufuhr pro Tag aus Getränken wie Früchtetee, Obstschorlen und Mineralwässer als ausreichend angesehen. Diese Flüssigkeitsmenge musste allerdings *ohne* harntreibende (diuretische) Getränke erreicht werden.

Nennenswerte optionale Ernährungsempfehlungen spiegeln die im Alter häufigen Erkrankungen wider. Es sind individuelle Vorschläge zu den Bereichen „Entzündliche und degenerative Gelenkerkrankungen", „Hypertonie" sowie „Osteoporose".

Außerdem ist nicht zu vergessen, das im Sinne des multidimensionalen Ansatzes eine günstige Beeinflussung des Gewichtes und der Ernährungssituation auch über eine Steigerung der Bewegung veranlasst wird. Gleichzeitig vermeidet ein solcher Ansatz eine Down-Regulation des körperlichen Grundumsatzes mit konsekutiver Gewichtzunahme („Jo-Jo"-Effekt). Eine Motivation zu gesundheitsfördernden Maßnahmen in kleinen Schritten entspricht der Philosophie der „Aktiven Gesundheitsförderung im Alter" und erreichte bei der von Gewohnheiten geprägten Gruppe der älteren Menschen eher Akzeptanz als radikale Empfehlungen zu einem Bereich. Hinzu kommt, dass die Ernährungswissenschaft zunehmend ausgewogene Konzepte favorisiert, da stringente Empfehlungen (z. B. Salzreduktion) sich meist als nicht effektiv oder sogar unzutreffend herausstellten.

Zur Beschreibung der Ernährungssituation sind einige anthropologische Daten hilfreich (Körpergewicht und Körpergröße), aus denen z. B. der Body Mass Index (BMI)[7] ermittelt werden kann. Üblicherweise wird der BMI wie folgt klassifiziert: Untergewichtige Personen haben einen BMI < 19, normalgewichtige Personen einen BMI zwischen 19 und 24 und übergewichtige Personen einen BMI > 25 (Moll/Kandlbauer, 2000). Da ein mäßig erhöhter BMI in der höheren Altersgruppe positiv mit der Lebenserwartung assoziiert ist, sollte für Personen über 60 Jahre der Richtwert modifiziert werden. Wünschenswert wäre die Anhebung des Normalwertes von 24 auf 29 (Hirschmeier, 2001, Moll/Kandlbauer, 2000).

Das Gewicht allein erlaubt natürlich keine Aussagen zum Vorkommen von Fehl- und Mangelernährung. Mangelernährung (Malnutrition), d. h. die unzureichende Versorgung des Organismus mit Energie und Nährstoffen, zählt zu den häufigen Problemen im Alter. Etwa 10 % der älteren Bevölkerung und bis zu 55 % der institutionalisiert lebenden älteren Personen zeigen Zeichen der Mangelernährung (Baldwin et al., 2002). Mangelernährung geht einher mit längerer Verweildauer im Krankenhaus und einer deutlich erhöhten Morbidität und Mortalität (McWhirter/Pennington 1994; Naber et al., 1997). Von einseitigen Diäten wird prinzipiell abgeraten.

8.6.4 Bewegung und Sportarten im Alter

Für diesen Bereich schildern wir beispielhaft, wie durch die Synthese von Expertenwissen, interdisziplinärem Dialog und Recherche während der Vorbereitungsphase des Programmes vorhandene Bewegungsangebote für Senioren klassifiziert werden können. Die strukturierte Einteilung der Sportarten erfolgt zielorientiert, d. h. ausgerichtet nach dem zu erreichenden Trainingseffekt. Die Ausarbeitung der Schwerpunktbereiche der Intervention richtet sich natürlich nach dem vorhandenen Angebot vor Ort und ist daher wesentlicher Bestandteil des noch folgenden Intensiv-Seminars für angehende Gesundheitsberater.

---

[7]   Relatives Körpergewicht = das Köpergewicht [kg] dividiert durch die quadrierte Körperhöhe [m] (BMI = kg/m).

Bewegung ist wichtig für das Wohlbefinden und für die gesundheitliche Vorsorge. Die alte Volksweisheit – „Wer rastet, der rostet" – lügt nicht und ist in unserer Zeit aktueller denn je. Bewegungsmangel ist in den Industrieländern eine der häufigsten Ursachen für körperliche Beschwerden wie Nacken- oder Rückenschmerzen und auch wesentlich beteiligt an der Entstehung chronischer Erkrankungen wie Bluthochdruck, Diabetes mellitus und Arteriosklerose. Diese Leiden sind inzwischen so verbreitet, das sie auch „Volkskrankheiten" genannt werden.

Im Alter nimmt die Bedeutung von körperlicher Aktivität entgegen weit verbreiteter Vorurteile noch zu. Denn um das 6. und 7. Lebensjahrzehnt herum treten die Folgen eines langsamen Abbaus körperlicher Leistungsfähigkeit deutlich zu Tage, der unbemerkt und schleichend schon vierzig Jahre zuvor eingesetzt hat. Bewegung kann diesen Abbau bremsen. Denn nur ein kleiner Teil ist als Symptom des Alterungsprozesses genetisch verankert, weitaus mehr ist zurückzuführen auf jahrelangen Bewegungsmangel.

Aber im Alter ist es auch besonders schwierig, eine neue Sportart oder Aktivität zu beginnen. Zum Teil liegt das an unspezifischen Ängsten vor Veränderungen der Alltagsgewohnheiten, vor neuen Herausforderungen – einer Art „Schwellenangst". Neu in eine bestehende Gruppe einzutreten oder so alltägliche Hindernisse wie der unbekannte Fahrtweg zu Veranstaltungsorten lösen Furcht aus. Die angebotenen Zeiten passen nicht in den gewohnten Tagesablauf und lösen Ablehnung aus oder verhindern von vornherein eine Auseinandersetzung mit der Thematik.

Am häufigsten genannt als Grund für mangelnde oder nachlassende Aktivität werden aber körperliche Beschwerden wie Schmerz und Bewegungsstörungen. Genau an diesem Punkt setzt die Beratung durch den Experten ein. Der Unterschied zwischen falsch verstandenem Schonverhalten und körperlicher Überforderung wird vermittelt. Jeder ältere Teilnehmer wird da abgeholt, wo er steht und erhält auf seine persönlichen Umstände und Bedürfnisse zugeschnittene Empfehlungen. Es gibt nicht die Sportart für Senioren oder Verbote, die sich allein am kalendarischen Alter orientieren. Doch das Wissen um typische Funktionseinschränkungen im Alter lässt einige Sportarten für Senioren sinnvoller als andere erscheinen.

Alle Sportarten, die mit Schnellkraft und beschleunigten Bewegungen zu tun haben, sollten ab einem Alter von 60–70 Jahren nur unter Vorsicht als Empfehlung gegeben werden. Sie sind nur geeignet, wenn die Person bereits lange Jahre sportlich aktiv war und sich in einem ausgezeichneten körperlichen und geistigen Zustand befindet. Eine ärztliche – in diesem Falle fachärztliche Untersuchung durch den Sportmediziner – sollte letzte Zweifel ausräumen und Belastungsgrenzen festlegen.

Weit häufiger dagegen werden Personen in der Beratung angetroffen, die bereits körperliche Beschwerden leichter oder schwerer Natur benennen und/oder lange Zeit keinen Sport getrieben haben. Diese Personen müssen langsam an körperliche Belastung herangeführt werden.

Muskelkater, die Zunahme bekannter Schmerzen oder gar Verletzungen können die Folge von falschem oder übertriebenem Training sein. Letztendlich führen solche Fehler rasch zurück in den Bewegungsmangel. Sport bekommt im Alter einen anderen Stellenwert. Nicht die leistungsorientierte Ausübung ist wichtig, sondern der Seniorensport sollte zum Wohlbefinden beitragen. Ein Wohlbefinden, das sich in den Alltag überträgt.

Gleichzeitig werden aber durchaus auch gezielte Effekte verlangt. Eine Voraussetzung körperlicher Leistungsfähigkeit und eines gesunden Herz-Kreislaufsystemes ist eine ausreichende Ausdauer. Eine grundlegende Ausdauer bringen die meisten der noch selbständig lebenden Senioren mit. Eine Förderung der Ausdauer gehört mit zu jedem Training. Wichtiger aber noch ist die Förderung von Kraft und Gleichgewicht, da diese Qualitäten im Alltag weniger beansprucht und aus Unkenntnis von vielen älteren Menschen völlig vernachlässigt werden. So sind Schmerzen häufig Ausdruck mangelnder Kraft und daraus folgender muskulärer Dysbalancen oder Fehlbelastungen der großen Gelenke. Mangelnde Schulung des Gleichgewichtssinnes im Zusammenhang mit Kraftverlusten, Konzentrationsschwächen oder Sehstörungen sind wesentliche Faktoren bei Stürzen im Alter mit oft verheerenden Folgen (Schenkelhalsfraktur etc.).

Sportarten für Senioren sollten daher Trainingseinheiten für die Steigerung von Kraft, Ausdauer und Gleichgewicht beinhalten. Weiter sind im Alter häufige Verschleißerscheinungen bei der Auswahl von Sportarten für Senioren zu beachten. Aus diesen Verschleißerscheinungen resultieren auch die meisten Bewegungseinschränkungen im Alter.

Dazu ein Beispiel: Größter Verursacher von Bewegungseinschränkungen sind Arthrosen der großen Gelenke, wie Knie, Hüfte, Ellbogen und Schulter. Körperliche Aktivität wird erschwert oder gar verhindert. Das Gangbild wird schmerzhaft und unsicher, da jeder Schritt zu Schmerzen führt. Die Person wird weniger laufen, was einen Abbau der Beinkraft zur Folge hat.

Muskelaufbau

Um die Muskulatur wieder aufzubauen, hilft Wassergymnastik, ohne die Gelenke zu belasten. Der Auftrieb im Wasser vermindert das Körpergewicht auf ein Siebtel, und der Wasserwiderstand sorgt für ein optimales Training der gesamten Muskulatur. Diese Wassergymnastik sollte aber fachkundig angeleitet sein, um den Trainingseffekt voll zu nutzen. Da die Wassergymnastik in ca. 30 °C warmem Wasser stattfindet, können Personen mit schwerer Herz-Kreislauferkrankung nicht teilnehmen. Die Wassertemperatur und die Anstrengung könnten hier zu Problemen führen. Eine ärztliche Untersuchung gibt Gewissheit.

Eine Alternative auf dem „Trockenen" ist Seniorengymnastik. Sie kann die Beweglichkeit der Gelenke erhalten oder auch verbessern. Durch aufrichtende Übungen kommt es zu einer Längenforderung einzelner Muskelpartien, wie zum Beispiel der Hüftbeuger, der Bauchmuskulatur, der Armsenker und der Brustmuskulatur. Normalerweise findet diese Längenforderung der Muskulatur schon im Alltag beim Gehen oder normalen Alltagsbewegungen statt. Ist die Mobilität aber schon verändert, beziehungsweise eingeschränkt, fehlt diese Muskelverlängerung. In der Seniorengymnastik sollten die Muskeln dosiert gelockert und „gedehnt" und die für physiologische Bewegungsabläufe erforderlichen Längen langsam eingestellt werden. Ein langsamer Aufbau ist wichtig, um Überforderung zu vermeiden. Viele Gymnastikformen, die unter dem Stichwort „Power Fit" oder „Aerobic" in normalen Fitness-Studios angeboten werden, nehmen weder auf den Trainingszustand der Teilnehmer noch auf Bewegungseinschränkungen Rücksicht. Sie richten sich an ein ganz junges Publikum mit anderer Zielsetzung. Dies ist einer der Gründe, warum Senioren sich in diesen Studios nicht wohl fühlen. Glücklicherweise entdecken die Anbieter aber den wachsenden Markt sportlich aktiver Senioren für sich und bieten spezielle Programme an. Das Gleiche gilt für Sportvereine, die schon in den letzten zwei Jahrzehnten neue Zielgruppen ansprechen.

Spezielle Rückengymnastik ist nicht nur für Teilnehmer mit bereits bestehenden Rückenproblemen zu empfehlen. Da aufgrund überwiegender sitzender Körperhaltung bis zu 30 % aller Erwachsenen von chronischen Rückenbeschwerden betroffen sind, eignen sich die vorgestellten Übungen auch zur Vorsorge. Hinzu kommen alltägliche Aktivitäten, welche die Bandscheiben und die Rückenmuskulatur überbeanspruchen. Dazu gehören bei den Senioren der Einkauf sowie Arbeiten in Haus und Garten. Viele der von uns befragten Teilnehmer gaben bei der Frage nach Hobbys die Gartenarbeit an und klagten über Rückenprobleme.

Innerhalb der Kurse für Rückengymnastik können die Probleme angesprochen werden. Vermittelt werden erstens rückenschonende Trage- und Hebetechniken sowie zweitens einfache Übungen für den „Fall des Falles". Die spezielle Auswahl der Übungen stellt Beweglichkeit vor Kräftigung. Ihre Dosierung richtet sich nach den jeweiligen Teilnehmern und setzt eine fachkundige Anleitung voraus. Der Übungsleiter oder Trainer muss Kenntnisse über die im Alter häufigen Erkrankungen und Bewegungseinschränkungen aufweisen.

Haben sich noch keine Erkrankungen manifestiert, so ist auch noch das Schwimmen zu erwähnen. Die positiven Aspekte der Bewegung im Wasser – Gelenkentlastung durch den erhöhten Auftrieb und Muskelstärkung durch Widerstand des Wassers – kommen auch hier zum Tragen. Allerdings sind die Bewegungsabläufe eher stereotyp. Eine Übertragung in den Alltag fällt schwer. Die erzielte Kräftigung bezieht sich mehr auf den Oberkörper, weniger auf die Beine. Die Oberkörperhaltung kann erhalten oder verbessert werden, und das Herz-Kreislaufsystem wird auch gestärkt.

Ausdauertraining

Ist die Mobilität schon sehr eingeschränkt und Gehstrecken nur unter 15 Minuten möglich, können tägliche Spaziergänge von 10 Minuten zweimal pro Tag die Ausdauerleistung schon steigern. Der Körper gewöhnt sich an die Belastung und steigert bei richtiger Dosierung die Ausdauer des Herz-Kreislaufsystems. Eine Kurzluftigkeit sollte dabei auf alle Fälle vermieden werden. Bei bestehender Herzschwäche sollte diese Belastungssteigerung mit dem Arzt besprochen und eventuell mit einer Pulsuhr kontrolliert werden. Als Maximalwert gelten pauschal 200 Schläge pro Minute minus Lebensalter. Ist der Puls bei Belastung zu hoch, so gelangt die Versorgung der Muskulatur in den anaeroben Bereich, der Muskel geht eine Sauerstoffschuld ein, und die Gefahr von kardialer Überbelastung und Muskelkater steigt. Für einen älteren Menschen hat ein Muskelkater meist zu Folge, dass er sich 2–3 Tage weniger bewegt, weil er Schmerzen hat, und der Trainingseffekt der letzten Einheit ist wieder verflogen. Darüber hinaus wird das Training wahrscheinlich nicht fortgesetzt. Zu beachten ist geeignetes Schuhwerk, das nicht beengt und Halt gibt. Eine Luftpolsterung in der Sohle kann arthrotische Gelenke entlasten.

Personen mit bestehenden Herz-Kreislauferkrankungen sollten generell eine geplante Steigerung der Aktivität mit ihrem Hausarzt und/oder mit dem Kardiologen absprechen. Für diese Personen empfehlenswert sind Koronarsportgruppen. Hier wird der Teilnehmer in Leistungsgruppen nach der im Vorteil erreichten Wattzahl eingeteilt, zum Beispiel in eine 50er oder 125er-Wattgruppe. Die Gruppen werden ärztlich geleitet und überwacht, so dass im Ernstfall schnelle Hilfe vor Ort ist. Die Teilnehmer lernen es, Zeichen normaler Trainingsbelastung von Anzeichen körperlicher Überforderung zu unterscheiden. Gerade Herzpatienten neigen dazu, sich zu unterfordern, und profitieren von dieser Unterstützung ihres Selbstwertgefühls.

Wandern ist eine der beliebtesten Sportarten im Seniorenbereich und eignet sich auch gut. Im Gegensatz zu dem normalen Spaziergang finden Wanderungen meist auf Feld- und Waldwegen statt, also auf weichem und unebenem Boden. Die Anpassung an den Untergrund und das Gleichgewicht werden gefördert. Auch kommt es zu größeren Schritten, um Hindernisse zu überwinden. Voraussetzung ist ein geeignetes Schuhwerk, das den Knöchel umschließt und festen Halt bietet.

Eine Alternative zur Verbesserung der Ausdauer ist das Nordic Walken. Diese spezielle Form der Fortbewegung mit zwei Handstöcken, ähnlich dem Skilanglauf, bietet dem Aktiven mehr Sicherheit – ein wichtiger psychologischer Nebeneffekt. Zu verwenden sind spezielle Stöcke mit ergonomischen Handgriffen, 10° Schaftabknickung und Federung. Arme und Rücken unterstützen die Fortbewegung, wozu die Stöcke alternierend vorgesetzt werden. Das Gangbild ist symmetrisch, die Haltung aufrecht. Die Körperkoordination wird zusätzlich angesprochen, und die Schrittlänge vergrößert sich. Die Technik kann in kurzer Zeit erlernt werden, um dann selbständig weitergeführt zu werden. Wenn Kontakt mit anderen Senioren gewünscht wird, gibt es in Hamburg zahlreiche Gruppen, denen man sich anschließen kann.

Joggen ist etwas für die jüngeren Senioren, die eine Möglichkeit suchen, die Ausdauer zu steigern. Auch hier werden in den meisten Städten Anfängerkurse in verschiedenen Altersgruppen angeboten, die es dem Teilnehmer erlauben, seine Ausdauer im eigenen Rahmen zu steigern. Der Sport kann dann in Eigenregie weitergeführt werden. Eine besonders gute Überwachung der Kreislaufparameter ist im Studio auf dem Laufband möglich. Personen mit Gelenkveränderungen sollten auf Alternativen wie Nordic Walken, Schwimmen oder Training auf dem Hometrainer zurückgreifen.

Eine weitere beliebte Sportart ist Golf. Golf zeichnet sich durch ruhige Bewegungsabläufe aus, übt durch das Zurücklegen weiter Wege aber auch die Ausdauer. Das Erlernen der neuen Bewegungsform fördert die gedankliche Auseinandersetzung. Die Schläge fordern Koordination und Gleichgewicht. Nicht zu vergessen ist der soziale Aspekt, da es ein kommunikativer Sport ist. Golf ist eine saisonale Sportart und braucht im Winter einen geeigneten Ausgleich, z. B. Krafttraining für den Rücken.

Gleichgewichtstraining

Für die Förderung und das Training des Gleichgewichts bietet sich das Fahrradfahren als komplexe Koordinationsübung an. Allerdings sollte der Teilnehmer keine Gangunsicherheit oder Schwindelsymptomatik haben. Die Sturzgefahr ist auf dem Fahrrad sonst zu groß. Viele Senioren können sich nicht mehr sicher auf dem Fahrrad bewegen oder fürchten den zunehmenden, innerstädtischen Straßenverkehr. Vor allem unter den älteren Frauen finden sich viele, die das Radfahren in der Jugend nicht gelernt haben. In Hamburg wurde diese besondere Marktlücke entdeckt. Angeboten werden Kurse für erwachsene Anfänger und Wiedereinsteiger. Ist das Fahrradfahren möglich, bietet es ein gutes Training von Balance und Ausdauer. Es kann im Alltag als Mittel zur Fortbewegung und Beförderung von Lasten eingesetzt werden und wird somit gut angenommen.

Tai Chi kann das ganze Jahr über ausgeübt werden. Auch hier kommt es zur Förderung der geistigen Fähigkeiten in Verbindung mit neu erlernten Bewegungen. Die ruhigen Bewegungen aus der Körpermitte sind für Senioren gut geeignet.

Inline-Skaten wird in Hamburg speziell für Senioren an dem Sportinstitut der Universität angeboten und spricht viele jüngere Senioren an. Erfahrungen vom Skilaufen oder Schlittschuhfahren helfen. Als Training für das Gleichgewicht kaum zu überbieten, setzt es von dem Teilnehmer viel Lernbereitschaft voraus. Einmal erlernt, bietet es ein gutes Gleichgewichts- und Ausdauertraining. Dabei kommt es nur zu geringen Belastungen der Gelenke. Allerdings sollte entsprechendes Schutzmaterial getragen werden (Helm, Knieschützer etc.), und Personen mit Osteoporose sollten diese Sportart wegen erhöhter Frakturgefährdung meiden.

Fitnesstraining setzt eine hohe Eigenverantwortung voraus. Mit dem Eintritt in ein Fitness-Studio stellt der Teilnehmer sein Trainingsprogramm nach einer kurzen Einführung durch das Personal selbst zusammen. Die großzügigen Öffnungszeiten kommen besonders den noch Berufstätigen entgegen. Für viele als großer Vorteil empfunden, beklagen andere die unpersönliche Atmosphäre, da sich kaum feste Gruppen zum Training bilden. Die Studios richten sich zunehmend auf den wachsenden Markt der über 60-Jährigen aus. Gerade die Verbindung mit einem Schwimmbad im einem Haus und Wellness-Angeboten wird gerne angenommen.

Krafttraining

Entgegen weit verbreiteter Vorurteile ist Krafttraining für Senioren besonders wichtig, um den Muskulaturabbau zu kompensieren, der durch Bewegungsmangel und Altersabbau entsteht. Allerdings sind einige Besonderheiten zu beachten. Die Geräteauswahl ist wichtig: Im normalen Studio wird oft nur für das äußere Erscheinungsbild trainiert, (bei Damen Bauch, Beine und Po, bei Herren Brustmuskel, Bauch und Bizeps). Für Senioren gilt es, die Muskulatur zu stärken, die im Alltag gebraucht wird – zum Beispiel die Muskulatur der Beine, des Rückens und des Rumpfes. Angestrebt wird eine Aufrichtung der Körperhaltung, um einer eingesunkenen Haltung entgegenzuwirken. Muskuläre Verkürzungen können zu Bewegungseinschränkungen und Schmerzen führen.

Für Senioren, die nicht an Geräten trainieren möchten, sind Übungen mit dem Thera®-Band eine gute Alternative. Dehnung und Streckung werden optimal gefördert. Durch die Auswahl unterschiedlicher Bandstärken (farblich gekennzeichnet) ist ein abgestuftes Training möglich. Wichtig ist eine professionelle Anleitung vor der eigenständigen Umsetzung zu Hause, damit Fehler vermieden werden.

Senioren, die bereits aktiv sind (ob im Verein oder eigenständig), werden in der Beratung darin bestärkt, diese bisher ausgeführte Sportart möglichst beizubehalten. Allerdings sind meistens ergänzende Empfehlungen nötig, um einseitige Bewegungsmuster zu kompensieren oder für die kalte Jahreszeit Alternativen für Saisonsportarten zu finden. Beispielsweise bietet es sich für Ski-Langläufer an, im Sommer Nordic-Walken zu trainieren. Segler oder Tennisspieler profitieren von einem Krafttraining der Rückenmuskulatur im Winter.

Abschließend ist anzumerken, dass die Bewegungseinschränkungen einzelner Gelenke meist mit dem Verlust der Rotationsfähigkeit beginnen. Erst dann verlieren sich die einachsigen Bewegungen. Bei Gangunsicherheit und rezidivierenden Stürzen lohnt ein Blick auf die Füße und die Beinachsen, sofern Kreislaufstörungen oder zentralnervöse und vestibuläre Schwindelformen ausgeschlossen wurden. Einen kurzen Überblick gibt Abb. 8.8.

Fazit des Physiotherapeuten: Je früher eine Aktivität erlernt und ausgeübt wird, desto weniger Probleme gibt es damit. Aber auch im hohen Alter ist eine erneute oder gar erste Aktivierung sehr wichtig und möglich. Die Übungen müssen dann sorgfältig für jeden Einzelnen ausgewählt und in der Intensität dosiert

Bewegungseinschränkung/ Befund	Ursache	Maßnahme
Bewegungseinschränkung der Wirbelsäule in Beugung-Streckung, Rotation und Lateralflexion	M. Bechterew, Osteoporose, M. Parkinson, Wirbelkörper- und Bandscheibendegeneration	Extensionsübungen Kräftigung der Rückenmuskulatur Lockerung von Brust- und Bauchmuskulatur
Kyphotische/Eingesunkene Körperhaltung mit Rückenschmerzen oder Schulterschmerzen bei Armhebung über 110° und Rotationseinschränkung der Halswirbelsäule Gangunsicherheit durch Verlust der aufrechten Körperhaltung, oft auch mit Schwindel kombiniert	Verkürzte Muskulatur der ventralen Kette durch muskuläre Schwächen und/oder Dysbalancen	Extensionsübungen Rückengymnastik
Abweichung der Beinachsen und/oder Schmerzen in Knie oder Hüfte	Fehlstellung der Füße (bei Frauen vermehrt mit Genuvalgusstellung, bei Männer oft mit Genuvarusstellung)	Fußgymnastik (unter fachkundiger Anleitung)
Halluxvalgusstellung mit oft schon luxiertem 2. Zeh		Fußgymnastik, Orthopädisches Schuhwerk
Schwindel mit eingeschränkter Beweglichkeit der Halswirbelsäule	Ausdruck der Überforderung afferenter Muskulaturen (Bauchmuskel, Brustmuskel, Hüftbeuger)	Extensionsübungen mit konsekutiver Kräftigung der betroffenen Muskelgruppen
Einschränkung der Handfunktion	Erkrankungen (Rheuma, Dupuytren Kontraktur, Sehnenscheidenentzündungen, Athrose der kleinen Fingergelenke) oder Überlastung der Hand- und Fingerflexoren (besonders beim Einsatz eines Handstockes oder Gehwagens)	Ruhigstellung Handgymnastik (unter fachkundiger Anleitung) Ergotherapie

Abb. 8.8: Ursachen typischer Bewegungseinschränkungen im Alter und geeignete physiotherapeutische Maßnahmen

werden, damit es zu keiner Überforderung kommt. Dazu werden Trainer gebraucht, die für den Seniorensport ausgebildet sind und auf die individuellen Bedürfnisse der älteren Menschen eingehen können. Sind diese Voraussetzungen erfüllt, wird ein jeder von der neuen Aktivität und den neu erworbenen Fähigkeiten profitieren.

8.7 Information der älteren Teilnehmer über das Vorsorgeprogramm

Das Programm „Aktive Gesundheitsförderung im Alter" nutzt bestehende Kooperationen mit Hamburger Hausärzten zur standardisierten Rekrutierung von älteren Teilnehmern. Da das Programm eine breite Bevölkerungsschicht anspricht, wird ein Zugangsweg zu Senioren gewählt, der möglichst viele noch nicht pflegebedürftige Personen ab dem 60. Lebensjahr erfasst. Der Empfehlung des Programms „Aktive Gesundheitsförderung im Alter" auch durch den behandelnden Hausarzt des Teilnehmers ist dabei natürlich ein großer zusätzlicher Motivationsfaktor. Wir plädieren für eine Zusammenarbeit mit den behandelnden Hausärzten, um auch die medizinische Vorsorge und die Umsetzung von Vorschlägen der Gesundheitsberater optimal abstimmen und weiter unterstützen zu können.

Alternativ können natürlich auch andere Zugangswege erschlossen werden, z. B. über große Organisationen (Landfrauenvereinigung), kommunale Strukturen oder die Medien. Aus wissenschaftlich-epidemiologischer Sicht findet damit eine gewisse Selektion von Teilnehmern statt; aus praktischer Sicht kann gerade für eine Anlaufphase des Programmes eine relativ homogene Teilnehmergruppe die Arbeit angehender Gesundheitsberater unterstützen.

Jeder in Frage kommende Senior sollte – egal welcher Zugangsweg gewählt wird – vor der Einwilligung zur Teilnahme über das geplante Programm informiert werden. Ob eine schriftliche Einwilligung benötigt wird (unabdingbar, wenn auch Daten gesammelt und evaluiert werden möchten), sollte rechtzeitig mit der zuständigen Behörde für Datenschutz geklärt werden.

In der Vorbereitungsphase 2 (Wochenend-Seminar) des Curriculums 2 der Fortbildung zum/zur Gesundheitsberater/in werden Fragen des Zuganges zu unterschiedlichen Zielgruppen am praktischen Beispiel des künftigen Einsatzortes der Anwärter (Setting) evaluiert. Regionale Besonderheiten sind hierbei zu berücksichtigen.

Literatur

Bader-Johansson, C. (2000): Motorik und Interaktion – Wie wir uns bewegen – Was uns bewegt. Georg Thieme Verlag, Stuttgart, 2000.

Baldwin, C., Parsons, T., Logan, S. (2002): Dietary advice for illness-related malnutrition in adults (Cochrane Review). The Cochrane Library, Issue 1, Oxford, 2002.

Becker, F., Zarif, S. H. (1978): Training older adults as Peer Counselors. Educational Gerontology: An International Quaterly 3, 1978, 241–250.

Buddeberg, C., Willi, J. (1998): Psychosoziale Medizin. Springer-Verlag Heidelberg, 1998, S. 186–214, 361–384.

Bundesinstitut für Verbraucher und Veterinärmedizin (BGVV) (1994): Die Bundeslebensmittelschlüssel-Dokumentation (BLS), Version II.2, Berlin, 1994.

Bundesministerium für Familie, Senioren, Frauen und Jugend (Hrsg.) (2000): Bewegung, Spiel und Sport im Alter – ein Handbuch zur Planung und Organisation attraktiver Angebote. Schriftenreihe Band 185, Kohlhammer Stuttgart, 2000.

DACH (Gesellschaft für Ernährung in Deutschland (DGE), Österreich (ÖGE) und der Schweiz (SGE/SVE)) (2000): Referenzwerte für die Nährstoffzufuhr, Umschau/Braus, 2000.

Deckere, E. A., Korver, O., Verschuren, P. M., Katan, M. B. (1998): Health aspects of fish and n-3 polyunsaturated fatty acids from plant and marine origin, Eur-J-Clin-Nutr. 1998 Oct; 52(10): 749–53.

Geo Wissen Nr. 28 „Ernährung" Gruner + Jahr Hamburg, 2001.

Heaney, R. P. (2000): Calcium, dairy products and osteoporosis, J-Am-Coll-Nutr. 2000 Apr; 19(2 Suppl): 83S-99S.

Heseker, H., Schmid, A. (2002): Ernährung im hohen Alter und in der Geriatrie. Ernährungs-Umschau 5/2002, B17-B20.

Hirschmeier, L. (2001): Die Ernährung des alten Menschen. Med. Welt 10/2001, S. 285–289.

Horwitz et al (1989): Nutrition in the elderly. Published by WHO, Oxford University Press, New York, 1989.

Huhn, W., Rönsberg, W. (1990): Compliance – Kreative Strategien für Vor- und Sprechzimmer. Menschenführung in der Artzpraxis Band 5, Synchron Verlag GmbH Berlin, 1990.

Lehr, U. (2003): Psychologie des Alterns, 10. Auflage, Quelle & Meyer, Wiebelsheim 2003.

McWhirter, J. P., Pennington, C. R. (1994): Incidence and recognition of malnutrition in hospital. British Medical Journal; 1994, 308: 945–948.

Moll, J., Kandlbauer, M. (2000): Massive Unterernährung im Alter. VitaMinSpur 2000; 15:114-120.

Montoya, M. T., Porres, A., Serrano, S., Fruchart, J. C., Mata, P., Gerique, J. A. G., Castro, R. G. (2002): Fatty acid saturation of the diet and plasma lipid concentrations, lipoprotein particle concentrations, and cholesterol efflux capacity, Am-J-Clin-Nutr. 2002 Mar; 75(3): 484–91.

Naber, T. H., Schermer, T., de-Bree, A. (1997): Prevalence of malnutrition in nonsurgical hospitalized patients and its association with diesease complications. American Journal of Clinical Nutrition, 1997; 66: 1232-1239.

Nagel, V. (1997): Fit und geschickt durch Seniorensport – Sportartenüberschreitendes Training für Alltagssituationen. Band 111, Czwalina Verlag Hamburg, 1997.

Schneidrzik, W. (2000): „Älter werden – na und? Der Gesundheits-Ratgeber für Senioren" Urban & Fischer, München, 2000.

113

9 Ablauf der Gruppenveranstaltungen

Nachfolgend werden in diesem Kapitel die verschiedenen Module der interventionellen Gruppenveranstaltung am Geriatrischen Zentrum im Detail vorgestellt. Es handelt sich hierbei idealerweise um zwei Termine, zu denen die Teilnehmer im Abstand von ca. sechs Monaten eingeladen werden. An Termin 1 finden als Basis der Intervention Kurzvorträge der Experten statt (Inhalte vgl. Kap. 9.3) sowie die darauf aufbauende Kleingruppenarbeit zu den beiden Schwerpunktbereichen Ernährung und Bewegung (Inhalte vgl. Kap. 9.4). Ideal ist, wenn die an Termin 1 ausgesprochenen Empfehlungen sechs Monate später an einem zweiten Termin im Geriatrischen Zentrum mit den Teilnehmern diskutiert werden können. Eventuell zwischenzeitlich aufgetretene Probleme können durch dieses Vorgehen besprochen und Lösungen aufgezeigt werden (vgl. Kap. 9.6). Dieser zweite Termin ist zudem ideal, um Verlaufserhebungen und Erfolgskontrollen des Beratungsprogramms durchzuführen (vgl. Kap. 10). Im Anschluss an diese qualitätssichernden Maßnahmen können den Teilnehmern an Termin 2 aktive Mitmach-Angebote (Workshops) unterbreitet werden. Die Inhalte möglicher Workshops oder Schnupperkurse, die im Albertinen-Haus bereits erprobt wurden, werden im Detail in Kapitel 9.8 vorgestellt.

9.1 Einladung der älteren Teilnehmer

Nach der formellen Einwilligung, an der Beratungsveranstaltung teilzunehmen, und der telefonischen Terminvereinbarung zur Teilnahme erfolgt der schriftliche Versand der Einladung incl. Programmübersicht (vgl. **Abb. 9.1** Programmübersicht) und der Wegbeschreibung zum Veranstaltungsort. Es erleichterte die Organisation der Projektsekretärin, primär nur einen konkreten Termin zur Teilnahme vorzuschlagen. Die Mehrheit der Senioren akzeptierte diesen ersten Terminvorschlag. Nur in Einzelfällen musste ein Alternativtermin gefunden werden (z. B. aufgrund von Urlaubsabwesenheit oder regelmäßiger Verpflichtungen der Senioren zum Zeitpunkt des vorgeschlagenen Beratungstermins). Zudem können Fragen zur Anbindung an öffentliche Verkehrsmittel, Dauer und Ablauf der Veranstaltung beantwortet werden. Personen, die ihre Teilnahme absagen, können zudem zu ihren Gründen befragt werden (z. B. akute Erkrankung, Kuraufenthalte etc.), falls dies für die Evaluation zur Akzeptanz des Programmes gewünscht ist.

Aktive Gesundheitsförderung im Alter

Beratungsveranstaltung im Albertinen-Haus
Zentrum für Geriatrie, Sellhopsweg 18–22, 22459 Hamburg

9.30 Uhr   Begrüßung, Einführung:
Alt werden, gesund bleiben – gibt es ein einfaches Rezept?
Frau J. Anders, Ärztin

9.50 Uhr   Der „(Un-)Ruhestand" – Wie kann ich mich sozial
absichern?
Chancen einer sozialen Beratung
Frau E. Eddelbüttel, Sozialpädagogin

10.05 Uhr   „Wer rastet, der rostet"
Ein ganzes Leben in Bewegung
Herr U. Herrmann, Physiotherapeut

10.15 Uhr   „Der Mensch ist, was er isst"
Gesund Essen mit Genuss
Frau H. Lemberger, Ökotrophologin

10.25 Uhr   Medikamente und Heilmittel
Nutzen und Tücken von Arzneimitteln
Frau U. Neumann, Fachpflegekraft für Rehabilitation

10.40 Uhr   Pause
Die folgenden beiden Themen wollen wir mit Ihrer aktiven
Mitarbeit in Kleingruppen mit maximal 10 Personen
vertiefen. Jeder Teilnehmer hat Gelegenheit, an beiden
Veranstaltungen mitzuwirken.

11.00 Uhr   Ernährung: Abwechslungsreiche Ernährung für jeden Tag
parallel findet statt:
Bewegung: Alt und Stark – Den Alltag aktiv gestalten,
mobil bleiben

11.50 Uhr   Gruppen- und Raumwechsel

11.55 Uhr   Bewegung: Alt und Stark – Den Alltag aktiv gestalten,
mobil bleiben
parallel findet statt:
Ernährung: Abwechslungsreiche Ernährung für jeden Tag

12.45 Uhr   Abschlussrunde
Infomaterial, Ihre Eindrücke, Wünsche für künftige Veranstaltungen

13.00 Uhr   Ende der Veranstaltung

Abb. 9.1: Programmübersicht der Beratungsveranstaltung

9.2 Empfang der älteren Teilnehmer im Geriatrischen Zentrum

Am Veranstaltungsort kennzeichnen Schilder mit einheitlichem Logo den Weg zum Veranstaltungsraum und den Gruppenraum selbst. Eventuell vorhandene Pförtner sind zu informieren. Das Interventionsteam erwartet die Teilnehmer rechtzeitig vor dem offiziellen Beginn der Beratungsveranstaltung. Jeder Teilnehmer wird persönlich begrüßt und erhält ein Namensschild zur Identifikation. So ist eine persönliche Ansprache möglich. Zur Einstimmung kann jeder Senior einen kurzen Fragebogen erhalten – z. B. zu seinen Erwartungen, seiner Kontrollüberzeugung oder ähnlichen Themen (vgl. Anhang „Motivationsprotokoll", das grob die persönliche Kontrollüberzeugung und die Nutzung von Informationsquellen zu Gesundheitsfragen erfasst). Gleichzeitig sind somit Wartezeiten bis zum Eintreffen der übrigen Senioren überbrückt.

9.3 Kurzvorträge der Gesundheitsberater

Alle verwendeten Vortragsfolien und Informationsmaterialen, die den Teilnehmern mitgegeben werden, finden sich im Anhang dieser Praxisanleitung.

9.3.1 Vortrag der Ärztin – Alter und Medizinische Vorsorge: „Gesund sein wollen alle, gesund leben möchte niemand?!"

Begrüßung und Vorstellung
Herzlich willkommen im Albertinen-Haus. Mein Name ist XX, und ich bin der Arzt des Projektes.

Bildfolie 1: („Aktive Gesundheitsförderung im Alter.")
Was hat Sie nun hierher geführt? – Zunächst einmal Ihr Hausarzt und eine gewisse Neugier, was sich wohl hinter der „Aktiven Gesundheitsförderung im Alter" verbirgt.

„Gesund sein wollen alle, gesund leben möchte niemand?!", frei nach diesem Motto werden Ihnen hier viele alte Sprichwörter begegnen. Das Gesundheit auch Spaß machen kann und es gar nicht so schwer sein muss, etwas selbst dafür zu tun, möchten wir Ihnen heute mit auf Ihren Weg geben. „Ein Apfel am Tag", so hieß es früher. Heute sind noch ein paar Obstsorten hinzugekommen; aber viel komplizierter ist es nicht mit der gesunden Ernährung – dazu später mehr.

Seit einiger Zeit schon arbeiten wir mit einer ganzen Reihe von Hausärzten zusammen. Sie kennen das. Da ist auf der einen Seite eine Klinik mit jeder Menge Personal wie auf einem großen Schiff, die Hausarztpraxen dagegen liegen wie kleine Inseln oft sehr einsam. Ab und zu werden zwischen beiden Institutionen Botschaften ausgetauscht – z. B. Briefe zur Entlassung nach einer Krankenhausbehandlung. Die Idee war nun, sich regelmäßig zu treffen, Informationen und Erfahrungen auszutauschen. So kommt auch Ihr Hausarzt alle zwei Monate zu einem abendlichen

Zirkel hier ins Haus, um eine Fortbildung in Geriatrie zu erhalten. Albertinen-Haus, Zentrum für Geriatrie, das haben Sie vielleicht am Eingang gelesen. Geriatrie heißt nichts anderes als Altersheilkunde. Zu uns kommen ältere Patienten, die oft Schweres erlebt haben. Ein Schlaganfall hat sie vielleicht plötzlich getroffen oder eine andere ernste Erkrankung. Die meisten Patienten bringen gleich einen ganzen Strauß von Problemen mit.

Bildfolie 2: („Die Pille für Wohlbefinden und Gesundheit.")
Da fragt sich so mancher Kollege bei dem einen oder anderen Patienten: „Hätten wir diesen Menschen schon vor zwei Jahren gesehen, vielleicht hätten die Weichen noch anders gestellt werden können." – „Vorsorgen ist besser als Nachsorgen." – Dieser alte Spruch kommt da wieder in den Sinn. Wie kann man denn vorsorgen? Ist das nicht alles Schicksal, wenn man krank wird? Diese Fragen muss man sich stellen. Wie behandeln wir nun hier in der Klinik? Als eine eigene medizinische Fachrichtung hat die Altersmedizin einige Besonderheiten. So finden Sie hier in den Schränken der Stationen natürlich auch viele bunte Medikamente, und die werden auch gebraucht. Das wichtigste Heilmittel allerdings, das wir hier anwenden, lässt sich leider in keine Tablette pressen und ist doch das Wichtigste. Es wirkt so gut, dass es auch vorsorglich gebraucht werden sollte. Doch leider, es macht nicht jünger und hübscher, man kann es nicht einfach schlucken, ich kann es Ihnen heute nicht verkaufen und werde heute nicht reich werden. Es ist diese Pille „Gesundheit", die Ich Ihnen mitgebracht habe. Das sind alles bekannte Dinge, doch wirken die wirklich? Und was kann ich für mich umsetzen? – Wir möchten Ihnen hier und heute einige bekannte und weniger bekannte Dinge über Gesundheit und Alter erzählen und Ihnen einige Vorschläge für Sie persönlich machen. Picken Sie sich doch das eine oder andere heraus, das Ihnen wichtig erscheint. Doch vorab sind noch einige offene Fragen zu beantworten.

Bildfolie 3: („Warum werden wir überhaupt alt?")
Haben Sie schon mal überlegt, warum werden wir überhaupt alt? Die Natur ist doch so streng und sparsam, warum lässt Sie Menschen noch so lange Jahre leben, nachdem ihre biologische Pflicht, sich zu vermehren, schon erfüllt ist? Nun, eine Ursache mag unser Gehirn sein. So viel Zeit und Energie wurde darin investiert, nun gerade im Alter muss es seine Schuldigkeit tun. Denn Menschen leben in Horden, wie Elefanten oder Affen – und meist sind es die alten, erfahrenen Tiere, die ihre Familie sicher leiten. Da sagt doch mancher, halt, im Alter, da wird man doch tüttelig?! Lassen Sie sich das nicht einreden. Sicher, im Vergleich zu Kindern lernen wir mit zunehmendem Alter langsamer – aber im Alter kann man ja auch schon vieles. Die Art und Weise, Probleme zu lösen, wird dagegen deutlich sicherer und besser. Wenn aber Ihr Nachbar Karl nicht nur den Einkaufszettel hat liegen lassen, sondern tagsüber im Schlafanzug in Ihrem Garten steht und meint, das sei sein Wohnzimmer – dann hat das nichts mit dem Alter zu tun sondern mit ernsten Erkrankungen – darüber wird Frau Eddelbüttel, unsere Seniorin im Team, Ihnen noch einiges erzählen.

Bildfolie 4: („Was können Sie durch aktive Vorsorge erreichen?")
Der eine oder andere hat vielleicht gedacht, ich will aber gar nicht so alt werden. Lieber eine Leben in Saus und Braus als hundert Jahre und sich kasteien. Ich muss Ihnen leider sagen, alt werden Sie sowieso. Durch andere Lebensbedingungen, eine andere medizinische Versorgung und eine geringe Sterblichkeit unter Kindern und

jungen Leuten heutzutage ist die Lebenserwartung sehr hoch geworden. Für die Frauen in dieser Runde liegt sie mittlerweile bei fast 89 Jahren und für meine Generation schon bei durchschnittlich 99 Jahren. Alt werden wir alle – was fangen wir mit dieser geschenkten Zeit an? Die Gesundheitsvorsorge kann mit entscheiden, wie Sie alt werden. Abgebildet sehen Sie sechs sog. behinderungsfreie Jahre, die z. B. durch mehr Bewegung hinzugewonnen werden können. Und selbst über die eigene Zeit bestimmen, selbständig leben, das möchten wir doch alle.

Bildfolie 5: („Alt werden wollen alle, alt sein will keiner.")

Was kann uns dabei helfen, glücklich und zufrieden alt zu werden, unsere Zeit selbst zu gestalten? Selbst Wissenschaftler haben sich damit beschäftigt, und das Ergebnis sehen Sie hier. Viele Pfeile. Damit wollen die Forscher sagen: Es gibt viele Wechselwirkungen, die wir nicht verstehen. Aber etwas hat man verstanden, und das kennen Sie aus eigener Erfahrung: Am Anfang unseres Lebens ist alles fremd bestimmt, von unseren Erbanlagen, den Genen, und den Umständen, in die wir hineingeboren werden. Ob Krieg, ob Frieden, wir müssen nehmen, was kommt. Je älter wir werden, umso mehr bildet sich unser Charakter aus, unsere Intelligenz und Persönlichkeit. Und je älter Sie werden, desto mehr können Sie das Heft in Ihre eigene Hand nehmen. Und nun sind es immer noch viele Einflüsse, aber drei Faktoren besonders, die darüber entscheiden, ob und wie wir alt werden: Ernährung, Bewegung und soziales Verhalten. Die medizinische Vorsorge ist noch das Tüpfelchen auf dem i. Darum stehen heute diese drei Bereiche im Mittelpunkt der Veranstaltung. Zu jedem Bereich haben wir einen Experten hier, der Ihre Fragen beantworten kann. (*Vorstellung Team*)

Diese drei Bereiche finden Sie auch in Ihrem Programm der heutigen Veranstaltung wieder, das wir Ihnen geschickt haben. Hier noch einmal zur Übersicht (vgl. **Abb. 9.1** Programmübersicht). Nach den Vorträgen brauchen wir alle eine kleine Pause. Danach möchten wir in kleinen Gruppen mit Ihnen persönlich schauen, wie Sie die Informationen aus den Vorträgen in Ihrem Alltag umsetzen können. Zum Abschluss versammeln wir uns noch einmal in diesem Raum. Sie bekommen alle wichtigen Informationen schriftlich, so dass Sie jetzt nicht mitschreiben müssen.

Bildfolie 6: („Was bedeutet eigentlich Risiko?")

Vorsorgen bedeutet auch, Risiken rechtzeitig zu erkennen und ihnen dann zu begegnen. Doch spätestens hier kommt uns der innere Schweinehund in die Quere. Wir verdrängen alle lieber, das ist menschlich, und was ist denn überhaupt gefährlich? Gestern, das Attentat im Fernsehen und der schlimme Flugzeugabsturz neulich. Dieses Bild zeigt uns aber, wo für den modernen Homo sapiens die Gefahren liegen: Der hohe Blutdruck, eine Folge des Bewegungsmangels unserer zivilisierten Gesellschaft, übertrifft sogar noch die Gefahren des Rauchens, das sicherlich nicht gesund zu nennen ist. Dagegen ganz am Ende, kaum noch sichtbar, Ihre Chance, einen 6er im Lotto zu gewinnen. Verschwindend gering – und doch spielen viele Menschen Lotto, und zu wenige lassen regelmäßig ihren Blutdruck kontrollieren.

Bildfolie 7: („Nützen Vorsorgeuntersuchungen?")

Der medizinische Test, der den Diabetes früh erkennen kann, ist einfach, preiswert und sicher. Doch wie sie sehen, ist die Bezeichnung Alterszucker völlig falsch. Bereits im mittleren Alter, mit 40 oder 50 Jahren, entsteht die Erkrankung. Doch wer hat dann schon Zeit und Lust, zur Kontrolluntersuchung zu gehen (jedenfalls, solange es nicht wehtut)? Nein, das passiert erst im Rentenalter, wenn die Zuckerkrankheit schon Jahre Zeit hatte, Schäden anzurichten. Doch auch dann ist noch nichts verloren, denn durch eine gute Behandlung können üble Folgen vermieden werden. Doch leider kommt hier wieder unsere Gesundheitspille ins Spiel: Nicht Medikamente, sondern Bewegung und richtige Ernährung sind entscheidend. Das gelingt nicht jedem, und erst dann ist „Holland wirklich in Not".

Bildfolie 8: („Die Angst ist der schlimmste Feind.")
Medizinische Vorsorge kann also helfen, Gefahren rechtzeitig zu erkennen oder ganz zu verhüten – z. B. durch Impfungen. Ich möchte Ihnen Mut machen, diese Chance zu ergreifen. Angst ist der schlimmere Feind – darum fassen Sie Mut, nehmen Sie den Kopf aus dem Sand und besprechen Sie mit Ihrem Hausarzt alle Ihre Befürchtungen. Denn nicht nur die Gefahren, auch die schönen Seiten des Alters können Sie dann erst sehen und genießen.

Überleitung
Wie Sie aber dennoch für den Fall der Fälle vorsorgen können, sagt Ihnen nun XXX. Danke.

9.3.2 Vortrag der Sozialpädagogin – Psychosoziale Vorsorge: „Wenn Sie nicht wissen, wen Sie fragen sollen ..."

Vorstellung
Guten Tag, meine Damen, meine Herren, ich möchte mich Ihnen vorstellen, mein Name ist XXX, ich bin Kinderkrankenschwester und Diplom-Sozialpädagogin. Können Sie sich unter dem Begriff einer Sozialpädagogin etwas vorstellen? Früher bezeichnete man das als „Fürsorgerin", die mit Knoten im Haar, Aktentasche und Schnürschuhen in Häuser ging, um bei Sachanträgen die Kleiderschränke zu inspizieren.

Aber keine Angst, diese Zeiten sind vorbei. Nun im Ernst, zu meiner Tätigkeit hier im Albertinen-Haus. Ich leite seit 7 Jahren eine Beratungsstelle für ältere Menschen und ihre Angehörigen. Mein Schwerpunkt liegt in der Arbeit mit Angehörigen von Demenzkranken. Nun, was können Sie von mir erwarten? Wo und in welcher Weise kann ich Hilfen anbieten?

Grundsätzliches: Sie werden heute nach unseren Einführungsreferaten in Kleingruppen zusammensitzen, und man wird Sie beraten zu den Bereichen Ernährung und Bewegung. Für meinen Bereich ist das nicht sinnvoll, weil die Probleme unter Umständen sehr private Bereiche berühren können. Daher biete ich Ihnen Einzelgespräche an, d. h. sie werden von mir individuell beraten. Wenn Sie daran interessiert sind, können Sie persönlich oder telefonisch mit mir einen Termin absprechen, an dem ich für Sie Zeit habe (vgl. Anhang Informationsmaterialien: „Beratungs- und Koordinierungsstelle für ältere Menschen und ihre Angehörigen im Albertinen-Haus).

Themen, die ich heute ansprechen möchte, kann ich in der kurzen Zeit nur streifen.

Ein Thema, das mir wichtig erscheint, ist die Zeit des Ruhestandes. Ich bin selbst in einem Alter, wo mir das Thema Ruhestand zunehmend vertrauter wird. Die Frage, was tue ich mit der vielen freien Zeit, stellt man sich oft erst dann, wenn der Tag X erreicht ist. Vorher ist man ja in der Regel zeitlich so belastet, dass man sich keine Gedanken macht, wie so ein Ruhe- oder auch Unruhestand ablaufen soll. Sie kennen das alle – erst einmal ausschlafen, dann alle liegen gebliebenen Dinge aufarbeiten, auf Reisen gehen u.s.w. – aber nach einigen Monaten tritt Ruhe ein, vielleicht auch Langeweile? Die Kollegen fehlen, die Freundschaften bleiben aus, weil man sie ja nicht ausreichend pflegen konnte. Der Haushalt ist in Ordnung, was nun? Oft fällt es einem schwer, herauszufinden, was man gerne tun würde, man hat ja lange nicht darüber nachdenken müssen, weil sich gar keine Zeit für irgendwelche Hobbys fand. Man muss oft weit nach hinten in seinem Gedächtnis kramen – was habe ich früher gerne getan und was wollte ich schon immer mal tun?

Freizeitgestaltung im weitesten Sinne ist im Laufe der letzten Jahre ein wichtiges Thema geworden, mit dem sich zunehmend auch die Wissenschaft beschäftigt (z. B. der Freizeitforscher Professor Opaschowsky). Denn: Zu viel Freiraum, den man nicht nutzen kann, führt zu Krankheiten – genannt sei hier z. B. die Depression.

Ein anderes Problem kann auch sein, zu wenig Freizeit zu haben und dabei anderweitig eingebunden zu sein, sich dem nicht entziehen zu können. Hierbei kann es sich um die Eltern handeln, die gebrechlicher werden und Ihrer Hilfe bedürfen. Es kann auch sein, dass der eigene Partner krank wird. Diesen Dingen muss man sich stellen, und der Tagesablauf wird z. T. von anderen Menschen bestimmt. In diesem Zusammenhang kann ich auf mein nächstes Streiflicht hinweisen.

Bildfolie 1: („Wir wissen nicht, was Ihnen die Zukunft bringt.")

Vorsorge ist besser als Nachsorge – dazu möchte ich Ihnen ein praktisches Beispiel geben. Nehmen Sie einmal an, ein Angehöriger hat einen Schlaganfall erlitten, und eine Verständigung mit ihm ist aufgrund von verloren gegangener Sprache z.Zt. nicht möglich. Als Angehöriger erwartet man von Ihnen u. U. Entscheidungen. Aber sind Sie auch berechtigt, zu entscheiden? Wenn jemand Vorsorge getroffen hat, ist er auf der sicheren Seite. Das kann z. B. eine Generalvollmacht sein oder aber eine Vorsorgevollmacht, auch eine Patientenverfügung ist eine sinnvolle Vorsorgemaßnahme.

Bildfolie 2: („Nehmen Sie Ihre Zukunft jetzt in die Hand!")

Was ist eine Vorsorgevollmacht? Sie kann in weiten Teilen eine amtliche Betreuung durch das Amtsgericht ersetzen, und sie ist rechtsverbindlich. Wenn ein solches Dokument nicht vorliegt und Handlungsbedarf besteht, muss ein Betreuungsverfahren beim zuständigen Amtsgericht eingeleitet werden. Dies ist mit erheblichem Verwaltungsaufwand verbunden und kann für den Erkrankten eine große seelische Belastung bedeuten.

Die bereits erwähnte Patientenverfügung hat im Gegensatz zur Vorsorgevollmacht keine rechtsverbindliche Wirksamkeit. Diese betrifft ausschließlich den gesundheitlichen Bereich und macht den Wunsch der Erkrankten deutlich, z. B. den Verzicht auf eine künstliche Beatmung in Situationen, in denen keine Aussicht auf Heilung oder Besserung besteht. Auch ohne diese Rechtssicherheit bedeutet gerade für die behandelnden Ärzte und die Familie diese Patientenverfügung eine nicht zu unterschätzende Entscheidungshilfe.

Bildfolie 3: („Rechtzeitig informieren!")

Nun ein weiteres Thema, was ich auch nur kurz streifen kann, das „Wohnen im Alter". Nun fragen Sie sich, wo liegt das Problem? Sie sind sicher zufrieden in Ihrem jetzigen Zuhause und verschwenden keinen Gedanken daran, sich zu verändern. Aber die Frage, kann ich noch die nächsten Jahre oder besser bis an mein Lebensende in dieser Wohnung verbleiben, sollte man sich selbst beantworten (vgl. Anhang Infomationsmaterialien: „Alte und neue Wohnformen", Seite 1–2).

Wie lange schaffe ich z. B. noch die vielen Stufen zu meiner im 3. Stock gelegenen Wohnung? Ist meine Wohnung rollstuhlgerecht? Könnte ich mich mit einem Gehwagen problemlos in meiner Wohnung bewegen? Wenn man diese Fragen ehrlich beantwortet, so können doch Wohnprobleme deutlich werden. Aber auch wenn dem so ist, denkt man nicht unbedingt an Umzug.

Warum nicht? Weil man Angst vor der Veränderung hat?

Weil man Angst hat, alleine eine Entscheidung treffen zu müssen?

Weil man sich in der Regel von der Wohnfläche her verkleinert?

Weil man nicht weiß, wohin mit den überflüssigen Möbeln, an denen man doch so hängt?

Diesbezügliche Probleme gibt es viele, also verzichtet man auf einen Wohnungswechsel und alles bleibt beim Alten. Es gibt allerdings sehr sinnvolle Hilfsangebote, die allerdings noch nicht sehr verbreitet sind. Der „Umzugsservice für Senioren" ist eine solche hilfreiche Einrichtung.

Wie auch in anderen Bereichen ist die Frage der Finanzierung von entscheidender Bedeutung, dies gilt nicht nur für den Umzugsservice, sondern auch wenn es um ambulante oder anderweitige Hilfen geht. Auch hier kann so eine Beratungsstelle durchaus Möglichkeiten aufzeigen.

Das waren kurze Streiflichter zu Themenbereichen, die in der sozialpädagogischen Beratung angesprochen werden können. Sie finden entsprechende Beratung außer bei mir auch bei der Altenhilfe der Bezirksämter, der Verbraucherzentrale und bei anderen gemeinnützigen Beratungsstellen in Hamburg, z. B. der Brücke, dem Landesseniorenbeirat oder den Grauen Panthern.

Überleitung
Wie Sie körperlich in Schwung bleiben, dafür hat XXX Ideen.

9.3.3 Vortrag des Physiotherapeuten: Körperliche Aktivität: „Mit 66 Jahren, da kommen wir in Schwung!"

Vorstellung
Mein Name ist XXX. Hier im Albertinen-Haus, einer Klinik für Altersmedizin, bin ich tätig als Physiotherapeut – Ihnen bekannt als Krankengymnast. Ich habe also täglich wortwörtlich „das Alter in der Hand". Viele der Patienten werden nach einem Schlaganfall oder einer orthopädischen Operation hier behandelt.

Weiterhin bin ich beteiligt an dem Projekt „Alt und Stark". Alt oder stark, werden Sie jetzt fragen? Nein, alt und stark, denn untersucht wurde, ob ältere Menschen erfolgreich an einem Krafttraining an Geräten teilnehmen können. Gemeldet haben sich überwiegend Bewohner unserer Wohnanlage. Nach einem Jahr Training war klar: Die meisten Senioren wollen weiter ihre Kraft beüben. Sie erreichten einen kleinen, aber deutlichen Kraftzuwachs im Gegensatz zu anderen Personen, die aus persönlichen oder medizinischen Gründen nicht weiter am Training teilnehmen konnten. Diese erlitten eine Abnahme ihrer Muskelkraft um 10 % – ein typischer Verlust in dieser Altersgruppe. Das sind ca. 30 % Kraftverlust nach drei Jahren! Es lohnt sich also, auch im hohen Alter Kraft und Beweglichkeit zu trainieren. Der älteste Teilnehmer der Studie war übrigens 94 Jahre alt!

Bildfolie 1: („Alter = Abbau?")

Unsere Vorstellung vom Alter ist hier abgebildet. Vom jung-dynamischen Sportler zum gebeugten, gangunsicheren älteren Menschen. Muss das so sein? Einige Beispiele zeigen uns, das wir uns mit diesem Abbau nicht abfinden müssen, z. B. der 70-jährige, der noch Marathon läuft, oder der 80-jährige, der noch weite Wanderungen unternimmt. Diese Beispiele zeigen, dass es auch anders geht.

Bildfolie 2: („Wer rastet, der rostet!")

Warum ist so wichtig, die körperliche Aktivität so lange wie möglich zu erhalten oder auch jetzt noch zu steigern? Der körperliche Abbau beginnt schon mit 20 Jahren, ist also kein Problem des Alters, sondern vielmehr ein lebenslanger Vorgang. Der Sportler, der mit 20–30 Jahren seinen Sport betreiben möchte, muss vermehrt trainieren, um seine Leistung gegenüber Jüngeren zu erhalten. Wenn der Trainingsaufwand vermindert wird, so kann er die Leistung nicht halten. Er wird seinen Sport nicht mehr ausüben oder nur noch als Freizeitsportler tätig sein.

Ähnlich sieht es im Alter aus. Sinkt das Maß an körperlicher Aktivität, so wird meine Mobilität eingeschränkt. Dem Sportler, der in seiner Sportart zurückstecken muss, macht das nicht so sehr viel aus. Er verlegt seine Aktivitäten einfach auf ein anderes Gebiet. Aber wenn die Mobilität sich einschränkt, hat das für die meisten Personen Abhängigkeit zur Folge. Das fängt langsam damit an, dass die schweren Einkäufe von anderen übernommen werden, weil man z. B. die Treppe nicht mehr so gut bewältigt. Dann übernehmen andere Menschen auch die leichteren Einkäufe. Eigentlich nicht so schlimm, die Enkelkinder machen das ja ganz gerne. Aber diese Enkelkinder wachsen, ziehen fort, und jetzt beginnt das Problem. Wer kauft jetzt ein und wie regele ich meinen Alltag?

Und der Haushalt wird auch immer schwerer, in die Badewanne oder Dusche kommen Sie auch nicht mehr so gut. Bis die maximale Form der Abhängigkeit von anderen erreicht ist, in Form von Essensgabe und Hilfe beim Toilettengang. Hier in der Klinik ist einer der ersten Erfolge die Mobilisation der Patienten an den Tisch und ihnen den Toilettengang zu ermöglichen. Liegt keine allzu schwere Erkrankung vor, kann dieses Ziel auch erreicht werden. Der Preis dafür sind allerdings bis zu sechs Stunden Übungen am Tag: Mit der Pflege, den Physiotherapeuten und den Ergotherapeuten. Dies ist ein Beleg dafür, dass man in jedem Alter und auch unter widrigen Umständen anfangen kann, seine Mobilität zu trainieren. Aber eigentlich möchten wir Sie schon vorher erreichen, um Ihre Unabhängigkeit so lange wie möglich zu erhalten.

Nur etwas mehr mäßige, aber regelmäßige Bewegung kann den körperlichen Abbau hinauszögern und helfen, Ihre Vitalität zu erhalten. Der tägliche Gang zum Bäcker, die kleine Morgengymnastik, Treppen steigen statt Fahrstuhl fahren – zusammengenommen können solch kleine Maßnahmen Ihre Beweglichkeit entscheidend fordern und fördern.

Bildfolie 3: „Bewegung: Sie investieren, Sie gewinnen!"

Was geschieht in Ihrem Körper, wenn Sie die körperliche Aktivität steigern? Auch wenn einige der abgebildeten Pfeile nach unten zeigen, so stellen sie dennoch positive Effekte dar. Ein Bluthochdruck kann sich wieder regulieren, Ihr Immunsystem, die körpereigene Abwehr wird stimuliert. Das Gleichgewicht verbessert sich, somit wird die Sturzgefahr vermindert. Das Wohlbefinden steigert sich, man hat etwas geleistet, und Schmerzen können in vielen Fällen gelindert werden.

All das kann den körperlichen Abbau bremsen und somit Ihre Mobilität steigern oder auch erhalten. Dies soll auch mein Fazit sein und für Sie einen Denkanstoß geben. Sie können etwas tun, um sich fit zu halten, damit Sie so wenig Hilfe wie möglich brauchen. Es braucht nicht so viel, z. B. den täglichen Spaziergang verlängern oder öfter kleinere Einkäufe tätigen und so weiter. In den Kleingruppen werden wir im Einzelnen für jeden seinen Weg finden und über Probleme sprechen, die auftreten können.

Überleitung
Wer sich viel bewegt, braucht viel Energie – und dafür ist unsere Fachfrau Frau Lemberger zuständig.

9.3.4 Vortrag der Ökotrophologin: „Aber bitte mit Sahne?"

Vorstellung
Mein Name ist XXX. Seit fünf Jahren arbeite ich in der Sportmedizin als Ernährungsberaterin. Dort betreue ich ganz verschiedene Personengruppen, so dass ich meine berufliche Erfahrung in zwei Sätzen zusammenfassen möchte:

1. „Fit, gesund und leistungsfähig zu sein, ist keine Frage des Alters, sondern abhängig von einer bewussten Lebensführung.
2. Mein Motto lautet: Bewusstes abwechslungsreiches Essen und Trinken machen fit für ein aktives Leben in jedem Alter!

Mit dem Älterwerden steht allerdings auch ein verminderter Kalorienbedarf des Körpers im Vordergrund. So benötigt man ab 60 Jahren durchschnittlich 20 % weniger Kalorien als junge Menschen. Gleichzeitig bleibt aber der Bedarf an Vitaminen und Mineralstoffen konstant. Das bedeutet, jetzt vermehrt Lebensmittel zu essen, die diese beinhalten. Anhand der Ernährungspyramide der Deutschen Gesellschaft für Ernährung (DGE) wird eine ausgewogene Ernährungsweise vorgestellt. Die Pyramide ist in sieben Segmente eingeteilt und gibt an, wie viel von den einzelnen Lebensmittelgruppen Sie täglich essen dürfen.

Poster Ernährungspyramide in DIN A0 an der Wand bzw. Präsentatinsfolie wird aufgelegt. Außerdem wird die Nahrungs-Pyramide auch als Hand-out für die Teilnehmer zum Mitnehmen nach Hause verteilt (vgl. Anhang Informationsmaterialien: Die Ernährungs-Pyramide und Bildfolie 1).

1. Segment (Obst und Gemüse)
Die Pyramidenbasis ist meine Lieblingsgruppe! – Es ist die Gruppe Obst und Gemüse, gemäß der Kampagne „Fünf am Tag"[8]. Nicht mehr ein Apfel am Tag, nein

---

[8] Dies ist Teil eines breiten internationalen Netzwerkes mit Kampagnen in den USA und vielen europäischen Ländern. In Deutschland sind zahlreiche Organisationen aus den Bereichen Gesundheit, Handel, Erzeuger und Wissenschaft für „Fünf am Tag" aktiv. Die Schirmherrschaft haben das Bundesministerium für Gesundheit und das Bundesministerium für Verbraucherschutz, Ernährung und Landwirtschaft übernommen. Das EU-Programm „Europa gegen den Krebs" unterstützt ebenfalls die Kampagne. Es wurde einerseits erklärt, warum regelmäßiger, täglicher Obst- und Gemüsekonsum so wichtig für die Gesundheit ist: „Obst und Gemüse (auch Vollkornprodukte) enthalten neben Ballaststoffen, Vitaminen und Mineralstoffen auch sog. sekundäre Pflanzenstoffe, denen ein schützender Effekt für viele Erkrankungen zugesagt wird."

5 Portionen Obst und Gemüse am Tag liefern uns Vitamine, Spurenelemente und viele tausend noch unbekannte Stoffe. Diese sog. sekundären Pflanzenstoffe finden Sie in keiner Vitamintablette, aber erst ihr Wechselspiel hält uns gesund. Nicht gleich erschrecken – hier spreche ich besonders die Herren in der Runde an: Eine Portion passt in eine Hand, es ist nicht der ganze Blumenkohl gemeint. Wie schafft man das? Nun, bilden Sie eine „Ampelkoalition", Abwechslung ist gesund und erhält den Appetit. Einen gelbe Banane (enthält z. B. Magnesium), ein roter Apfel (enthält Kalium) oder Kirschen, eine grüne Kiwi (enthält viel Vitamin C) oder blaue Trauben – schöpfen Sie aus dem ganzen Füllhorn „Obst". Das kann auch ein Rhabarberkompott sein oder ein Stückchen Obstkuchen oder Orangensaft. Und Gemüse? Gekocht oder als Salat zum Mittagessen, das kennen Sie. Aber auch ein Gläschen Gemüsesaft, eine Möhre zwischendurch oder Gurken – und Tomatenscheiben machen jede Brotmahlzeit knackig und frisch.

2. Segment (Kartoffeln und Cerealien)

Dieses Segment besteht aus: Getreide, Brot, Kartoffeln, Reis, Nudeln, Müsli. Essen Sie zwei- bis dreimal täglich Getreide, achten Sie hier darauf, dass es Vollkornprodukte sind, diese haben einerseits mehr Nährstoffe, andererseits wirken diese günstiger auf Ihren Blutzuckerspiegel. Gleichzeitig enthalten Vollkornprodukte mehr Ballaststoffe. Diese fördern die Darmfunktion, können so Verstopfungen vorbeugen, füllen den Magen, und das Sättigungsgefühl hält lange vor.

3. Segment (Milch und Milchprodukte)

In der Lebensmittelgruppe der Milch und Milchprodukte wird ein Glas Milch, eine Portion Milchprodukt, z. B. Joghurt oder Quark, oder eine Scheibe Käse täglich empfohlen. Da einige wenige ältere Personen Milch aufgrund einer Laktoseintoleranz nicht vertragen, kann das Glas Milch durch eine zweite Milchproduktportion bzw. eine weitere Scheibe Käse oder eine weitere Portion Quark ausgeglichen werden. Bei Milcheiweißallergien haben sich Sojacremes mit Kalzium bewährt. Diese Lebensmittel enthalten vor allem Eiweiß und Fett und dienen als Lieferanten des essenziellen Kalziums, welches bei Osteoporose wichtig ist. Bei Käse rate ich aufgrund der versteckten Fette zur Vorsicht – schon zwei Scheiben decken ein Viertel Ihres Tagesbedarfes an Fett. Einschub zur Erklärung von versteckten Fetten (vgl. Anhang Informationsmaterialien: „Wo sind die versteckten Fette?").

4. Segment (Fleisch und Fisch)

Bei der Gruppe von Fleisch und Fisch entfernen wir uns von der täglichen Empfehlung. Zweimal die Woche Fleisch und mindestens zweimal in der Woche Fisch reichen aus. Bevorzugen Sie Fisch und hierbei fettige Fischsorten. Diese enthalten Fette, die sehr gesund für Ihr Herz sind und durch keine anderen Lebensmittel zu ersetzen sind! Der Fleischkonsum sollte sich auf maximal 150–200 g pro Tag beschränken. Auch hier verbergen sich ungesunde, versteckte Fette, beispielsweise in Salami oder Teewurst.

5. Segment (Streichfette und Öle – Sichtbares Fett)

Die sichtbaren Fette, Streichfette und Öle, können ebenfalls täglich verzehrt werden, wobei die Menge hier wichtig ist. Nicht mehr als 20 g Butter (ein Frühstückspäckchen) und zwei Esslöffel Öle sollten gegessen werden.

6. Segment (Süßigkeiten)

Die Pyramidenspitze zeigt zwar, dass Süßigkeiten jeden Tag erlaubt sind – aber gemäß dem Motto „Nichts ist verboten, nur die Menge macht es! Bitte in Maßen genießen!" Einen Riegel Schokolade oder ein Stück Kuchen oder ein paar Gummibärchen. Zu beachten ist hierbei das Wörtchen „oder"!

7. Flüssigkeit

Und last but Not least, Flüssigkeit muss in ihrer Bedeutung besonders hervorgehoben werden. Schätzen Sie einmal, wie viel Flüssigkeit Sie täglich brauchen. Es sind 2,0–2,5 Liter, die über den Tag verteilt getrunken werden sollten. Isst man dann noch regelmäßig Obst und Gemüse (nicht zu vergessen auch die Suppen), dann kommt man ganz einfach auf 2,5 Liter. Leider zählen Kaffee, schwarzer und grüner Tee nicht zum Flüssigkeitshaushalt dazu. Das darin enthaltene Koffein entzieht dem Körper Wasser – also machen wir es wie in Frankreich oder Italien: Eine Karaffe Wasser zum Espresso oder Cappucino! 3–4 Tassen täglich sind erlaubt, allerdings sollte dies mit Wasser, Saftschorlen, Kräuter- oder Früchtetee ausgeglichen werden. Hinweis: Trinken Sie immer ausreichend, bevor der Durst entsteht. Das Durstgefühl ist bereits ein Warnzeichen für zu wenig aufgenommene Flüssigkeit und dieses Warnsignal lässt im Alter nach. Hinweis auf Hand-out Trinkfahrplan (vgl. Anhang Informationsmaterialien: „Trinkfahrplan").

Fazit

Schon kleine Veränderungen können viel zum Wohlbefinden beitragen, denn der Mensch ist, was er isst! In der Kleingruppe erarbeiten wir mit Ihnen Ihre individuelle Ernährungspyramide, und vielleicht nehmen Sie zwei oder drei Vorschläge mit nach Hause und setzen diese um. Das kann Ihnen schon viel helfen! Sie werden sehen, dass der Genuss dabei nicht zu kurz kommt.

Überleitung

Wenn Sie allerdings doch schon eine Krankheit oder Organschwäche haben, dann braucht man manchmal ein Medikament. Unsere Ärztin/Pflegekraft (je nach dem, wer den folgenden Vortrag hält) macht mit Ihnen nun ein kleines Spiel.

9.3.5 Vortrag der Fachpflegekraft bzw. Ärztin: Umgang mit Heilmitteln: „Es ist ein Kraut gewachsen gegen jede Krankheit."

Vorstellung

Mein Name ist XXX. Ich arbeite hier im Albertinen-Haus als Fachpflegekraft auf einer klinisch-geriatrischen Station. Wie kommt es zu der Bezeichnung „Fachpflegekraft"?, wird sich der eine oder andere von Ihnen fragen. Die Altersmedizin stellt an alle Pflegekräfte hohe Anforderungen. Die Kenntnis häufiger Erkrankungen im Alter und deren Auswirkungen auf Alltagssituationen sind wichtig, damit durch unsere Unterstützung wieder ein selbständiges Leben möglich wird. Nicht nur die Berufsgruppe der Ärzte bildet sich in diesem Bereich fort, sondern auch die Schwestern und Pfleger.

Mein Thema heute sind Medikamente. Im Klinikalltag erfahre ich von den Patienten immer wieder eine Abneigung oder Unsicherheiten gegenüber Medikamenten. Viele Patienten bringen zur Aufnahme in die Klinik eine Plastiktüte mit, voll mit bunten Pillen, Kapseln und Schachteln. Die Beipackzettel allerdings fehlen meist, und viele Patienten wissen nicht mehr, warum ihnen die Tabletten verordnet wurden.

Darum machen wir jetzt gemeinsam ein kleines Quiz. Meine Kollegen werden jedem von Ihnen unterschiedliche Präparate in die Hand geben. Keine Angst – die Schachteln sind leer. Bitte entscheiden Sie, ob es sich bei den Präparaten um ein Medikament handelt oder nicht. Die Präparate, die für Sie *kein* Medikament darstellen, legen Sie bitte in die Mitte des Tisches.

Während die Schachteln verteilt werden, kommen schon die ersten Fragen auf.

„Dieses Medikament nehme ich auch, aber ist das andere nun ein Medikament oder nicht?" Ohne auf die Fragen zu antworten, werden die Teilnehmer dazu veranlasst, sich zügig zu entscheiden.

Die Schachteln, die nach Meinung der Teilnehmer kein Medikament enthalten, werden zur Ansicht aufgestellt.

Bildfolie 1: „Was ist ein Medikament?"

Die überraschende Antwort auf das Quiz: *Alle Produkte*, die wir Ihnen ausgeteilt haben, sind *alles* Medikamente.

Ein Medikament enthält einen Wirkstoff, der im Körper eine bestimmte Wirkung erzielt. Unterscheiden kann man Medikamente z. B. anhand der Inhaltsstoffe und ihrer Herstellung:

• chemisch synthetisierte Inhaltsstoffe
• pflanzliche Inhaltsstoffe
• Nahrungsergänzungsmittel

Inzwischen gibt es fließende Übergänge zwischen den Gruppen, da viele industriell hergestellten Medikamente ihr Vorbild in der Natur fanden – z. B. das Novodigal dort wurde früher aus dem Fingerhut gewonnen. Und das Kalium dort wird nicht aus Bananen gepresst, sondern künstlich hergestellt.

Wirkstoff und Wirkung sind also entscheidend. Wenn Sie Baldriantropfen am Abend nehmen, um besser einschlafen zu können, dann handelt es sich um ein Medikament. Jedenfalls, wenn auch Baldrian enthalten ist. Diese Tropfen hier enthalten 48 % Alkohol, und wir können nur vermuten, welcher Stoff hier wirkt – Baldrian oder Alkohol.

Schauen wir uns einmal die Packung mit dem harmlosen Pflänzchen näher an. (Ein Teilnehmer wird direkt mit Namen angesprochen.) – Frau X, stellen Sie sich vor, Ihr Hausarzt stellt bei Ihnen eine Herzschwäche fest und verordnet Ihnen jeden Morgen eine Tablette Novodigal®. Am Nachmittag sehen Sie im Drogerie-Markt diese Weißdorn-Pillen und lesen: „stabilisieren den Kreislauf und stärken das Herz", oh, das klingt gut. In den nächsten Wochen wundert sich Ihr Hausarzt, wie schwierig es ist, für Sie die richtige Dosis Novodigal® zu finden. Er weiß nichts von dem frei verkäuflichen Medikament, und Sie wissen nicht, dass der Wirkstoff im Weißdorn ähnlich wirkt wie das Digitalis im Novodigal®. Sie nehmen mehr Wirkstoffe auf, als es Ihrem Körper gut tut, und es kann unter Umständen zu einer Überdosierung kommen, die sich z. B. in Form von Herzrhythmusstörungen äußert. Und dabei war der Weißdorn auch noch teuer!

Bildfolie 2: „Allein die Dosis macht, dass ein Ding kein Gift!"

Bei der Einnahme von Medikamenten sind Regeln zu beachten. Die Wirkung eines Medikamentes kann dadurch beeinflusst werden, zu welcher Tageszeit es eingenommen wird und wie es eingenommen wird. Einige Antibiotika etwa werden durch das Kalzium in Milchgetränken beeinträchtigt und verlieren ihre Wirkung. Wasser dagegen ist eine neutrale Flüssigkeit und eignet sich gut zur Einnahme von Medikamenten. Da der Körper im Alter Flüssigkeit verliert, ist ausreichendes Trinken besonders wichtig. Befragen Sie Ihren Hausarzt zum sicheren Umgang mit Ihren Medikamenten. Verändern Sie keinesfalls ohne Absprache mit dem Arzt die Dosis.

Bildfolie 3: „Medikamenten-Plan"

Dabei hilft ein Medikamenten-Plan. Wer von Ihnen besitzt so etwas? *(meistens niemand)*. Ich habe Ihnen ein Beispiel mitgebracht, das wir nun zusammen ausfüllen. Am Ende der Veranstaltung kann jeder von Ihnen einen mitnehmen.

Die Vorstellung des Planes erfolgt systematisch. Wie heißt das Medikament und wie viel Wirkstoff enthält es? Damit für die Teilnehmer deutlich wird, warum es wichtig ist, hier genau zu differenzieren, werden zwei Medikamente mit gleichem Wirkstoff, aber unterschiedlicher Dosis verglichen.

Wozu nehme ich das Medikament ein? Diese Frage überprüft für jeden, ob die Einnahme notwendig ist. Die Akzeptanz gegenüber der Einnahme vieler Medikamente steigt, wenn ihr Zweck bekannt ist. Auch wann das Medikament am Tag eingenommen werden soll, ist einigen meisten Teilnehmern nicht geläufig. Für viele ist es auch ungewohnt, sich Gedanken darüber zu machen, seit wann ein Medikament eingenommen wird. Gerade Beispiele wie Abführmedikamente und Schlafmittel verdeutlichen, dass oft aus Gewohnheit jahrelang auf bestimmte Medikamente zurückgegriffen wurde. Die Entwöhnung dauert dann umso länger.

Die letzte Frage zielt darauf, wer das Medikament verordnet hat. War ich es selbst? War es der Urologe? Oder der Zahnarzt, der beim letzten Besuch ein Schmerzmedikament für den entzündeten Zahn verordnet hat? Welche Medikamente hat der Hausarzt verordnet und kennt dieser die Vielfalt meiner Tabletten?

Was sollte ich mit meinem Hausarzt besprechen? Natürlich anhand des Medikamenten-Planes alle verwendeten Medikamente. Aber auch Erwartungen und Befürchtungen, die mit der Einnahme von Medikamenten verbunden sind, sollten besprochen werden. Ängste, die entstehen, wenn ein Medikament verordnet wird, das Sie als Patient ablehnen, sollten dem Hausarzt gegenüber geäußert werden. Nur dann kann er darauf eingehen oder eine Alternative suchen, damit das teure Mittel nicht im Müll endet (Hinweis auf Medikamenten-Plan vgl. Anhang Informationsmaterialien: „Medikamenten-Plan").

Der Hausarzt sollte als gleichberechtigter Gesprächspartner angesehen werden. Damit eine Beratung überhaupt stattfinden kann, ist es von Vorteil, wenn Sie sich vorbereiten und rechtzeitig einen Gesprächstermin vereinbaren. Fragen Sie also Ihren Arzt oder Apotheker. Viele Apotheken haben für Ihre Kunden schon Chipkarten, die alle verordneten Medikamente abspeichern. Wird ein neues Medikament verordnet, hat der Apotheker die Möglichkeit zu überprüfen, ob dieser Wirkstoff zu Wechselwirkungen führen könnte.

Überleitung und Pause

Bevor die Teilnehmer in die Pause gehen, wird das Wort nochmals an die Teamärztin abgegeben, die noch offene Fragen zu bestimmten Medikamenten klärt und auf die Informationsmaterialien „Medikamenten-Plan", „Schmerztagebuch" und „Nützliche Adressen für Senioren in Hamburg" (vgl. Anhang) hinweist.

Anschließend werden Teilnehmer in die nachfolgende Kleingruppenarbeit (Bewegung und Ernährung) aufgeteilt.

9.4 Arbeit in Kleingruppen

Persönliche Empfehlungen zur Umsetzung eines aktiven Lebensstils werden in Kleingruppen mit maximal sechs Teilnehmern zu den Bereichen „Ernährung" und „Körperliche Aktivität" erarbeitet. Angestrebt wird daher, dass alle älteren Personen an dieser Kleingruppenarbeit in beiden Kleingruppen teilnehmen. In (nach Möglichkeit) getrennten Räumen finden je zwei Kleingruppen parallel zueinander statt. Jeder Teilnehmer durchläuft nacheinander erst die eine Kleingruppe (z. B. Ernährung) und dann die andere Kleingruppe (z. B. Bewegung) oder umgekehrt.

Die Experten – in diesem Falle der Physiotherapeut und die Ökotrophologin – müssen zunächst das geplante Vorgehen erläutern und die Beiträge der Teilnehmer strukturieren. Die Teilnehmer einer Gruppe können sich sehr in ihrem Ausgangsstatus und in ihren Zielen unterscheiden. Um daher jeden Teilnehmer auf seinem Ausgangsniveau zu erreichen, hat sich das schriftliche Ausfüllen eines standardisierten Protokolls bewährt. Diese Phase der Stillarbeit regt die Selbstreflexion an. Die Protokolle führen den Teilnehmer von seinen gewohnten Alltagstätigkeiten über bereits bestehende körperliche Probleme zu seinen Interessen und Zielen. So wird der nun folgende Dialog mit dem jeweiligen Experten optimal vorbereitet.

Aus den Notizen der Teilnehmer analysiert der Experte ihre Gewohnheiten und zeigt positive und negative Effekte auf. Besonders auf fehlende positive, aber mögliche Gewohnheiten wird hingewiesen – selten von bestehenden Gewohnheiten abgeraten. Schnell bilden sich dann Untergruppen von zwei bis vier Teilnehmern, die ähnliche Erfahrungen gemacht haben, diese austauschen, sich gegenseitig motivieren und Tipps geben. Diese wechselseitigen dynamischen Effekte sind mit ähnlichen Vorgängen in Selbsthilfegruppen zu vergleichen. Der Experte strukturiert diesen Austausch und bündelt die Aussagen zu abschließenden Empfehlungen.

Wenn irgend möglich, werden in jeder Kleingruppe und für jeden Teilnehmer zumindest zwei Empfehlungen ausgesprochen. Die Erste verstärkt bereits praktiziertes positives Verhalten und ist daher vom Teilnehmer leicht in seinen Alltag zu integrieren. Die zweite Expertenempfehlung geht darüber hinaus, ihre Umsetzung bedeutet meist die Aufnahme einer neuen Verhaltensweise in die täglichen Gewohnheiten. Der Experte äußert seine Gedanken hierzu laut und vergewissert sich ständig, dass die erarbeiteten Empfehlungen auf einem Konsens mit dem Teilnehmer beruhen. Besonders wichtig ist es daher, dem Teilnehmer Zeit und Raum einzuräumen, seine Bedenken, Abneigungen und Befürchtungen zu schildern. Nur so können gut gemeinte Ratschläge vermieden werden, die, „von oben herab" ausgesprochen, nie eine Aussicht auf Verwirklichung haben. Die getroffenen Empfehlungen – oder passender – Vereinbarungen zwischen Experten und Teilnehmern werden schriftlich auf den Protokollen fixiert. Dies geschieht aus zwei Gründen. Zum einen soll der Teilnehmer auch zuhause die Entwicklung der Empfehlung nachvollziehen können. Darüber hinaus wird in bestimmten Fällen dem Teilnehmer während der Veranstaltung eine Rücksprache mit dem Hausarzt nahe gelegt. Auch für eventuelle Nachfragen durch die Hausärzte werden die Empfehlungen schriftlich festgehalten. Jeder Teilnehmer erhält auf Basis dieser Protokolle in den darauf folgenden Wochen nach der Veranstaltung von der Ernährungsexpertin eine schriftliche Empfehlungsabgabe (Ernährungsbrief) und schriftliche Empfehlungen zur Optimierung der körperlichen Aktivität (Bewegungsbrief) von dem Physiotherapeuten.

9.4.1 Instrumente in der Kleingruppe Ernährung

1-Tages-Ernährungsprotokoll
Anhand eines standardisierten 1-Tages-Ernährungsprotokolls (vgl. **Abb. 9.2** Ernährungsprotokoll), welches die DGE (Deutsche Gesellschaft für Ernährung) als repräsentative Grundlage für die Dokumentation der Ernährungssituation angibt, halten die älteren Teilnehmer ihre Ernährungsgewohnheiten schriftlich fest. Dazu ist es nötig, die einzelnen Felder des Protokolls zu erläutern – z. B. sollten die Getränke mit einer Mengenangabe versehen werden. Eine Tasse steht für 0,15 l, ein Becher oder ein Glas für 0,2 l Flüssigkeit. Saucen, Dressings, Streich- und Bratfette sind besonders zu berücksichtigen. Die Ökotrophologin hat Portionsgrößen von 20 mg Butter („Frühstückspäckchen") und andere Lebensmittelattrappen dabei und kann so die empfohlenen Tagesmengen und Maßeinheiten demonstrieren.

Die Teilnehmer werden angeleitet, beim Protokollieren Folgendes zu beachten:
Geschmacksrichtung benennen – bevorzugt werden...
- Kaffee, schwarzer Tee oder Früchtetee
- Natur- oder Fruchtjoghurt
- Zartbitter- oder Milchschokolade
- Fisch oder Fleisch
- Obst oder Gemüse

Mitteilung der Fettstufe bei Milch und Milchprodukten (0,1 %; 1,5 % oder 3,5 % Milch)
Mengenangabe: in g/ml, in Ess-/Teelöffel, groß/klein, Glas/Tasse/Becher
Zubereitungsart: Paniert oder gegart, frisch oder aus der Dose
Markenname: z. B. des Mineralwassers, der Margarine etc.
Mitteilung spezieller Gewohnheiten:
- Vegetarier, Veganer, etc.
- Milchunverträglichkeit (Lactoseintoleranz oder Milcheiweißallergie)
- Allergien
- Stoffwechselerkrankungen

Dokumentation von Größe und Gewicht
Fragen, die zwangsläufig beim Ausfüllen entstehen („Was ist denn ein typisches Mittagessen?"; „Zählt der Frühstückskaffee mit?") bieten einen leichten Einstieg in die Beratungsgespräche. Anhand der Aufzeichnungen lassen sich rasch Ernährungsfehler erkennen. Im Gespräch ergeben sich erste Hinweise auf die Ursachen und die Einstellung der Teilnehmer. Vor allem können Missverständnisse ausgeräumt werden, die die Nahrungsauswahl und -zubereitung betreffen. Das Ziel der Protokollierung ist ein bedarfsdeckender Verzehrplan, der diese Schwachstellen nicht mehr enthält und dabei die Vorlieben der älteren Menschen berücksichtigt.

Das Protokoll wird eingesammelt, und die Auswertung erfolgt in einzelnen Portionsgrößen der in der Nahrungspyramide aufgeführten Nährstoffhauptgruppen. Wir orientierten uns dabei an der Datengrundlage des Bundeslebensmittelschlüssels und der D-A-CH-Referenzwerte aus dem Jahr 2000 (Zusammenschluss von der Gesellschaft für Ernährung in Deutschland (DGE), Österreich (ÖGE) und der Schweiz (SGE/SVE). Die unterschiedlichen Alters- und Geschlechtsgruppen werden nach den Vorgaben der D-A-CH-Referenzwerte gebildet. Die D-A-CH-Referenzwerte geben für jede Empfehlungsgruppe eine durchschnittliche Körpergröße und ein durchschnittliches Gewicht an. Dadurch erfolgt eine individuelle Umrechnung der Nährstoffzufuhr.

Ernährungs-Protokoll „Aktive Gesundheitsförderung im Alter"

Vorname, Name: _____ Alter: _____ BMI: _____

Was essen und trinken Sie für gewöhnlich an einem ganz normalen Tag bzw. pro Woche?

Mahlzeit	Lebensmittel	Portionsgrößen	Getränk	Menge
Frühstück	○ Brot/Brötchen	____Scheiben/Stück	○ Wasser	____Gläser
	○ Butter	____g	○ Obstsaft	____Gläser
	○ Margarine	____g	○ Gemüsesaft	____Gläser
	○ Marmelade/Honig	____TL	○ Kaffee M-Z	____Tassen
	○ Quark/Joghurt	____g	○ Malz-Coffeinfr	____Tassen
	○ Wurst	____Scheibe(n)	○ Schwarz-Tee	____Tassen
	○ Käse	____Scheibe(n)	○ anderer Tee	____Tassen
	○ Ei(er)	____Stück(e) / Woche	○ Milch	____Gläser
	○ Müsli	____EL		
	○ Obst	____Stück		
	○ Gemüse	____Stück		
	○ Sonstiges:			
Zwischen-	○ Obst	____Stück(e)	○ Wasser	____Gläser
Mahlzeit am	○ Gemüse	____Stück(e)	○ Obstsaft	____Gläser
Vormittag	○ Quark,Joghurt	____g	○ Gemüsesaft	____Gläser
	○ Kekse	____Stück(e)	○ Kaffee M-Z	____Tassen
	○ Kuchen	____Stück	○ Malz-Coffeinfr	____Tassen
	○ Eis/Pudding	____Kugel/Portion(en)	○ Schwarz-Tee	____Tassen
	○ Schokolade	____Riegel (20g)	○ anderer Tee	____Tassen
	○ Sonstiges:		○ Milch	____Gläser
Mittagessen	○ Suppe/Eintopf	____**mal pro Woche**	○ Wasser	____Gläser
	○ Fleisch	____**mal pro Woche**	○ Obstsaft	____Gläser
	○ Fisch	____**mal pro Woche**	○ Gemüsesaft	____Gläser
	○ Gemüse/Salat	____**mal pro Woche**	○ Kaffee M-Z	____Tassen
	○ Eier(speisen)	____**mal pro Woche**	○ Malz-Coffeinfr	____Tassen
	○ Kartoffeln	____**mal pro Woche**	○ Schwarz-Tee	____Tassen
	○ Nudeln	____**mal pro Woche**	○ anderer Tee	____Tassen
	○ Reis	____**mal pro Woche**	○ Milch	____Gläser
	○ Soße/Öl	____**mal pro Woche**		
	○ Obst (als Dessert)	____**mal pro Woche**	○ Bier/Wein	____Gläser
	○ Quark/Joghurt	____**mal pro Woche**	○ Schnaps	____Gläser
	(als Dessert)	____**mal pro Woche**		
	○ Sonstiges Dessert:	____**mal pro Woche**		
	○ Sonstiges:			
	Welches Öl verwenden Sie?			
Zwischen-	○ Obst	____Stück(e)	○ Wasser	____Gläser
Mahlzeit am	○ Gemüse	____Stück(e)	○ Obstsaft	____Gläser
Nachmittag	○ Quark,Joghurt	____g	○ Gemüsesaft	____Gläser
	○ Kekse	____Stück(e)	○ Kaffee M-Z	____Tassen
	○ Kuchen	____Stück	○ Malz-Coffeinfr	____Tassen
	○ Eis / Pudding	____Kugel/Portion(en)	○ Schwarz-Tee	____Tassen
	○ Schokolade	____Riegel (20g)	○ anderer Tee	____Tassen
	○ Sonstiges:		○ Milch	____Gläser
Abendbrot	○ Brot / Brötchen	____Scheiben/Stück	○ Wasser	____Gläser
	○ Butter	____g	○ Obstsaft	____Gläser
	○ Margarine	____g	○ Gemüsesaft	____Gläser
	○ Marmelade/Honig	____TL	○ Kaffee M-Z	____Tassen
	○ Quark/Joghurt	____g	○ Malz-Coffeinfr	____Tassen
	○ Wurst	____Scheibe(n)	○ Schwarz-Tee	____Tassen
	○ Käse	____Scheibe(n)	○ anderer Tee	____Tassen
	○ Obst	____Stück(e)	○ Milch	____Gläser
	○ Gemüse	____Stück(e)		
	○ Nüsse	____1 EL = 10 g	○ Bier/Wein	____Gläser
	○ Chips, Salzstangen	____1 Handvoll =25 g	○ Schnaps	____Gläser
	○ Schokolade	____Riegel (20g)		
	○ Eis	____Kugel (75g)		
	○ Sonstiges:		Albertinen-Haus, 2001	

Abb. 9.2: Ernährungsprotokoll

Diese Empfehlungen werden mit den protokollierten Ernährungsgewohnheiten (Istmenge/Tag) verglichen und bilden die Grundlage zur Ermittlung des persönlichen Optimalwertes (Sollmenge/Tag). So betrug die Sollmenge für Obst und Gemüse 5 standardisierte Portionen pro Tag, die erhobenen Istmengen variierten individuell zwischen 0 und 13 Portionen. Alle Personen unterhalb des Sollwertes (5 am Tag) erhielten praxisnahe Vorschläge, weitere Obst- und Gemüseportionen in ihren Speiseplan zu integrieren.

Darüber hinaus wurden alle Ernährungsprotokolle des Jahres 2001 mit Hilfe der Software FOODOPT® auf ihren Nährstoffgehalt (Kohlenhydrate, Proteine, Fette, Vitamine und Spurenelemente) analysiert. Diese Untersuchung diente der wissenschaftlichen Validierung der Protokolle, ist aber für eine Beratung im Sinne der „Aktiven Gesundheitsförderung im Alter" nicht zwingend notwendig.

Die Teilnehmer bekommen einen persönlichen Auswertungsbrief ca. zwei Wochen nach der Kleingruppe Ernährung zurückgeschickt, worin allerdings nicht auf einzelne Zahlen und Sollwerte eingegangen wurde. Vielmehr werden die folgenden Gesichtspunkte in dem Ernährungsbrief erläutert:

1. Der Flüssigkeitshaushalt unter Berücksichtigung der Flüssigkeitsmenge, -auswahl oder -zeitpunkt. Ein Trinkfahrplan ist immer beigefügt.
2. Regelmäßiger Obst- und Gemüsekonsum, gemäß der Aktion „Fünf am Tag".
3. 2-mal in der Woche Fisch, unter Bevorzugung von fetthaltigem Fisch.
4. Täglich drei Portionen Milchprodukte.

Die Briefe werden in einem Baustein-System erstellt, das individuelle Anpassungen erlaubt. Praktische Beispiele zu jedem Vorschlag können so den individuellen Vorlieben der einzelnen Teilnehmer angepasst werden. Nachfolgend finden sich zwei Beispielbausteine für die Bereiche „Verzehr von Obst/Gemüse" und „Fisch".

Beispielbaustein zu mehr Verzehr von Obst und Gemüse:
Sie essen kaum Obst und Gemüse. Wünschenswert wären jedoch fünf Portionen am Tag, denn Obst und Gemüse enthalten neben Vitaminen und Mineralstoffen auch zahlreiche Pflanzenstoffe, die Ihrer Gesundheit sehr zu Gute kommen. Folgend finden Sie Tipps, wie Sie Obst und Gemüse in Ihrer täglichen Ernährung einbauen können.
• Trinken Sie regelmäßig ein Glas Frucht- oder Gemüsesaft.
• Essen Sie tagsüber z. B. als Dessert ein Stück Obst.
• Essen Sie nachmittags anstelle der Praline ein kleines Stück Obstkuchen.
• Belegen Sie Ihr Brot mit Gemüsescheiben!
• Verzehren Sie doch mal einen Becher Naturjoghurt mit frischem Obst.
• Verzehren Sie doch mal einen Becher Kräuterquark mit Gemüse.
• Wenn Sie mehr wasserhaltiges Obst oder Gemüse essen würden, könnten Sie darüber hinaus Ihre Flüssigkeitszufuhr erhöhen und dazu beitragen, Ihren Blutdruck zu stabilisieren!

Beispielbaustein zu mehr Verzehr von Fisch:
Gemäß Ihrem Protokoll essen Sie nicht zweimal die Woche Fisch. Das ist Ihrer Gesundheit nicht förderlich, denn gerade die fettreichen Fische (mit Ausnahme des Aals) enthalten Fettsäuren, die nicht nur Ihren Cholesterinspiegel günstig beeinflussen können, sondern Ihr gesamtes Herz-Kreislauf-System! Einfache Tipps zur Umsetzung erfolgen hier:
• Zu den fettreichen Fischen zählen Makrele, Hering, Tunfisch, Lachs.

- Für die schnelle Küche bieten sich Tiefkühlfisch und auch Dosenfisch an, aber bitte vermeiden Sie hierbei die fettreichen Soßen.
- Gönnen Sie sich mal ein Rollmopsbrötchen.
- Reichern Sie Ihren Salat oder Ihre Soßen mit Fisch, z. B. Tunfisch, an.

Diese Bausteine sind beliebig zu erweitern (z. B. bei ernährungsabhängigen Syndromen) und individuell zu variieren.

Fazit der Ökotrophologin

Da ich als Ökotrophologin an der Universität Hamburg hauptsächlich jüngere Menschen und Leistungssportler berate, war das Programm „Aktive Gesundheitsförderung im Alter" eine besondere berufliche Herausforderung für mich.

Schon die Hospitationswoche in der geriatrischen Klinik am Albertinen-Haus öffnete mir die Augen für die vielfältigen Probleme des Alterns, aber auch für die vielen Chancen von Behandlung und Vorbeugung. Dies gilt besonders, wenn qualifizierte Personen – Ärzte, Pfleger und Therapeuten – an einem Strang ziehen.

Da ich selbst sportlich sehr aktiv bin, interessierten mich persönlich Anregungen aus den anderen Fachgebieten – v.a. der Physiotherapie. Auch den Senioren konnte ich so vermitteln, dass beides, Ernährung und Bewegung, für ein aktives Leben wichtig sind.

Die älteren Teilnehmer des Vorsorgeprogramms kamen zu den Gruppenveranstaltungen überwiegend in dem Bewusstsein, dass sie mit einer gesunden Ernährungsweise ihre Gesundheit fördern könnten. Das Interesse an den Grundlagen einer gesunden Ernährung und praktischen Empfehlungen dazu war groß. Dieser Personenkreis schätzte die beraterischen Dienstleistungen und zeichnete sich durch rege Mitarbeit aus. Vor allem in den Kleingruppen kamen viele Fragen und nützliche Diskussionsbeiträge zustande. Aus ernährungswissenschaftlicher Sicht wurde diese Generation mit vielen Mythen konfrontiert, beispielsweise zur „ungesunden" Butter. Diese wurden in der Kleingruppe oder im Workshop auf ihren Gehalt überprüft und richtig gestellt.

Viele Teilnehmer ernährten sich bereits ausgewogen und waren dennoch dankbar für ganz spezielle Tipps z. B. zu Mineralwässern oder Ölen.

Das Augenmerk sollte verstärkt besonderen Risikogruppen gelten. Mir fielen in diesem Zusammenhang allein stehende ältere Männer auf. Diese hatten nie gelernt, für ihr eigenes leibliches Wohl zu sorgen. Einige aßen gar keine frische Kost, kein Obst und selten Milchprodukte, so dass es zu vielen Defiziten in der Ernährung kam. Mein Vorschlag wäre ein kombinierter Einkaufs- und Kochkurs speziell für ältere Herren. Insgesamt haben mich die positiven Erfahrungen des Programms bewogen, weiterhin mit Senioren zu arbeiten. Darüber hinaus beteilige ich mich aktiv weiter an dem Programm „Aktive Gesundheitsförderung im Alter".

9.4.2 Instrumente in der Kleingruppe Bewegung

Anhand eines eigens entworfenen, standardisierten Protokolls zu gewohnten körperlichen Aktivitäten (vgl. **Abb. 9.3** Aktivitäts-Profil) beginnt die Diskussion in kleiner Runde. Zunächst ist zu prüfen, ob der jeweilige Teilnehmer das Fazit der Kurzvorträge, mehr Bewegung in den Alltag zu bringen, auf sich persönlich bezieht. Bewusst wird der Begriff „Sport" vermieden, da viele Senioren damit unangenehme Erfahrungen verbinden oder an den Hochleistungssport denken. Die meisten üben regelmäßig schwere Arbeiten in Haus und Garten aus, ohne einen Ausgleich für diese belastenden Tätigkeiten zu haben. Schnell wird über typische

Aktivitäts-Profil „Aktive Gesundheitsförderung im Alter"

Vorname, Name: _____ Alter: _____

Sehr geehrte/r Teilnehmer/in, dieses Blatt soll helfen, Ihre Möglichkeiten zu mehr körperlicher Bewegung zu beschreiben und Tipps der Gesundheitsberater dazu festhalten.

Wir würden gerne von Ihnen wissen, <u>welche</u> Aktivitäten Sie <u>wie häufig</u> betreiben:
- Spaziergänge?

nie	2-3mal pro Woche	4-5mal pro Woche	täglich

- Garten   oder   Balkon pflegen? Bitte benennen!

- Hausarbeiten und Einkäufe?

nie	leichte Arbeiten	Kochen	schwere Arbeiten

- Freizeit und Hobbies? Bitte benennen!

- Regelmäßig durchgeführte Sportarten. Bitte benennen!

- Haben Sie Herz-Kreislauferkrankungen? Bitte benennen!

- Leiden Sie unter schmerzenden Gelenken? Wenn ja, welche?

- Gibt es auch Sportarten oder Aktivitäten, die Sie nicht ausüben können oder möchten?

Wozu hätten Sie Lust, was wollten Sie schon immer mal ausprobieren?

- Nach Ihren Angaben tun Sie viel für Ihre   ▪ Ausdauer   ▪ Balance   ▪ Kraft.
- Zu kurz kommt Ihre   ▪ Ausdauer   ▪ Balance   ▪ Kraft.

Wichtig ist es, Bewegung regelmäßig, am besten täglich, in den Tagesablauf einzuplanen.
Das rät Ihr Experte für Bewegung zum Training Ihrer

1)

- Wenn Ihnen das nicht reicht , wäre hier eine zusätzliche Alternative für Ihre
2)

- Folgende Ansprechpartner können Ihnen bei der Umsetzung in die Tat helfen:
1)

2)

Albertinen-Haus Hamburg, 2001

Danke! In etwa 2 Wochen erhalten Sie Ihr schriftliches Empfehlungsschreiben.

Abb. 9.3: Aktivitäts-Profil

Beschwerden berichtet, über Rückenschmerzen, Knieprobleme oder ein Gefühl der Unsicherheit als Zeichen nachlassender Balance.

Der Gesundheitsberater hilft nun, die regelmäßig ausgeführten Aktivitäten nach grundlegenden Bewegungsqualitäten einzuordnen. Es werden nun Sport- und Bewegungsarten gesucht, die sich einerseits mit den bestehenden körperlichen Beschwerden vereinbaren lassen oder diese gar lindern können, andererseits eine fehlende Bewegungsqualität beüben. Gerade diese Verbindung von Bewegungsformen, die trotz oder wegen bestehender körperlicher Einbußen ausgeübt werden können, motiviert die meisten Teilnehmer außerordentlich. Das Selbstwertgefühl nimmt zu und erlaubt ihnen, selbst etwas für sich, für ihr Wohlergehen zu tun.

In einem zweiten Schritt werden diese Vorschläge an die individuellen Vorlieben und alltäglichen Gewohnheiten angepasst und wohnortnahe Adressen gesucht, die bei der Umsetzung der Empfehlung nützen können.

Ergänzend wird besprochen, welche der bereits gerne praktizierten Tätigkeiten noch etwas ausgebaut werden könnte (z. B. Radfahren nicht nur am Wochenende, sondern auch zum täglichen Einkauf). Die noch wenig eingeschränkten Senioren verfügen zwar meist über eine grundlegende Ausdauer, aber zur Förderung der Herz-Kreislauftätigkeit ist eine leichte Steigerung der Ausdauer gewinnbringend. Nur sehr selten muss von bestehenden Aktivitäten abgeraten werden, wenn nachweislich Kontraindikationen bestehen. In Zweifelsfällen sollte an den Hausarzt zur Rücksprache verwiesen werden. Die schriftlich im Bewegungsbrief formulierten Überlegungen und Empfehlungen sind für behandelnde Ärzte oder Therapeuten rasch zu überblicken.

Häufiger kommt es vor, Senioren wieder zu einer eigentlich beliebten Tätigkeit zu ermuntern, die aus falsch verstandenem Schonungsverhalten heraus aufgegeben oder eingeschränkt wurde. Großer Beliebtheit erfreuen sich in Hamburg zurzeit Radfahrkurse für Senioren (Anfänger und Fortgeschrittene). Teil des Angebots sind geführte Radwanderungen durch Naherholungsgebiete und verkehrsberuhigte Zonen. **Abb. 9.4** zeigt ein typisches Beratungsgespräch in der Kleingruppe Bewegung und **Abb. 9.5** den daraus resultierenden Muster-Bewegungsbrief.

Fazit des Physiotherapeuten

„Für meine Tätigkeit als Gesundheitsberater haben sich Erfahrungen aus meiner bisherigen Arbeit mit Senioren als wichtig erwiesen.

Bei einer Vielzahl der Senioren bestehen Bewegungseinschränkungen und/oder Vorerkrankungen (z. B. Arthrosen in verschieden Gelenken). Diese Probleme halten einige Senioren davon ab, sich regelmäßig zu bewegen oder gar eine neue Sportart zu beginnen, wenn eine gewohnte Bewegungsform aus körperlichen Gründen beendet werden musste. Im Vorfeld fehlte es oft nur an einem Ausgleich zu der gewohnten Sportart oder an der richtigen Anleitung beim Training.

Auch Schwindel unklarer Genese und eine allgemein verminderte Belastbarkeit sind oft angegebene Gründe für mangelnde körperliche Aktivität. Die Kenntnis der Pathologie mit deren Auswirkungen im Alltag und der Behandlung solcher Erkrankungen geben dem Gesundheitsberater erst die Möglichkeit zu einer individuellen Beratung. Muskuläre Dysbalancen und bestehende Gelenkerkrankungen sind hemmende Faktoren für einige Sportarten oder Alltagsaktivitäten und können durch bestimmte Bewegungsformen wieder ausgeglichen werden. Auf Fragen der Senioren in Beratungsgesprächen zu Funktionen des Bewegungsapparates und dessen Erkrankungen bzw. Therapiemöglichkeiten durch die Krankengymnastik kann dementsprechend eingegangen werden. Meine Arbeit im Krafttraining mit Senioren (vgl. Kap. 1.5) und das Programm „Aktive Gesundheitsförderung im Alter" haben mir die Möglichkeiten aufgezeigt, die der Seniorensport bietet – wenn er angepasst wird an die Fähigkeiten und die bestehende Pathologie der einzelnen Teilnehmer."

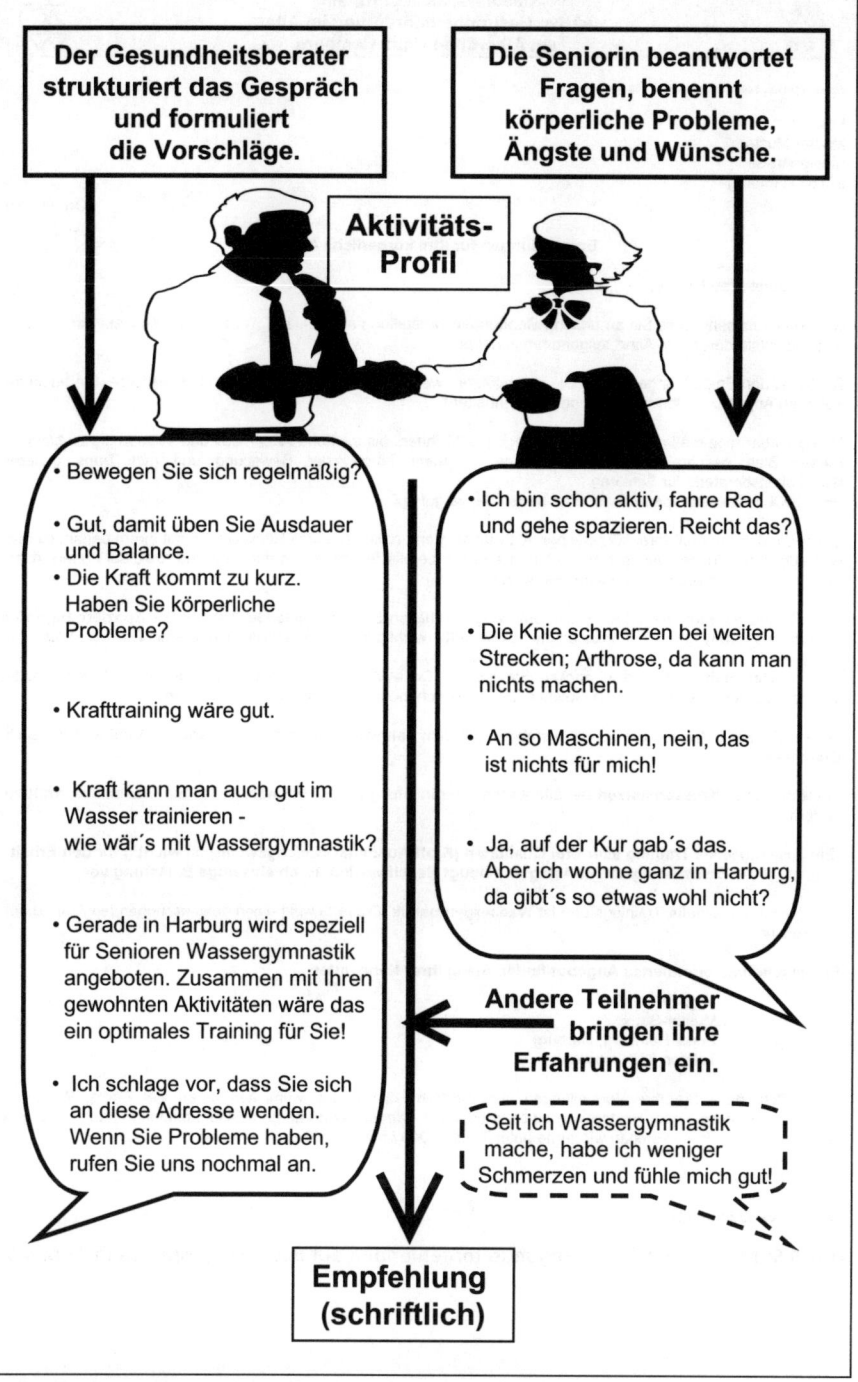

Abb. 9.4: Arbeit in Kleingruppen – Beispiel Bewegung Finden der Vorschläge zur Gesundheitsförderung im Gespräch

**Kleeblatt-Konzept für eine
„Aktive Gesundheitsförderung im Alter"
am Albertinen-Haus Hamburg**

Albertinen-Haus, Sellhopsweg 18-22, 22459 Hamburg

Frau
Muster Muster
Musterstraße
22763 Hamburg

Ort, Datum

Empfehlungen für Ihre körperliche Aktivität

Sehr geehrte Frau Muster,

wir freuen uns sehr, dass Sie an unserer Beratungsveranstaltung am ☐☐.☐☐.☐☐ nach dem Konzept der „Aktiven Gesundheitsförderung im Alter" teilgenommen haben.

Die folgenden Empfehlungen sollen Sie unterstützen, weiter aktiv in Ihre Gesundheit zu investieren. Sie basieren auf Ihren Angaben zu Ihren Bewegungsgewohnheiten.

Mäßige, aber regelmäßige körperliche Bewegung hilft Ihnen, bis ins hohe Alter mobil und selbständig zu bleiben. Dieses Blatt beschreibt Ihre Möglichkeiten zu mehr körperlicher Bewegung und gibt Tipps unserer Gesundheitsberaterin für Senioren
(Herr XXX, Physiotherapeut) dazu. Bitte heben Sie es gut auf.

Bevor Sie das Ausmaß Ihrer körperlichen Aktivität steigern, halten Sie bitte Rücksprache mit Ihrem behandelnden Arzt oder Kardiologen. Dies gilt besonders, wenn Sie bereits Beschwerden mit Herz und Kreislauf hatten. Auch Ihr Blutdruck sollte regelmäßig kontrolliert werden.

Zu Fuß sind Sie mehrmals wöchentlich unterwegs. Behalten Sie diese gute Gewohnheit bei. **Spaziergänge** sind ein schönes Hobby und bringen Sie an die frische Luft – wichtig für die Aktivierung von Vitamin D in der Haut.

Auch in **Haushalt und Garten** packen Sie mit an. Doch Vorsicht: Obwohl diese Tätigkeiten Ihnen Freude bereiten, belasten sie Rücken und Gelenke. Ein ausgleichender Sport könnte vorteilhaft sein.

In Ihrer Freizeit betreiben Sie gerne Ausfahrten mit dem **Fahrrad**. Damit fördern Sie sowohl **Ausdauer** als auch **Gleichgewicht.**

Sie leiden unter **Knieschmerzen** bei athrotischen Veränderungen. Optimal wäre es für Sie, gezielt Ihre **Kraft** zu fördern.

Ein ausgewogenes Training aller drei Qualitäten (Kraft-Ausdauer-Gleichgewicht) ist wichtig für den Erhalt Ihrer Selbständigkeit im Alltag und beugt Beschwerden durch einseitige Belastung vor.

Eine für Sie vorteilhafte Trainingsform ist **Wassergymnastik**. Diese bewirkt einen gelenkschonenden Aufbau der Muskulatur.

Ein gesundheitsorientiertes Angebot finden Sie in Ihrer Nähe unter

„Aqa-Fit ab 70
Muster-Str. x
2xxxx Hamburg, Harburg
Telefon 040 / xxxxxxxxx

Wir hoffen, dass Sie Ihre Vorstellungen verwirklichen können und wünschen Ihnen viel Erfolg. Wenn es besondere Probleme oder Hindernisse zu bewältigen gilt, würden wir gerne gemeinsam mit Ihnen nach Lösungen suchen. Für Rückfragen stehen wir gerne unter Telefon 040 / 5581–1870 zur Verfügung.

Mit freundlichen Grüßen

XXX (Physiotherapeut)

Abb. 9.5: Musterbrief für Bewegungsempfehlungen auf Basis des Gesprächs in Abb. 4.4

9.5 Ausklang der Veranstaltung an Termin 1 im Plenum

Am Ende der Veranstaltung versammeln sich noch einmal alle Teilnehmer in einem Raum. Sie erhalten dort Informationsmaterialien (vgl. Anhang Informationsmaterialien). Es folgt eine herzliche Einladung zu einem zweiten Termin sechs Monate nach Termin 1, die bis dahin gemachten Erfahrungen zur Gesundheitsvorsorge diskutieren zu können und praktische Erfahrungen in Schnupperkursen/Workshops sammeln zu können. Vorschläge des Teams dazu werden vorgestellt, es wird aber auch um eigene Ideen der älteren Teilnehmer gebeten. Die Teamärztin beendet die Veranstaltung offiziell mit einer Verabschiedung.

9.6 Nachbearbeitung der Beratungsveranstaltung

Jeder Teilnehmer erhält ca. zwei Wochen nach der Beratungsveranstaltung seine individuellen Ernährungsempfehlungen (Ernährungsbrief) auf der Basis des Ernährungsprotokolls (vgl. Kap. 9.4.1) sowie die individuellen Empfehlungen für die Optimierung der Aktivitäten im Alltag (Bewegungsbrief) auf der Basis des Aktivitäts-Protokolls (vgl. Kap. 9.4.2).

Ernährungs- und Bewegungspezialisten erstellen diese Unterlagen unter Einbeziehung der zur Verfügung stehenden Daten und Adressen des lokalen Netzwerkes (vgl. Kap. 8.2).

9.7 Option und Chancen eines zweiten Termins

Die zweite interventionelle Gruppenveranstaltung ist nicht obligatorisch. Im Idealfall findet sie am Geriatrischen Zentrum sechs Monate nach dem ersten Termin statt. Zu Beginn versammeln sich alle Teilnehmer – wie sie es aus Termin 1 gewohnt sind – in einem Gruppenraum. Die Veranstaltung beginnt mit einer Begrüßung durch das Experten-Team sowie einer semistandardisierten Diskussion zu den Erfahrungen der Teilnehmer, die sie nach Teil 1 bezüglich ihrer eigenen Gesundheitsvorsorge gemacht haben. Es bietet sich an, während dieser Diskussion oder auch schriftlich Fragen zur Akzeptanz des ersten Termins vor sechs Monaten zu stellen. Nach dieser allgemeinen „Aufwärmphase" arbeiten die Teilnehmer ein zweites Mal in den beiden Kleingruppen Bewegung und Ernährung. Hier werden dann im Einzelfall die Erfolge und bisher nicht erreichten Ziele der empfohlenen Maßnahmen diskutiert. Schnell finden sich auch hier wieder die dynamisierenden Kleingruppeneffekte, die bereits in Termin 1 förderlich waren. Verschiedene Teilnehmer entdecken die gleichen Probleme bei der Empfehlungsumsetzung. Andere haben für dieses Problem eine individuelle Lösung gefunden und geben diese gerne weiter. Auch die Experten bringen sich hier ein und machen Vorschläge zur Problemlösung.

Alle Teilnehmer nehmen auch an Termin 2 wieder an beiden Kleingruppen teil. Es können hierfür – wie an Termin 1 – zwei Räume vorgesehen sein. Wir haben jedoch auch gute Erfahrungen gemacht mit einem recht großen Gruppenraum

(36 m²), in dem beide Kleingruppen zeitgleich arbeiteten. An entsprechend vorbereiteten Tischen können die Teilnehmer mit ihrem Kleingruppen-Experten in beiden Raumhälften unabhängig voneinander effektiv arbeiten. Nach der repetitiven Kleingruppenarbeit gehen die Teilnehmer in die vorab gebuchten Workshops.

Weitere Termine sind in dem Konzept der „Aktiven Gesundheitsförderung im Alter" nicht vorgesehen, da durch die Weiterleitung an entsprechende Partner im Netzwerk wie z. B. Seniorenorganisationen oder Sportgruppen etc. eine Nachhaltigkeit angelegt wurde. Außerdem wurde durch das didaktische Konzept – insbesondere auch durch das Angebot der Workshops – bei den älteren Teilnehmern die Fähigkeit unterstützt, Beratungsangebote und Kursaktivitäten gezielt in Anspruch zu nehmen.

9.8 Workshops und Kursangebot

Workshops sind niedrigschwellige Schnupperangebote, die Themen vertiefen, die die Teilnehmer besonders interessieren. Zusätzlich erlauben sie die praktische Erfahrung einiger Empfehlungen und fördern so die Umsetzung. **Tab. 9.1** gibt eine Übersicht über das Workshopangebot, das am Albertinen-Haus angeboten wird und auf reges Interesse stößt. Eine Zusammenarbeit mit Partnern im Netzwerk bietet sich an.

Kontraindikationen müssen immer bedacht werden (vgl. Kapitel 9.6). **Tab. 9.2** stellt zusammen, worauf bei der Buchung des Workshopangebotes durch die Teilnehmer geachtet werden muss. Nachfolgend werden die in **Tab. 9.1** aufgelisteten Workshops inhaltlich beschrieben.

9.8.1 Workshops für den Bereich Ernährung

Einkaufstraining: Die Auswahl gesunder und preisgünstiger Lebensmittel steht im Mittelpunkt eines Einkaufstrainings vor Ort in einem typischen Supermarkt. Maximal sechs Teilnehmer versuchen, das anhand der Ernährungspyramide Gelernte praktisch umzusetzen. Weniger bekannte, empfehlenswerte Produkte wie Vollkornnudeln oder Sojaquark werden vorgestellt. Besonders kritisch werden Fertigzubereitungen beäugt, die meist überteuert sind und zudem viele gehärtete Fette, Zucker und Zusatzstoffe enthalten. Dazu ist es notwendig, die Angaben der Hersteller auf den Produkten zu finden, zu interpretieren und zu verstehen.

Tab. 9.1: Schwerpunktbereiche und Workshopangebote

Schwerpunktbereich	Workshop	Ausführung
Ernährung	Einkaufstraining	Ökotrophologin
Ernährung	Lebensmittelkunde	Ökotrophologin
Bewegung	Rückengymnastik	Physiotherapeut
Bewegung	Fußgymnastik	Physiotherapeut
Bewegung	Tai Chi Chuan	Projektärztin
Bewegung	Nordic-Walken	Fachpflegekraft
Bewegung	Vielseitigkeitstraining	Fachpflegekraft
Soziales Feld	Wohnformen im Alter	Sozialpädagogin
Soziales Feld	Computer und Internet	Projektärztin

Tab. 9.2: Kontraindikationen und Ausschlusskriterien für Schnupperkurse

Workshop	Hindernis	Kontraindikation
Einkaufstraining	Gangstörung, Sehbehinderung	Gehstrecke unter 1 Stunde
Lebensmittelkunde	Sehbehinderung	
Tai Chi	Starke Gleichgewichtsprobleme	Aktivierte Arthrosen oder Aktivierte Arthritis Frische Hüft- und Knie TEP
Rückengymnastik	Bodensitz nicht möglich	Akuter Bandscheibenvorfall und frische Wirbelkörperfrakturen
Fußgymnastik	Diabetes mellitus	Frische TEP an Knie oder Hüfte Füße werden nicht mehr erreicht Fußinfektionen (Pilz)
Balancetraining	Sehbehinderung	Durchblutungsstörungen (Glaudio intermitens) und starke Hüft- oder Kniegelenksathrosen
Nordic Walken	Sehbehinderung	Durchblutungsstörungen (Glaudio intermitens) und starke Hüft- oder Kniegelenksarthrosen
Wohnformen	keine	keine
Computer	Behinderung der Hand	Sehbehinderung

Lebensmittelkunde: Alternativ wird im Albertinen-Haus eine kleine Produktkunde angeboten. Packungen beliebter Lebensmittel dienen zur Demonstration. Die Angaben der Hersteller werden gesucht und erläutert. Schwerpunkt ist die richtige Anwendung wertvoller ungesättigter Fette und Vermeidung von ungünstigen gehärteten Fetten. Besonders das Aufspüren der sog. „versteckten" Fette in industriellen Zubereitungen und die Erstellung „leichter" Alternativen zu bekannten Gerichten dient der Umsetzung zuhause.

In beiden Schnupperkursen zum Thema Ernährung wird natürlich auf Fragen der Teilnehmer eingegangen, Adressen werden vermittelt (z. B. Selbsthilfegruppen für Übergewichtige) und das ausreichende Trinken mit Ratschlägen zur Auswahl geeigneter Mineralwässer unterstützt.

9.8.2 Workshops für den Bereich Bewegung

Gymnastik für den Rücken/Gymnastik für die Füße: Diese Bereiche eignen sich besonders für praktische Erprobungen. Die Zusammenstellung des Angebotes orientiert sich an zwei Zielen. Zum einen werden Schnupperkurse angeboten, die sich häufigen chronischen Leiden älterer Menschen widmen. Dies sind die Workshops

139

„Rücken" und „Füße". Auch Personen mit deutlicher Arthrose oder Lumballeiden können hier unter der Anleitung des Physiotherapeuten ihre Stärken und Schwächen im wahrsten Sinne „erspüren", um anschließend einfache Übungen für eine regelmäßige Gymnastik zuhause zu erlernen. Die Erfahrung, dass durch Bewegung gezielt die eigenen „Problemzonen" beweglicher werden und Schmerzen abnehmen, stärkt das Selbstbewusstsein. Angst und falsches, übertriebenes Schonverhalten, das langfristig die Mobilität erheblich beeinträchtigt, werden in Frage gestellt. Gerade für ängstliche Personen ist die fachliche Anleitung für das korrekte Üben wichtig. Aber auch die Chance, in einem geschützten Raum mit anderen Betroffenen den lange vernachlässigten Körper wieder zu erproben, ist essenziell zur Förderung der Compliance. Adressen von „Rückenschulen" (in Hamburg zahlreich vorhanden) werden bei Bedarf vermittelt.

Die übrigen Workshops zum Bereich Bewegung stellen beispielhaft drei weniger bekannte Sportarten vor. So werden auch noch sehr aktive Teilnehmer angesprochen, Neues zu probieren. Denn körperlich aktive, sportliche Personen neigen leicht zu einem einseitigen Training. Der nötige Ausgleich fehlt, Fehlbelastungen können die Folge sein.

Nordic Walken: Voraussetzung für jede Aktivität ist körperliche Ausdauer. Ausdauersportarten sind besonders geeignet, das Herz-Kreislaufsystem gesund zu erhalten. Beispiel für ein kontrolliertes Ausdauertraining ist das sog. „Nordic Walken". Der Einsatz gefederter, ergonomisch geformter Stöcke erlaubt ein schnelles, aufgerichtetes und symmetrisches Gehen. Die Gelenke werden entlastet; Arm- und Rückenmuskulatur dagegen gefordert. Das Tempo und die Wegstrecke können an die Bedürfnisse von älteren Anfängern, Fortgeschrittenen und Leistungssportlern angepasst werden. Die Technik ist schnell und einfach zu erlernen. Je nach Geschmack kann allein trainiert werden oder der Kontakt zu einer der in Hamburg ansässigen Gruppen gesucht werden.

Tai Chi: Das Nachlassen der körperlichen Balance ist ein großes Problem im höheren Lebensalter. Die Teilnehmer selber unterschätzen die Bedeutung des Gleichgewichtssinnes, bis es zu ersten Sturzereignissen kommt. Darauf folgt häufig ein schneller körperlicher Abbau, weil aus Angst vor Stürzen die eigene Mobilität immer weiter eingeschränkt wird. Das Training des Gleichgewichtes stellt eine besondere Herausforderung dar, da nur wenige Bewegungsformen effektiv sind.

Anhand aktueller Studienergebnisse aus den Vereinigten Staaten scheint sich das chinesische Tai Chi besonders zur Übung von Balance und Koordination zu bewähren (Wolf et al., 1996). Diese Bewegungsform vereinigt zudem einen gewissen Kraftaufbau durch langsame – fast isometrische Bewegungen – mit großer Konzentration. Kontinuierliche Gewichtsverlagerungen werden erlernt. Die dazu gehörige Atemgymnastik ist zudem geeignet, Stress abzubauen und Entspannungstechniken zu erlernen. Wir entschieden uns daher und aufgrund großer Nachfrage unter den Senioren zum Angebot eines Workshops „Tai Chi". Da in Hamburg ein Tai Chi-Ausbildungszentrum (www.tai-chi-zentrum.de) existiert, das u. a. mit dem Qualitätssiegel „Sport Pro Gesundheit"[9] ausgezeichnet wurde, waren zudem günstige Voraussetzungen zur Weitervermittlung interessierter Senioren gegeben.

---

[9] Sport Pro Gesundheit ist eine bundesweite Dachmarke zur Kennzeichnung qualitätsgeprüfter präventiver Vereinsprogramme. Entwickelt wurde es vom Deutschen Sportbund (DSB) und der Bundesärztekammer.

Auch das Fahrradfahren ist in diesem Zusammenhang zu nennen, es ist allerdings im zunehmenden Hamburger Stadtverkehr mit besonderen Ängsten und Risiken verbunden. Radfahrkurse für Erwachsene wurden daher gerne in den Kleingruppen am ersten Beratungstermin im Geriatrischen Zentrum vermittelt.

Vielseitigkeitstraining: Eine Kombination verschiedener Techniken zur Förderung von Ausdauer, Kraft und Koordination wurde zu einem „Vielseitigkeitstraining" zusammengefasst. Bei diesem Schnupperkurs stehen Abwechslung und Freude am gemeinsamen sportlichen Spiel im Vordergrund. Als Ergänzung für das Training zuhause sind eine leichte Gymnastik und Kraftübungen mit dem Thera®-Band gedacht. Davon profitieren Personen, die erst mit dem Aufbau von Muskulatur beginnen und nicht an Geräten oder in Studios trainieren möchten. Sehr gut geeignet ist der Workshop auch für Senioren, die schon selber Erfahrung als ehrenamtliche Gruppenübungsleiter in Sportvereinen gemacht haben und neue Anregungen suchen.

9.8.3 Workshops für den Bereich Soziales Feld

Wohnformen: Die Frage nach einem geeigneten Wohnumfeld stellt sich für die meisten älteren Menschen erst dann, wenn ein eigenständiges Leben in den eigenen vier Wänden nicht mehr möglich ist. Nach offizieller Schätzung leben in Deutschland ca. 150.000 Senioren in 3.500 Wohnanlagen. Die Entscheidung für einen Umzug in altersgerechte Anlagen fällt meist nicht vor dem 78. Lebensjahr (Literatur: www.bund.de). Ist allerdings die Mobilität und Belastbarkeit schon eingeschränkt, bleibt keine Gelegenheit für eine sorgfältige Auswahl einer Einrichtung, oder krisenhafte Ereignisse wie z. B. Krankenhausaufenthalt, Tod einer betreuenden Person oder beginnende Demenz erzwingen den sofortigen Einzug in ein unbekanntes Pflegeheim. Um solchen Situationen vorzubeugen, empfiehlt sich eine frühzeitige Auseinandersetzung mit der Thematik. Die Entscheidung z. B. für eine Altenwohnung mit behindertenfreundlichen Zugängen kann die eigene Mobilität und Selbständigkeit bewahren helfen.

Im Workshop informiert die Sozialpädagogin ausführlich über die unterschiedlichen Wohnformen für ältere Menschen in Hamburg (Altenwohnungen, Wohngemeinschaften, Betreutes Wohnen, Seniorenheime, Pflegeheime und Wohnanlagen). Welche Wohnform passt zu wem? Welche finanziellen Möglichkeiten bestehen? Vor allem, worauf sollte bei einer Besichtigung oder Vertragsunterzeichnung geachtet werden? Diese Fragen werden in einer Diskussion beantwortet. Interessierte Personen können auch gemeinsam mit der Sozialpädagogin Einrichtungen besichtigen, sich selbst „ein Bild machen".

Computer: Ein wesentlicher Bestandteil sozialer Vorsorge ist die aktive Gestaltung der eigenen Freizeit. Stellvertretend für das umfangreiche Angebot für Senioren in Hamburg (Studium, Volkshochschulkurse, Ehrenamt, Seniorengruppen und -vereine u.v.m.) bieten wir die Chance, unbefangen erste Erfahrungen zu machen im Umgang mit Computern. Ausdrücklich werden Personen angesprochen, die keinen Zugang zu normalen Kursen suchen. Meist ist eine gewisse Schwellenangst zu überwinden. Schritt für Schritt – vom Einschalten des PC, dem Umgang mit der Maus bis zum ersten gedruckten Brief – wird der Umgang mit der ungewohnten Technik erprobt. Gerade Frauen, die zuhause gegenüber Ehemännern und Kindern keine Gelegenheit hatten, Erfahrungen mit technischen Geräten zu machen, gewinnen schnell Erfolgserlebnisse. Für erste Schritte am PC besonders geeignet und interessant ist das Medium „Internet". Wo liegen die Tücken, wo der Nutzen – alles wird sofort am Rechner probiert. Die erste eigene Email an weit entfernt lebende Kinder ist weit mehr als technische Spielerei, sondern eine neue Form der Kommunikation.

Kenntnisse im Umgang mit dem Computer sind besonders wichtig für körperlich behinderte Senioren. Aber auch in Gesprächen mit den jüngeren Generationen möchten die Senioren sich „up to date" zeigen. Viele Hobbys, die gerade ältere Personen betreiben, finden sich im Internet wieder, z. B. die Ahnenforschung und das biografische Schreiben.

Für alle diejenigen, die weiter Maus und Bytes erobern möchten, sind der Senioren-Computer-Club in Hamburg und die Internet-Cafés der Seniorentagesstätten erste Anlaufstellen. Hilfreich für den Unterricht ist die CD-Rom „Internet sinnvoll nutzen (Für Menschen ab 50... und davor)"[10].

9.9 Beispiele für die Durchführung von Workshops

Workshop Einkaufstraining: „Gesunder Einkauf – leicht gemacht"

Häufig glauben Senioren, ihr Supermarkt habe keine ausreichende Auswahl gesunder und preiswerter Produkte. Auch werden viele Produkte nur noch aus Gewohnheit mitgenommen. Vor Ort kann sich jeder mit Hilfe der Ökotrophologin einen gesunden Einkaufskorb nach seinem Geschmack zusammenstellen.

Gesundheit fängt beim Einkauf an. Leichter gesagt als getan: Meterlange Regale, voll gepackt mit Lebensmitteln, und viel versprechende Produktwerbung verführen zum schnellen Zugreifen. Hat man sich entschlossen und sucht auf der Verpackung nach der Zutatenliste, dann wimmelt es dort nur so von unverständlichen Abkürzungen und Fach-Chinesisch. Daher trafen sich die Teilnehmer zu diesem Workshop direkt vor der Eingangshalle des Supermarktes.

Begrüßung

Es wurde darauf hingewiesen, sich so zu positionieren, dass andere Kunde nicht beim Einkauf behindert werden.

Am Eingang

Im Eingangsbereich des Supermarktes befindet sich zuerst die Obst- und Gemüseabteilung. Folgende Punkte werden besprochen:

Wie viel Portionen sollen täglich gegessen werden? Hierbei wird noch mal auf die Aktion „5 am Tag" verwiesen.

Welche Obst- und Gemüsesorten sind günstig – für den Geldbeutel und die gesunde Ernährung? Frisch und nährstoffreich ist das saisonal geerntete Obst und Gemüse, aber auch das tiefgekühlte. Von den verarbeiteten Produkten sind beispielsweise ungeschwefeltes Trockenobst und Säfte ohne Zuckerzusatz gut geeignet. Ein Kalender mit dem regionalen Obst- und Gemüseangebot der Saison wurde verteilt.

---

[10] „Internet sinnvoll nutzen! Für Menschen ab 50 ... und davor", ein Projekt des Zentrums für Allgemeine Wissenschaftliche Weiterbildung der Universität Ulm, www.zawiw.de (gefördert u. a. durch das BMFSFJ).

Wie die Produkte lagern? Es wurden Informationsblätter verteilt, die aufzeigten, welche Gemüse- und Obstsorten im Kühlschrank gelagert werden können, ohne wesentliche Nährstoffe zu verlieren, und welche nicht.

Auf Fragen der Teilnehmer wurde sofort eingegangen. Es folgen einige typische Beispiele:

Frage: „Ist auch abgepackter, geschnittener Salat gesund?"

Antwort: „Durch den Waschvorgang gehen viele wichtig Nährstoffe verloren, deswegen sollte man diese Produkte meiden."

Frage: „Soll man die Obstschale z. B. beim Apfel mitessen?"

Antwort: „Ja, denn gerade direkt unter der Schale finden sich die wertvollen sekundären Pflanzenstoffe."

An der Kühltheke

Gemäß der Ernährungspyramide wurde daran erinnert, mindestens eine Portion Milch oder fettarme Milchprodukte täglich zu konsumieren.

Probiotische Produkte sind nicht nötig, wenn regelmäßig Obst- und Gemüse genossen werden. Näher zu betrachten sind die Inhaltsstoffe in Fruchtjoghurt oder Fruchtquark: Gezuckerte Produkte sollten gemieden werden. Naturjoghurt oder -quark, mit frischem Obst, Apfelmus, Fruchtsäften oder Honig gesüßt, schmeckt besser und ist gesünder.

An der Käse- oder Wursttheke

In welchen Käsesorten und Wurstwaren sind die versteckten, ungünstigen Fette enthalten? Abgepackte Käse und Wurstwaren wurden genauer angeschaut mit dem Fazit: Natürlich fetthaltige Sorten können in Maßen genossen werden. Am Beispiel einer „Light" Salami wird deutlich, warum. Der Unterschied zwischen „Fett i.Tr." (in Trockenmasse) und „Fett absolut" wurde erklärt und für „Leichtprodukte" genauer berechnet. Am Beispiel der „Light"-Salami mit 24 % Fett im Vergleich zur normalen „fettigen" Salami mit 30 % Fett, wurde ersichtlich, dass auch diese Produkte sehr viele versteckte, gesättigte Fette enthalten. Der Rat der Expertin: „Lieber natürlich fettreiche Lebensmittel kaufen und davon weniger konsumieren." Alternativen zu fettreichen Lebensmitteln wurden besprochen (z. B. Putenfleisch mit 1 % Fett, Hüttenkäse, Harzer Rolle, gekochter oder roher Schinken und Geflügelwurst).

Am Ölregal

Frage: „Soll man lieber zu Butter oder Margarine greifen?" Folgender Tipp wurde mitgegeben: „Butter ist nicht per se ungesund, wenn nicht die tägliche Menge von 20 g überschritten wird."

Frage: „Welches Öl ist sinnvoll?"

Antwort: „Kaufen Sie kleine dunkle Flaschen! Gut wäre es, mehrere Ölsorten (zwei bis drei) zu Hause zu haben. Denn die verschiedenen Öle entfalten unterschiedliche günstige Wirkungen in unserem Körper. Verwenden Sie regelmäßig Raps-, Oliven-, Lein-, Walnuss- und Weizenkeimöl."

Am Getränkeregal

Wie viel und was sollte man täglich trinken? Die unterschiedlichen Wassersorten wurden auf ihren Gehalt an Mineralien angeschaut und beurteilt. Bei viel körperlicher Bewegung sind wegen des Mineralverlustes über den Schweiß beispielsweise Mineralwässer mit hohem Magnesium- und Kalziumgehalt sinnvoll!

Weiterhin wurden der Unterschied zwischen Fruchtsaft, -nektar und -saftgetränken erklärt. Zu bevorzugen sind Fruchtsaft ohne Zuckerzusatz, gemischt mit Mineralwasser als Obstschorle.

Backwaren

Zunächst wurde der Unterschied zwischen Auszugsmehlen und den günstigeren, nährstoffreicheren Vollkornprodukten erläutert. Es wurde darauf hingewiesen, dass Brot oder Brötchen im Supermarkt oft mit Malzextrakten angefärbt sind und kaum Vollkorn beinhalten. Daher sollte beim Bäcker gezielt nach Vollkornbrot gefragt werden.

Süßwaren und Knabbereien

Die Teilnehmer schauten auf die Verpackungen und wurden über gehärtete pflanzliche Fette informiert. Die absolute Fettmenge – z. B. im Kokos-Müsliriegel – wurde berechnet. Ein Riegel enthält 10 g Kohlenhydrate, 10 g Fette und 1 g Protein, somit besteht der Riegel aus 67 % Fett!

Abschließend wurden Alternativen vorgestellt und Fragen der Teilnehmer beantwortet.

Verabschiedung der Teilnehmer

Workshop Rückengymnastik – „Wenn der Rücken streikt"

Bewegungseinschränkungen der Wirbelsäule, Verspannungen und Schmerzen sind aufgrund von muskulären Schwächen, Verschleißerscheinungen und Verspannungen eine häufige Ursache für Schmerz und Immobilität. Jeder dritte Erwachsene klagt zeitweilig über Rückenprobleme. Dieser Workshop zeigt Wege aus der Immobilität und erste Maßnahmen bei Rückenleiden.

Begrüßung

Die Teilnehmer sitzen in einer Runde auf Stühlen.

Richtiges Sitzen

Jetzt wird auf die Sitzpositionen (vorne – mittig– hinten auf der Sitzfläche) eingegangen. Die Personen probieren alle Positionen aus.

- Es wird deutlich, warum in der Mitte die schlechteste Sitzposition ist: Das Becken ist in der Aufrichtung, damit ist nur wenig Lordose in der Lendenwirbelsäule möglich.
- Bequem ist dagegen der Sitz mit der Position hinten, weil hierbei die Wirbelsäule und das Becken abgestützt werden.
- Wird am Tisch gearbeitet, sollte die vordere Position gewählt werden, damit eine aktive Lordose der Lendenwirbelsäule gehalten werden kann. Weiterhin auf die Fußstellung im Sitz eingehen und den Sitz als Aktivität bezeichnen.
- Nun folgt der dynamische Sitz: Es werden Wirbelsäulenbewegungen im Sitzen ausgeführt. Beugungen zur Seite (Lateralflexion rechts – links), Streckungen der Brustwirbelsäule durch Anhebung des Brustkorbes. Zum Unterschied wird die im Brustbereich eingesunkene Haltung mit entsprechender Beckenbewegung probiert. Werden Unterschiede gespürt, können in der aufgerichteten Position Wirbelsäulenrotationen ausgeübt werden. Es kommt zur globalen Dekontraktion der geraden und schrägen Bauchmuskeln.

Übungen im Stand

- Nun wird die aufrechte Haltung im Stand demonstriert: Der Stand ist hüftgelenksbreit, die Füße sind außenrotiert (leichte V-Stellung) und die Knie locker (auf keinen Fall durchgestreckt). Die Hände liegen an der Hosentasche oder Hosennaht. Der Blick wird auf einen Punkt gegenüber gerichtet und dort fixiert, und in der Wirbelsäule wird ca. eine Minute rhythmisch rotiert, um die Bauchmuskeln wieder zu lockern („Drehmännchen"). Aufgepasst – der Kopf sollte nicht mitdrehen, sonst besteht die Gefahr von Schwindel.
- Es folgt die globale Dekontraktion der ventralen Spange der Haltemuskulatur und der Beinadduktoren im sog. „Pinguin"-Gang (= „Therapeutischer Gang"): Der Stand ist wiederum hüftgelenksbreit, die Arme sind außenrotiert und nach hinten gestreckt mit einer Dorsalextension im Handgelenk und gestreckten, gespreizten Fingern. Füße und Beine sind außenrotiert, der Oberkörper aufgerichtet. Nun die Teilnehmer wie einen Pinguin durch den Raum gehen lassen.
- Nun zur globalen Dekontraktion der Fuß- und Zehenflexoren („Therapeutisches Joggen"). Es gilt die gleiche Ausgangsstellung wie beim therapeutischen Gang. Aber es wird auf der Stelle gegangen und die Knie werden angehoben. Hierbei sollten die Knie nach außen zeigen und der Fuß sollte deutlich abgerollt werden, um eine vollständige Dekontraktion zu erreichen.

Alle Übungen sollten mit einem Kontrollbefund ausgeführt werden. Es eignet sich z. B. die Armhebung, der Armkreis an der Wand oder der Finger-Bodenabstand. Der Teilnehmer kann sich so die Übungen heraussuchen, die ihm gut tun und die korrekte Ausführung der Übungen kontrollieren. Jede Übung kann sowohl zur Verbesserung als auch zu einer Verschlechterung des Kontrollbefundes führen. Verschlechtert sich der Kontrollbefund, so ist die Übung entweder überdosiert oder diese Übung fällt aus dem individuell zusammengestellten Programm.

Übungen im Liegen

Zum Schluss legen sich alle Teilnehmer in Rückenlage auf eine Matte (alternativ auf eine Bobath-Liege): Die Beine sind in der Froschstellung angewinkelt und die Füßen auf dem Boden aufgestellt. Die Arme werden seitlich neben die Schulter gelegt (in „U-Halte"). Das Handtuch wird zu einem flachen Oval unter der Lendenwirbelsäule zusammengerollt. Nun werden die Beine rhythmisch nach links und rechts bewegt. Bei stärkeren Rückenschmerzen sollte in dieser Stellung eine Wärmflasche auf den Bauch gelegt werden, ohne dabei Bewegungen auszuführen. Auch so entspannen sich die Bauchmuskeln.

- Es folgt eine Übung zur Dekontraktion der schrägen Bauch- und Brustmuskulatur. Es wird die Seitlage auf der Matte eingenommen, die Beine sind angewinkelt und eine Hand unter dem Kopf platziert, die obere Hand liegt auf dem Bauch. Nun wird die oben liegende Hand in U-Halte nach hinten geführt, bis möglichst die Schulter auf dem Boden aufliegt (meist nicht vollständig möglich). Diese Bewegung rhythmisch ausführen. Es kommt zu einer Verschraubung im höheren Bereich der Wirbelsäule.
- Das richtige Aufstehen ist wichtig: Es gelingt über die Seite mit geradem Rücken.
- Abschließend sollte im Stand nochmals der Kontrollbefund abgefragt werden. Je nach Zustand der Gruppe können einzelne Übungen weggelassen oder z. B. auf einer Therapie-Bank ausgeführt werden. Hier bietet sich je nach Beweglichkeit der älteren Teilnehmer auch die Bauchlage mit Ellenbogenstütz an.

Verabschiedung der Teilnehmer

Workshop Fußgymnastik – „Die Füße – unsere Wurzeln"

Falsches Schuhwerk ist unter Senioren ebenso weit verbreitet wie Deformitäten und muskuläre Schwächen der Füße, die letztendlich Arthrosen, Schmerzen und Instabilität zur Folge haben. Der Workshop ist auch für bereits behinderte Personen gut geeignet. Auch hier stehen Eigenübungen für zuhause im Vordergrund.

Begrüßung
Kurze Erläuterung: Die Füße sind die Grundlage eines sicheren Standes und Ganges.

Übungen
Ausgeführt werden alle Übungen barfuß und zunächst nur einseitig. So ist später ein Vergleich von Wahrnehmung und Funktion in der beübten und der zunächst vernachlässigten Seite für jeden Teilnehmer möglich.
- Eine erste Übung im Einbeinstand veranschaulicht die Bedeutung einer sicheren Basis. Diese Übung sollte mit einem festen Halt ausgeführt werden, da sie das Gleichgewicht vieler Senioren bereits überfordert. Barfuß wird die Arbeit der Fußmuskulatur spürbar. Verglichen wird der Fuß hierbei mit einer Pflanze, die in der Erde verwurzelt ist. Es folgt der Stand auf einer doppelt gelegten Turnmatte, um die Fußmuskeln auf diesem unsicheren Untergrund vermehrt arbeiten zu lassen.
- Noch stärker ist die Reizung der Wahrnehmung möglich mit dem Igelball. Die Plantaraponeurose wird unter Einbeziehung des lateralen Fußrandes (und besonders vorsichtig des medialen Fußgewölbes) abgerollt: Den Igelball unter dem Fuß kreisen und dabei soviel Druck ausüben lassen, das eine Reaktion spürbar ist, aber keine Schmerzen hervorgerufen werden. Diese Übung kann wahlweise im Stand oder im Sitz ausgeführt werden.
- Da die Personen nun barfuß sind, folgen Übungen in der Sandschüssel. Die Teilnehmer und der Übungsleiter setzen sich und erstellen in einer Plastikschale mit Vogelsand (fein und sauber) ihren Fußabdruck. Die normale Auflagefläche des Fußes wird beschrieben. Zehen beugen und – noch wichtiger – Zehen strecken, Zehen spreizen. Wie fühlt sich die Wadenmuskulatur an? Man spürt die langen Zehenmuskeln und deren Auswirkung auf die Knie. Wie wirken sich nun Fehlstellungen (Senk- und Spreizfuß) auf die Knieachse aus? Wie entstehen daraus Hüft- und Rückenschmerzen? Die Veranschaulichung dieser Zusammenhänge eröffnet automatisch Lösungsstrategien.
- Abschließend wird im Stand überprüft, ob sich das Gefühl im Fuß verändert hat. Spürt der Teilnehmer Wärme, fühlt sich der Fuß weicher oder breiter an? Die wahrgenommenen Reize werden verglichen mit dem bisher nicht beübten Fuß.

Was kann ich zu Hause selbst unternehmen, um meine Füße zu entspannen, Muskulatur und damit das Fußgewölbe wieder aufzubauen?

Anleitung für Eigenübungen
- Schüssel mit Sand (Achtung, der Fuß muss bequem hinein passen): Greifübungen im Wechsel mit Streckungen
- Alternativ: Taschentuch mit den Zehen aufheben und versuchen, es nur mit den Zehen glatt zu streichen, auch hier wahlweise im Sitz oder Stand
- Igelball (möglichst gelb, da sonst die Noppen zu weich sind) oder auch ein alter Tennisball: Kreisen und Massieren der Fußsohle

- Abreibungen der Fußsohle mit einer Bürste oder einem härterem Handtuch, hierbei etwas vorsichtiger auch den Fußrücken mit einbeziehen
- Füße eincremen, wobei die Creme 5–10 Minuten eingerieben werden soll (vor allem auch zwischen den Zehen)

Verabschiedung der Teilnehmer

Workshop Tai Chi Chuan– „Gleichgewicht aus dem Reich der Mitte"

Dieses Angebot kann nur von speziell ausgebildeten Therapeuten oder kundigen Kooperationspartnern im Netzwerk erfolgen. Adressen sind über den Deutschen Tai Chi Bund (DTB) zu erfragen. Dieser Workshop steht hier beispielhaft für Bewegungsformen, die ganze Bewegungsabläufe, Gleichgewicht und Konzentration üben und darüber hinaus zur Stressbewältigung anerkannt sind.

Begrüßung und Einführung
Begonnen wird mit einer kurzen Einführung zur Geschichte des Tai Chi Chuan und den Besonderheiten, die diese Bewegungsform auszeichnen. Im Tai Chi verbinden sich Elemente der Kampfkunst und Meditation. Obwohl die Ursprünge weit zurückreichen in die Geschichte chinesischer Kampfkunst, so wurde die klassische Form des Yang-Stils doch erst um 1850 beschrieben. Dieser Stil verbreitete sich schnell. Außerhalb Chinas wird Tai Chi vor allem geschätzt in Europa und in den Vereinigten Staaten von Amerika, wo auch einige wissenschaftliche Untersuchungen stattfanden. Diese belegten eine Förderung von Gleichgewicht und Koordination – wichtig besonders auch für Senioren.

Wirkung des Tai Chi
Durch eine Synthese langsamer Bewegungen auf der Grenze zwischen isometrischen und isotonischen Abläufen mit einer ruhigen Atmung wird die gesamte Aufmerksamkeit konzentriert. Diese Form der konzentrierten Sammlung ist auch für Personen geeignet, die mit klassischen Entspannungstechniken wie dem autogenen Training nicht zurechtkommen. Kontinuierliche Gewichtsverlagerungen und zielgenaue Bewegungen trainieren Kraft, Balance und Koordination.

Übungen
Der praktische Teil des Kurses beginnt mit einer Beschau des Schuhwerks. Es ist keine besondere Ausstattung vonnöten, aber die Schuhe sollten flach sein und für die häufig sehr unsicheren Senioren eine Gummisohle aufweisen. Fortgeschrittene dagegen bevorzugen häufig Ledersohlen, die Drehungen der Füße erleichtern.

Wie vor jeder anderen Sportart erfolgen nun Übungen zum Aufwärmen der Muskulatur und zur Lockerung der Gelenke. Wichtig vor allem sind lockere Schultern, Knie und Hüften. Dabei entspricht die Haltung der unter dem Workshop 3 „Wenn der Rücken streikt" beschriebenen therapeutischen Haltung.

Einige leichte Atemübungen aus dem Qui Gong stimmen auf die Folgenden, ungewohnt langsamen Bewegungsabläufe ein.

Am Beispiel des klassischen Bogenschrittes werden Prinzipien des Tai Chi erfahrbar: Die Führung der Bewegungen aus der Hüfte, die aufrechte Haltung des Rückens, die ständigen Gewichtsverlagerungen werden geübt. Die Senioren sind schnell fasziniert durch einige Demonstrationen zur Anwendung in der Selbstverteidigung. Zum Abschluss werden Fragen beantwortet und Adressen an Interessierte vermittelt. Andere Bewegungskonzepte, die ein körperliches mit einem geistigen Training verbinden wie Yoga oder Feldenkrais, werden ergänzend erwähnt.

Verabschiedung der Teilnehmer

Workshop Vielseitigkeitstraining: „Balance und Spaß für den Alltag"

Ein Kurs für Anfänger, die ausgewogen trainieren möchten, aber auch für Übungsleiter, die neue Anregungen für den Seniorensport suchen. Adaptierte Übungsfolge modifiziert nach Nagel, 1997.

Begrüßung
Die Teilnehmer wurden im Vorfeld darauf hingewiesen, dass bequeme Kleidung notwendig ist. Sie sollten dazu bereit sein, einige Übungen barfuß durchzuführen. Damit ist eine Verbesserung der Wahrnehmung von Spürinformationen und der Stabilität gegeben. Die Teilnehmer bekommen Namensschilder (nach Absprache möglichst nur die Vornamen) für eine leichtere Verständigung während der Gruppenübungen.

In diesem Workshop geht es um ein Vielseitigkeitstraining, welches funktionelle Leistungen für den Alltag durch spielerische Übungen in der Gruppe oder zu zweit verbessert und erhält. Nach einer kurzen Aufwärmphase folgen ein bis zwei schnelle Spiele. Ausdauer und Koordination sind gefordert.

Haltet die Ballons in der Luft
Alle Teilnehmer versuchen, einen eigenen Luftballon in der Luft zu halten.

Steigerung: Im Kreis stehen oder laufen und sich weniger Luftballons als Personen zuspielen (mit und ohne Handfassung).

Trainiert werden folgende Funktionen:
- Ausdauer,
- Gleichgewicht und Koordination,
- Alltagssituation: Im Gedränge gehen.

Hindernisparcours
Im ganzen Raum stehen verschiedene Gegenstände (Matten, Kippelbrett, Bobath Bank, kleine und größere Schaumstoffteile), die überwunden werden müssen.

Trainiert werden folgende Funktionen:
- Gleichgewicht und Koordination,
- Alltagssituation: Unebenheiten im Haushalt (Teppichkanten) und im Straßenverkehr (Kantsteine, Gehwege) bewältigen.

Thera-Band® Übungen
Soll auch noch etwas Kraft trainiert werden, so bieten sich Übungen mit dem Thera-Band® an. Diese sind symmetrisch, im Stehen oder Sitzen auszuführen und erlauben eine volle Dehnung der antagonistischen Muskelketten. Je nach Kraftgrad kommen verschiedene Zugstärken (farblich gekennzeichnet) und eine unterschiedliche Anzahl von Wiederholungen zum Einsatz.

Entspannung
Alle Teilnehmer liegen auf Matten auf dem Boden und schließen die Augen. Die Übungsleiterin liest eine entspannende kurze Geschichte vor oder es läuft eine ent-

spannende Musik mit begleitenden Worten. Am Ende sollte eine „Zurücknahme" stattfinden, um den Kreislauf wieder zu aktivieren (gähnen, strecken, recken).

Es wird der Wechsel von An- und Entspannung in Alltagssituationen nach physischer und psychischer Anstrengung geübt.

Verabschiedung der Teilnehmer

Workshop Wohnformen im Alter – „Methusalem in der WG?"

Dieser Workshop findet in Form einer semistandardisierten Diskussionsrunde unter den Teilnehmern statt. Die Sozialpädagogin strukturiert das Gespräch, stellt Fragen und verbalisiert die Bedürfnisse der Teilnehmer. Wiedergegeben ist daher ein kurzer Abriss der Themen und Gesprächsstruktur. Als Hilfen dienen die farbigen Tischvorlagen „Alte und neue Wohnformen 1 und 2" (vgl. Anhang Informationsmaterialien).

Begrüßung
Die Teilnehmer sitzen in einer Runde am Tisch.

Inhalte anhand der semistandardisierten Vorlage
Die Frage „Wie möchte ich im Alter wohnen?", stellt sich eigentlich immer erst dann, wenn es Probleme in oder mit der Wohnung gibt. Das könnte sein, dass die Treppen zu beschwerlich werden, vielleicht auch ein Gehwagen wegen nicht so gut geschnittener Wohnungen oder Räume nicht zu benutzen ist. Man muss sich überlegen, wie man auch dann durch das Wohnen eine hohe Lebensqualität erreichen kann, wenn die Kräfte nachlassen und die Behinderungen zunehmen. Das heißt, wie kann ich das schaffen, meine noch verbleibenden Kräfte zu erhalten oder gar noch zu steigern?

Welche Wohnformen können mir Möglichkeiten für ein sinnvolles Alter bieten. Denn: Wohnen ist ein Teil von Leben, Leben ist etwas anderes als vegetieren.

Wohnqualität ist als Kriterium für Lebensqualität entscheidend für körperliche und seelische Gesundheit. Es ist nichts Neues, dass ungünstige Wohnformen krank machen und z. B. psychosoziale Störungen hervorrufen können. Ein typisches Ergebnis schlechter Wohnbedingungen sind Apathie, Resignation und Antriebslosigkeit. – Wie muss denn eine Wohnung sein, die nicht krank macht?

- z. B. genügend groß (Durchschnittswohnfläche 34 qm²),
- ästhetisch schön (individuell gestaltet, Farben, Formen, Anordnung von Möbeln),
- Möglichkeit für Gemeinschaft und Rückzug in die Privatsphäre,
- ausreichende Geräuschdämmung,
- schnelle und bequeme Verkehrswege,
- ausreichende Infrastruktur,
- freundliche und kooperative Nachbarschaft.

Eine entsprechende Wohnstruktur kann Gemeinschaft fördern. Jedoch sollte man nicht außer Acht lassen, dass jeder Mensch ein Recht auf Intimsphäre hat. Denn die Unverletzlichkeit der Wohnung gehört zu den Grundrechten der Verfassung.

Das waren nun ein paar Hinweise allgemeiner Art hinsichtlich des Wohnens. Was muss sich aber nun an den Wohnformen älterer Menschen ändern?

Alter soll verstanden werden als ein Lebensabschnitt mit erhöhtem Unterstützungsbedarf. Hier spricht man von einer prothetischen Wohnung. Was ist das? Das ist eine individuell angepasste, altersgerechte Wohnung, die Schwachstellen bewusst macht und durch entsprechende Wohnbedingungen ausgleicht. Auch eine kleinere Wohnung kann z. B. ein Gefühl von Geborgenheit, von Sicherheit und größerer Unabhängigkeit vermitteln. Denn alt werden soll ja keinesfalls ein sich Zurückziehen bedeuten.

Wenn Sie sich aber in ungünstigen Wohnverhältnissen befinden, kann das die Unfähigkeit sozialen Verhaltens bedeuten. Hier ist gemeint der Verlust sozialer Kompetenz (Beispiel Tante Emma Laden). Auch kann ein solch genanntes Wohnumfeld krank machen. Dann kann ein Umzug in eine geeignetes Umfeld eine große Hilfe sein und die Teilnahme am gesellschaftlichen Leben unterstützen. Es vermittelt ein Gefühl von Sicherheit, verhindert Einsamkeit und kann so dazu beitragen, dass der Bewohner bis ins hohe Alter rüstig bleibt. Je eher eine solche Entscheidung entsprechend den individuellen Bedürfnissen fällt, desto eher ist zu erwarten, dass der Umzug in ein Pflegeheim verhindert werden kann. Auf diese Weise können verbliebene Fähigkeiten optimal gefördert werden. Es ist wichtig, sich daran zu erinnern, was man noch leisten kann. Wenn man jedoch tagtäglich nur über seine Verluste nachdenkt, führt das unweigerlich zur Hilflosigkeit.

Es folgen Erklärungen zu den unterschiedlichen Wohnformen:

Die Altenwohnung: ei der Altenwohnung handelt es sich um eine in sich abgeschlossene Wohnung, die in Anlage, Ausstattung und Einrichtung den besonderen Bedürfnissen des alten Menschen Rechnung tragen und ihn in die Lage versetzen, möglichst lange ein selbständiges Leben zu führen. Man kann diese Altenwohnung finden in einem Wohnkomplex, z. B. in einer Altenwohnanlage, man kann sie aber auch als eingestreute Wohnung in einem großen Mietkomplex im sozialen Wohnungsbau finden. Nur als Hinweis: Hier braucht man z. B. einen Berechtigungsschein, nämlich den Paragraph 5-Schein.

Nun zu einem *Altenwohnheim:* In einer Altenwohnanlage kann man umfassende Hilfe erwarten. Die Altenwohnheime werden häufig mit Pflegeheimen koordiniert, oft gibt es hier die sog. dreistufige Einrichtung, d. h. das ist das Altenwohnheim, das Altenheim und dann das Altenpflegeheim.

Viele *Wohnanlagen* werden betreut, allerdings nicht alle. Art und Umfang der Betreuung sind in den Einrichtungen sehr verschieden. Hier kann man nur sehr ungezielte Auskunft geben, da sich von der Qualität als auch von der Quantität die Hilfen sehr unterscheiden.

Und nun zum *Altenheim*: Für ältere Menschen, die keinen eigenen Haushalt mehr führen können oder wollen, ist diese Einrichtung sinnvoll. Neben Unterkunft, Verpflegung und ärztlicher Betreuung ist auch hier Personal zur Versorgung der Bewohner dar. Eine Vollversorgung ist der wesentliche Unterschied zum Altenwohnheim (Einzelzimmer, Mindestquadratmeterzahl 12 m²).

Das *Pflegeheim* ist als eine rund-um-die-Uhr Versorgung des Bewohners konzipiert und geht von einer leichten Pflegebedürftigkeit hin bis zu schwerster Pflege.

Wohngemeinschaften gibt es für Ältere und alte Menschen. Sie haben hier die Möglichkeit, gemeinschaftlich zu wohnen und leben wirtschaftlich und sozial zusammen. Diese Form des Zusammenlebens bedeutet für die Bewohner dort doch eine erhebliche Sicherheit. Man spricht hier z. T. auch von einer betreuten Wohngemeinschaft, wo ein bereits bestehender Stützungsbedarf besteht. Zudem gibt es Wohngemeinschaften für „Junge Alte", dies hat mehr einen vorbeugenden Charakter.

Literatur

Nagel, V. (1997): Fit und geschickt durch Seniorensport – Sportartenüberschreitendes Training für Alltagssituationen. 1. Aufl., Band 111 Czwalina Verlag Hamburg, 1997.

Wolf, S. L., Barnhart, H. X., Kutner, N. G., McNeely, E., Coogler, C., Xu, T. (1996): Reducing frailty and falls in older persons: An investigation of Tai Chi and computerized balance training. Journal of the American Geriatrics Society, 44: 489–497, 1996.

10 Erfolgskontrollen durch eine begleitende Dokumentation

Außerhalb wissenschaftlicher Studien ist eine Evaluation der durchgeführten Maßnahmen zur „Aktiven Gesundheitsförderung im Alter" natürlich nicht zwingend vorgeschrieben. Allerdings ist die Auswertung der eigenen Arbeit und der erreichten Erfolge auch ein wichtiges Werkzeug zur weiteren Planung und Qualitätssicherung. Sind Ressourcen frei, so können diese zur Dokumentation und Evaluation eingesetzt werden. Umso wichtiger ist dies, wenn Adaptationen an die Umstände vor Ort das Originalprogramm verändert haben. Sobald Daten erhoben, gesammelt und ausgewertet werden, muss die genaue Vorgehensweise natürlich zuvor mit dem zuständigen Datenschützer abgesprochen und schriftlich formuliert werden. Die zweite Bedingung ist dann die Einholung des Einverständnisses der älteren Teilnehmer laut Datenschutzbestimmungen (je nach Umständen mündlich als *informed consent* oder schriftlich).

Wir gehen hier kurz auf einige Gesichtspunkte der Evaluierung ein. Die praktische Durchführung ist u. a. Thema der Schulung zum Gesundheitsberater Teil 2, dem Wochenend-Intensiv-Workshop, das der Gestaltung des Vorsorgeprogrammes am eigenen Zentrum vor Ort gewidmet ist.

Häufig wichtige Fragen der Zentrumsleitung für die Optimierung des Programms oder von Geldgebern für eine finanzielle Unterstützung des Programms können wie folgt lauten:

- Welcher Personenkreis nimmt teil an dem Vorsorgeprogramm „Aktive Gesundheitsförderung im Alter" (Alter, Geschlecht, Wohnort etc.)?
- Wurde die ursprüngliche Zielgruppe erreicht?
- Aus welchen gesellschaftlichen Strukturen kommen die älteren Teilnehmer?
- Was veranlasst die älteren Personen zur Teilnahme?
- Wo wurden die Personen aufmerksam auf das Vorsorgeprogramm?

Ein erster Schritt zur Charakterisierung der älteren Teilnehmer kann hier z. B. die Erfassung ihrer Motivation zur Teilnahme an dem Programm sein. Mit dem im Anhang befindlichen „Motivationsprotokoll" ist es möglich, die Kontrollüberzeugung der Teilnehmer zu erfassen, ihr Laienkonzept zum Begriff „gesundheitsfördernde Maßnahmen" und von ihnen genutzte Informationsquellen. Fragen zu Familienstand und Wohnverhältnissen, Beruf und Lebensumständen geben Aufschluss, ob ein gesundheitsförderndes soziales Umfeld gegeben ist.

Ob das Konzept der „Aktiven Gesundheitsförderung im Alter" angenommen wird oder nicht, drückt sich schon in gewisser Weise in der Teilnahmebereitschaft der angesprochenen Senioren aus. Die Gründe zur Nicht-Teilnahme sind daher äußerst interessant.

Darüber hinaus ist der ältere Teilnehmer selber auch der ehrlichste Kritiker (positiv und negativ) des Programms:

- Fühlen sich die Teilnehmer wohl im Zentrum?
- Welche Bereiche und Empfehlungen haben die Teilnehmer beeindruckt?
- Welche Empfehlungen konnten umgesetzt werden?
- Welche Bereiche waren überflüssig oder sogar missverständlich?

Nur die Senioren selber können diese Fragen beantworten und damit zu einer optimalen Programmgestaltung beitragen. Die Gretchenfrage zu einer gelungenen Veranstaltung lautet somit: „Würden Sie dieses Programm Ihren Bekannten und anderen Senioren weiter empfehlen?" Wenn Sie Ihre Sache richtig gut gemacht haben, dann wird diese Frage von den Teilnehmern einhellig bejaht werden.

Literatur

Ärztekammer Hamburg (Hrsg.) (1999): Handbuch für das Gesundheitswesen in Hamburg 1996. Hanseatisches Werbekontor Heuser & Co. Norderstedt 1999.

Albert, C. M., Gaziano, J. M., Willett, W. C., Manson, J. A. E. (2002): Nut consumption and decreased risk of sudden cardiac death in the Physicians' Health Study. Arch-Intern-Med. 2002 Jun 24; 162(12): 1382–7.

Albertinen-Diakoniewerk (Hrsg.) (2000): Das Albertinen-Haus – Zentrum für Geriatrie, Müller, Bremerhaven 2000.

Agency for Health Care Policy and Research (Hrsg.) (1997): Using Geographic Methods to understand Health Issues. Rockville 1997.

Aichberger (1997): Sozialgesetzbuch, C.H. Beck Verlag München, 1997, Loseblattsammlung.

Alexopoulos, G. S., Abrams, R. C., Young, R. C., Shamoian, C. A. (1988): Cornell scale for depression in dementia. Biological Psychiatry, 23, 271–284.

Antonowsky, A. (1987): Unraveling the mystery of health. How people manage stress and stay well. Jossey-Bass San Francisco 1987

Arbeitsgruppe Geriatrisches Assessment (AGAST) (Hrsg.) (1997): Geriatrisches Basisassessment – Handlungsanleitungen für die Praxis, 2. Auflage, Schriftenreihe Geriatrie Praxis, MMV Medizin Verlag, München 1997.

Backes, G. M. (1996): Familienbeziehungen und informelle soziale Netzwerke im sozialstrukturellen und demographischen Wandel. Zeitschrift für Gerontologie und Geriatrie 1996; 29:29–33.

Bader-Johansson, C. (2000): Motorik und Interaktion. Wie wir uns bewegen – Was uns bewegt. Georg Thieme Verlag Stuttgart 2000

Bahrenberg, G., Giese, E., Nipper, J. (1990): Statistische Methoden in der Geographie Univariate und Bivariate Statistik, Band 1. 3. überarbeitete Auflage. Teubner, Stuttgart 1990.

Bahrenberg, G., Giese, E., Nipper, J. (1992): Statistische Methoden in der Geographie Multivariate Statistik, Band 2. Teubner, Stuttgart 1990.

Bahrs, O., Gerlach, F. M., Szecsenyi, J., Andres, E. (Hrsg.) (2001): Ärztliche Qualitätszirkel. 4. Auflage. Deutscher Ärzte-Verlag Köln, 2001.

Baldwin, C., Parsons, T., Logan, S. (2002): Dietary advice for illness-related malnutrition in adults (Cochrane Review). The Cochrane Library, Issue 1, Oxford 2002.

Bausewein, C., Roller, S., Voltz, R. (2000): Leitfaden Palliativmedizin. Urban & Fischer München 2000.

Becker, B., Brügmann, E., Tutt, I. (1977): Alt werden – beweglich bleiben. 1.Aufl., Verlag gruppenpädagogischer Literatur Wehrheim 1977

Becker, F., Zarif, S. H. (1978): Training older adults as Peer Counselors. Educational Gerontology: An International Quaterly 3, 1978, 241–250.

Brotheridge, S., Young, J., Doswell, G., Lawler, J., Forster, A. (1998): A preliminary investigation of patient and carer expectations of their general practitioner in longer-term stroke care. Jornal of Evaluation in Clinical Practice 1998, Vol 4, No 3, S. 237–241.

Bös, K. (2000): Handbuch für Walking. 3. Aufl. Meyer & Meyer Verlag Aachen 2000.

Buddeberg, C., Willi, J. (1998): Psychosoziale Medizin; 2. Aufl., Springer-Verlag Berlin 1998, S. 369–383

154

Bundesärztekammer (2001): Verletzungen und deren Folgen – Prävention als ärztliche Aufgabe. Texte und Materialien der Bundesärztekammer zur Fortbildung und Weiterbildung, Bd 23, 1. Aufl. 2001

Bundesinstitut für Verbraucher und Veterinärmedizin (BGVV) (1994): Die Bundeslebensmittelschlüssel-Dokumentation (BLS), Version II.2, Berlin 1994.

Bundesministerium für Gesundheit (Hrsg.) (2002): Zahlen und Fakten zur Pflegeversicherung, www.bmgesundheit.de/downloads-themen/pflegeversiche-rung/zahlen/zahlenfak-ten.pdf.

Bundesministerium für Senioren, Frauen und Jugend (Hrsg.) (1996): Altenhilfe in Europa, rechtliche institutionelle und infrastrukturelle Bedingungen. Schriftenreihe, Bd. 132.1, Kohlhammer, Stuttgart, 1996, S.- 61–63.

Bundesministerium für Senioren, Frauen und Jugend (Hrsg.) (2000): Bewegung, Spiel und Sport im Alter – ein Handbuch zur Planung und Organisation attraktiver Angebote; Schriftenreihe, Band 185; Kohlhammer Berlin 2000.

Bundesministerium für Senioren, Frauen und Jugend (Hrsg.) (2001): Geriatrisches Netzwerk: Kooperationsmodell zwischen niedergelassenen Ärzten und geriatrischer Klinik mit Koordinierungs- und Beratungsstelle. Schriftenreihe Band 204, Kohlhammer Berlin 2001

Bundesministerium für Familie, Senioren, Frauen und Jugend (Hrsg.) (2001): Dritter Bericht zur Lage der älteren Generation. Bundesanzeiger Verlagsgesellschaft Berlin 2001

Bundesministerium für Familie, Senioren, Frauen und Jugend (Hrsg.) (2002): Vierter Bericht zur Lage der älteren Generationin der Bundesrepublik Deutschland: Risiken, Lebensqualität und Versorgung Hochaltriger – unter besonderer Berücksichtigung demenzieller Erkrankungen. Bundesanzeiger Verlagsgesellschaft Berlin 2002.

Caplan, G., (1964): Principles of preventive psychiatry. Basic Books New York 1964.

DACH (Gesellschaft für Ernährung in Deutschland (DGE), Österreich (ÖGE) und der Schweiz (SGE/SVE)) (2000): Referenzwerte für die Nährstoffzufuhr, Umschau/Braus 2000.

Deckere, E. A., Korver, O., Verschuren, P. M., Katan, M. B. (1998): Health aspects of fish and n-3 polyunsaturated fatty acids from plant and marine origin, Eur-J-Clin-Nutr. 1998 Oct; 52(10): 749–53.

Deutsche Bundesregierung (Hrsg.) (2001): Stellungnahme der Bundesregierung zum Bericht der Sachverständigenkommission „Alter und Gesellschaft" – Dritter Bericht zur Lage der älteren Generation in der Bundesrepublik Deutschland (Dritter Altenbericht). Bundesanzeiger Verlagsgesellschaft Berlin 2001.

Deutscher Bundestag (Hrsg.) (1994): Zwischenbericht der Enquete-Kommission Demographischer Wandel – Herausforderungen unserer älter werdenden Gesellschaft an den Einzelnen und die Politik, Zur Sache 4/94. Bonner Universitäts-Buchdruckerei, Bonn 1994.

Deutsche Bundesregierung (Hrsg.) (2002) Drucksache vom 18.04.2002 Stellungnahme der Bundesregierung zum vierten Altenbericht. Bundesanzeiger Verlagsgesellschaft Berlin 2002.

Deutscher Ärztetag (1998): Gesundheit im Alter. Bericht zum 101. Deutschen Ärztetag. Köln, 1998.

Dychtwald, K. (1986): Wellness and health promotion for the elderly, Aspen Publishers, Rockville 1986.

Farmer, A., Montori, V., Dinneen, S., Clar, C. (2001): Fish oil in people with type 2 diabetes mellitus. Cochrane-Database-Syst-Rev. 2001; (3): CD003205.

Ferber, L. v., Bauch, J., Köster, I., Schubert, I., Ihle, P. (1999): Pharmacotherapeutic circles. Results of an 18-month peer-review prescribing – improvement programme for general practitioners. Pharmacoeconomics 16: 273–283, 1999.

Fischer, C. C. (1990): Betreuung älterer Menschen in der Allgemeinpraxis. Enke Verlag, Stuttgart 1990.

Folstein, M. F., Folstein, S. E., McHugh, P. R. (1975): Mini Mental State – A practical method for grading the cognitive state of patients for the clinician. Journal of Psychiatric Research, 12, 189–198.

155

Franzkowiak, F., Sabo, P. (Hrsg.) (1998): Dokumente der Gesundheitsförderung – Internationale und nationale Dokumente und Grundlagentexte zur Entwicklung der Gesundheitsförderung im Wortlaut und mit Kommentierung. Sabo, Meinz 1998.

Friedrich, K. (1995): Altern in räumlicher Umwelt – Sozialräumliche Interaktionsmuster älterer Menschen in Deutschland und in den USA. Steinkopff Verlag GmbH Darmstadt 1995.

Fries, J. F. (1996): Physical activity, the compression of morbidity and the health of the elderly. J R Soc Med 89: 64–68.

Frommelt, P., Grötzbach, H. (1999): Neuro Rehabilitation. Blackwell Wissenschafts-Verlag Berlin 1999.

Geo Wissen Ernährung (2001): Geo Wissen Nr. 28, Gruner + Jahr Hamburg 2001.

Gillespie, L. D., Gillespie, W. J., Robertson, M. C., Lamb, S. E., Cumming, R. G., Rowe, B. H. (2001): Interventions for preventing falls in elderly people (Cochrane Review). In the Cochrane Library, Issue 3, 2001. Oxford 2001.

Glantz, S. A. (1997): Biostatisik, Ein Fach für die Praxis. Übersetzung der 4. Auflage. McGraw-Hill International (UK) Ltd. London et al. 1997.

Goetz, S. M., Stuck, A. E., Hirschi, A., Gillmann, G., Dapp, U., Minder, C. E., Beck J. C.: Ein multidimensionaler Fragebogen als Bestandteil eines präventiven geriatrischen Assessments: Vergleich der Selbstausfüllerversion mit der Interviewversion. Z Soz.-Präventivmedizin 2000; 45:134–146.

Goetz, S. M., Stuck, A. E., Hirschi, A., Gillmann, G., Dapp, U., Nikolaus, T., Minder, C. E., Beck, J. C.: Test-Retest-Reliabilität eines deutschsprachigen multidimensionalen Assessment-Instruments bei älteren Personen. Z Geront Geriat 2001, 34: In press.

Guzmán, J., Esmail, R., Karjalainen, K., Malmivaara, A., Irvin, E., Bombardier, C. (2002): Multidisciplinary Bio-Psycho-Social Rehabilitation for chronic low back pain. (Cochrane Review), Cochrane Library, Issue 1, Oxford 2002

Haase, M. (2000): Die subjektive Belastung der Angehörigen von Schlaganfallpatienten nach Entlassung aus der geriatrischen Rehabilitation. In: Determinanten der Schlaganfall-Rehabilitation. Blum, H. E., Haas, R. (Hrsg). Publikationen der Jung-Stiftung für Wissenschaft und Forschung. Thieme Verlag, 2000.

van Haastregt, J. C. M, Diederiks, J. P. M., van Rossum, E., de Witte, L. P. (2000): Effects of preventive home visits to elderly people living in the community: Sytematic review. British Medical Journal 2000; 320, 754–758.

Haban, P., Zidekova, E., Klvanova, J. (2000): Supplementation with long-chain n-3 fatty acids in non-insulin-dependent diabetes mellitus (NIDDM) patients leads to the lowering of oleic acid content in serum phospholipids. Eur-J-Nutr. 2000 Oct; 39(5): 201–6.

Haynes, R. B., Montague, P., Oliver, T., McKibbon, K. A., Brouwers, M. C., Kanani, R. (2002): Interventions for helping patients to follow prescriptions for medications. (Cochrane Review), Cochrane Library, Issue 1, Oxford 2002

Heaney, R. P. (2000): Calcium, dairy products and osteoporosis, J-Am-Coll-Nutr. 2000 Apr; 19(2 Suppl): 83S-99S.

Hébert, R. (1997): Functional decline in old age. Can Med Assoc J 157: 1037–1045, 1997.

Heikinnen, E., Waters, W. E., Brzezinski, Z. (Hrsg.) (1987): Die Betagten in elf Ländern. Eine sozialmedizinische Erhebung. Weltgesundheitsoragnisation Kopenhagen 1987.

Hendriksen, C. (1995): Preventive Home Visits to Elderly Persons: Status and Perspectives. In: Rubenstein, L. Z., Wieland, D., Bernabei, R. (Hrsg.), Geriatric Assessment Technology, The State of the Art, Milano: 231–238.

Heseker, H., Schmid, A. (2002): Ernährung im hohen Alter und in der Geriatrie. Ernährungs-Umschau 5/2002, B17-B20.

Hirschmeier, L. (2001): Die Ernährung des alten Menschen. Med. Welt 10/2001, S. 285–289.

Hofmann, W., Nikolaus, T., Pientka, L., Stuck, A. (1995): Arbeitsgruppe Geriatrisches Assessment: Empfehlungen für den Einsatz von Assessment-Verfahren. Zeitschrift für Gerontologie und Geriatrie 1995; 28:29–34.

Horwitz, A., Macfadyen, D. M., Munro, H., Scrimshaw, N. S., Stehen, B., Williams, T. F. (1989): Nutrition in the elderly. Published by WHO, Oxford Universitiy Press, New York 1989.

Hu, F. B., Stampfer, M. J. (1999): Nut consumption and risk of coronary heart disease: a review of epidemiologic evidence. Curr-Atheroscler-Rep. 1999 Nov; 1(3): 204–9.

Huhn, W., Rönsberg, W. (1990): Compliance – Kreative Strategien für Vor- und Sprechzimmer. Menschenführung in der Arztpraxis Band 5, Synchron Verlag Berlin 1990.

Hulscher, M. E. J. L., Wensing, M., van der Weijden, T., Grol, R. (2002): Interventions to implement prevention in primary care (Cochrane Review) Cochrane Library, Issue 1, Oxford 2002.

Kaste, M., Palomäki, H., Sarna, S.: Where and how should elderly stroke patients be treated? – A randomized trial. Stroke, 26: 249–253, 1995.

Kistemann, T., Schweikart, J. (1998): Medizinische Geographie: Perspektiven im entwickelten Gesundheitswesen. In: marburger bund, Nr. 2, 13.2. 1998, S. 9–11.

Kolb, M. (1995): Gesundheitsförderung und Sport. Sportwissenschaft, 25, 335–359

Költringer, R. (1997): Richtig Fragen heißt besser Messen. Mannheim 1997, S. 105–122.

Kuratorium Deutsche Altershilfe (Hrsg.) (1996): Rund ums Alter. Alles Wissenswerte von A bis Z. Beck, München 1996.

Kruse, W. H. H, Nikolaus, T. (1992): Geriatrie. 1. Auflage Springer, Berlin, Heidelberg et al:1992.

Kruse, W. H. H, Schulz, R., Meier-Baumgartner, H. P. (1995): Geriatrisches Assessment – Case-Finding durch Screening bei hospitalisierten Patienten. Zeitschrift für Gerontologie und Geriatrie 1995; 28:293–298.

Laaser, U., Hurrelmann, K., Wolters, P. (1993): Prävention, Gesundheitserziehung und Gesundheitsförderung. K. Hurrelmann u. U. Laaser (Hrsg.), Gesundheitswissenschaften. Handbuch für Lehre, Forschung und Praxis. Beltz Verlag Weinheim 1993, S. 176–203.

Labonte, R., Penfold, S. (1981): Canadian Perspectives in Health Promotion: A Critique. Health Education, April, 1981, 4–9.

Lachs, M. S., Feinstein, A. R., Cooney, L. M., Drickamer, M. A., Marottoli, R. A., Pannill, F. C., Tinetti, M. E. (1990): A simple procedure for general screening for functional disability in elderly patients. Annals of Internal Medicine 1990; 112:699–706.

Lames, M., Kolb, M. (1997): Gesund & Bewegt – Gesundheitsförderung in Sportvereinen. 1. Aufl., Academia Verlag Sankt Augustin1997.

Lawton, M. P., Brody, E. M. (1969): Assessment of older people: selfmaintaining and instrumental activities of daily living. Gerontologist 9: 179–186.

Lederman, S., Farrar, M. (1986): The Wisdom Project of the American Red Cross in Greater New York: A Blueprint for a Community-Based Health Care and Health Education Program. in „Wellness and Health Promotion for The Elderly by Dychtwald K, Aspern Publication, 1986.

Lehr, U. (2003): Psychologie des Alterns. 10. Aufl., Quelle & Meyer, Wiebelsheim 2003.

Lewin, K. (1936): Principles of topological psychology. McGrawHill, New York 1936.

Lynham, R. (1996): Die Geriatrie in Großbritannien – zur Gegenwärtigen Situation. In: Ferber, C. von, Gräuel, H.-W., Schneider, A. (Hrsg.): Geriatrische Rehabilitation im europäischen Vergleich – Modelle und Perspektiven. Reihe „Forum" des Kuratoriums Deutsche Altershilfe, Nr. 29, 1996, S. 41–53.

Mahoney, F. I., Barthel, D. W. (1965): Functual evaluation. The Barthel Index. Maryland State Medical Journal 14/2: 61–65

Masur, H. (1995): Skalen und Scores in der Neurologie – Quantifizierung neurologischer Defizite in Forschung und Praxis. Thieme, Stuttgart New York, 1995.

Matthesius, R. G. et al. (Hrsg.) (1995): ICIDH, Teil 1: Die ICIDH-Bedeutung und Perspektiven, Teil 2: Internationale Klassifikation der Schädigungen, Fähigkeitsstörungen und Beeinträchtigungen. Ullstein-Mosby, Berlin Wiesbaden 1995.

McWhirter, J. P., Pennington, C. R. (1994): Incidence and recognition of malnutrition in hospital. British Medical Journal; 1994, 308: 945–948.

Meier-Baumgartner, H. P., Pientka, L., Anders, J. (2002): Die Effektivität der postakuten Behandlung älterer Menschen nach einem Schlaganfall oder einer hüftgelenksnahen Fraktur: eine evidenz-basierte Literaturübersicht des Zeitraumes 1992–1998, Schriftenreihe des

157

Bundesministeriums für Familie, Senioren, Frauen und Jugend, Bd. 215. Kohlhammer, Stuttgart 2002.

Meier-Baumgartner, H. P., Dapp, U. (2001): Geriatrisches Netzwerk: Kooperationsmodell zwischen niedergelassenen Ärzten und geriatrischer Klinik mit Koordinierungs- und Beratungsstelle, Schriftenreihe des Bundesministeriums für Familie, Senioren, Frauen und Jugend, Bd. 204. Kohlhammer, Stuttgart 2001.

Meier-Baumgartner, H. P., Hain, G., Oster, P., Steinhagen-Thiessen, E., Vogel, W. (1998): Empfehlungen für die Klinisch-Geriatrische Behandlung, 2. Aufl., Gustav Fischer Verlag, Jena 1998.

Meier-Baumgartner, H. P. (1991): Geriatrische Rehabilitation im Krankenhaus. Quelle & Meyer, Heidelberg Wiesbaden 1991.

Michaelsen, K. F., Astrup, A. V., Mosekilde, L., Richelse, B., Schroll, M., Sorensen, O. H. (1994): The importance of nutrition for the prevention of osteoporosis, Ugeskr-Laeger.

Moll, J., Kandlbauer, M. (2000): Massive Unterernährung im Alter. VitaMinSpur 2000; 15:114–120.

Montoya, M. T., Porres, A., Serrano, S., Fruchart, J. C., Mata, P., Gerique, J. A. G., Castro, R. G. (2002): Fatty acid saturation of the diet and plasma lipid concentrations, lipoprotein particle concentrations, and cholesterol efflux capacity, Am-J-Clin-Nutr. 2002 Mar; 75(3): 484–91.

Naber, T. H., Schermer, T., de-Bree, A. (1997): Prevalence of malnutrition in nonsurgical hospitalized patients and its association with diesease complications. American Journal of Clinical Nutrition, 1997; 66: 1232–1239.

Nagel, V. (1997): Fit und geschickt durch Seniorensport – Sportartenüberschreitendes Training für Alltagssituationen. 1. Aufl., Band 111 Czwalina Verlag Hamburg 1997.

Nikolaus, T. (Hrsg.) (2000): Klinische Geriatrie, Springer Verlag Berlin 2000.

Nikolaus, T., Specht-Leible (1992): Das geriatrische Assessment. Schriftenreihe Geriatrie Praxis, MMV Medizin Verlag, München 1992.

Nikolaus, T., Kruse, W. W. H., Oster, P., Schlierf, G. (1994 a): Aktuelle Konzepte in der Geriatrie. Deutsches Ärzteblatt 1994; 91 A:659–662.

Nikolaus, T., Bach, M., Specht-Leible, N., Oster, P., Schlierf, G. (1995): The Timed Test of Money Counting. A short physical performance test for manual dexterity and cognitive capacity. Age Ageing 24: 257–258.

Nikolaus, T., Barlet, B., Sauer, P., Oster, P., Schlierf, G. (1995): Beurteilung des Risikos von Hilfs- und Pflegebedürftigkeit sowie des Mortalitätsrisikos älterer Menschen – Ergebnisse einer 18-monatigen Pilotstudie in einer Hausarztpraxis. Deutsche medizinische Wochenschrift 120 (1995), 1457–1462.

Olbrich, E., Sames, K., Schramm, A. (Hrsg.) (1994): Kompendium der Gerontologie. Interdisziplinäres Handbuch für Forschung, Klinik und Praxis. ecomed Verlagsgesellschaft, Landsberg/Lech, Loseblatt-Ausgabe 1994.

Parkes, J., Hyde, C., Deeks, J., Milne, R. (2002): Teaching critical appraisal skills in health care settings. (Cochrane Review), Cochrane Library, Issue 1, Oxford 2002.

Peter-Wüest, I., Stuck, A. E., Dapp, U., Nikolaus, T., Goetz, S. M., Gillmann, G., Minder, C. E., Beck, J. C. (2000): Präventive Hausbesuche im Alter: Entwicklung und Pilottestung eines multidimensionalen Abklärungsinstruments. Zeitschrift für Gerontologie und Geriatrie 2000, 33:44–51.

Podsiadlo, D., Richardson, S. (1991): The Timed Up & Go: A test of basic functional mobility for frail elderly persons. Journal of the American Geriatrics Society 39: 142–148.

Preissig, A. B., Junius, U., Kania, H., Fischer, C. C. (1995): Das Hannoversche Ambulante Geriatrische Screening Programm (AGES) Gesundheitliche Probleme älterer Menschen in der Hausarztpraxis. Geriatrie Forschung Sonderausgabe 1995; 34.

Renteln-Kruse, v. W., Anders, J., Dapp, U., Meier-Baumgartner, H. P. (2003): Präventive Hausbesuche durch eine speziell fortgebildete Pflegekraft bei 60-jährigen und älteren Personen in Hamburg. Z Gerontol Geriat 2003, 36: Heft 5: 378–391.

Robine, J. M., Ritchie, K. (1991): Healthy life expectancy: Evaluation of global indicator of change in population health. Br Med J 302: 457–460, 1991.

Robine, J. M., Mormiche, P., Sermet, C. (1998): Examination of the causes and mechanisms of the increase in disability-free life expectancy. J Aging Health, 10: 171–191, 1998.

Robine, J. M., Jagger, C., Mathers, C. D., Crimmins, E. M., Suzman, R. M. (2003): Determining Health Expectansies. John Wiley & Sons, Chichester 2003.

The Royal College of General Practitioners Hrsg. (2002): An evidence-based approach to assessing older people in primary care. The British Journal of General Practice, London 2002.

Rubenstein, L. Z., Goodwin, M., Hadley, E., Patten, S. K., Rempusheske, V. F., Reuben, D., Winograd, C. H. (1991): Working groups Recommendations: Targeting Criteria for Geriatric Evaluation and Management Research. Journal of the American Geriatrics Society – Supplement 39 (1991): 37S-41S.

Rubenstein, L. Z., Stuck, A. E. (2001): Preventive home visits for older people: Defining criteria for sucsess. Age Ageing 2001 Mar; 30 (2): 107–109.

Rubenstein, L. Z., Wieland, D., Bernabei, R. (1995): Geriatric Assessment Technology: The State of the Art. Editrice Kurtis, Milano 1995.

Rubenstein, L. Z., Josephson, K. R., Wieland, D. (1987): Geriatric assessment in a subacute hospital ward. Clin Geriatr Med 3: 131–143, 1987.

Runge, G. (1998): Warum brauchen wir Assessment-Verfahren in der Geriatrie? In: Hammer Perspektiven: Zur Zukunft der geriatrischen Rehabilitation. Alt hergebracht? Strukturen, Versorgung, Vernetzung. Tagungsband zur Fachtagung am 5. Dezember 1998 in Hamm. Hamm 1998. S. 15–26.

Salathé, B. (1989): Multidimensionales Assessment als Methode der geriatrischen Medizin. In: Therapeutische Umschau 46 (1989), Nr. 1, S. 8–14.

Schmocker, Oggier, Stuck (Hrsg.) (2000): Gesundheitsförderung im Alter durch präventive Hausbesuche, Schriftenreihe des SGGP, No. 62, Muri 2000.

Schneekloth, U. (1996): Entwicklung von Pflegebedürftigkeit im Alter. Zeitschrift für Gerontologie und Geriatrie 1996; 29:11–17.

Schön, M. (1998): Die Kunden bestimmen, was Qualität ist. In: Blick durch die Wirtschaft, 8.01.1997.

Schucht, C., Kochen, M. (1998): Managed Care – ein Modell auch für die ambulante medizinische Versorgung in Deutschland? In: Zeitschrift für ärztliche Fortbildung und Qualitätssicherung, Vol 92, 1998, S. 685–689.

Schulte, W. (1971): Präventive Gerontopsychiatrie. In V. Böhlau (Hrg.), Alter und Psychotherapie, 79–89, Schattauer Verlag Stuttgart 1971.

Schneidrzik, W. (2000): Älter werden – na und?. Der Gesundheitsratgeber für Senioren. Urban & Fischer, München 2000.

Schwartz, F. W. (Hrsg.) (1998): Das Public-Health-Buch: Gesundheit und Gesundheitswesen, Urban und Schwarzenberg, München 1998.

Schwartz, F. W. (1999): Strukturelle Einbettung und Qualität von Gesundheitsförderung und Selbsthilfeförderung: GKV-konforme Ansätze und Strategien. In: Landereinigung für Gesundheit Niedersachsen e.V. (Hrsg.): Gesundheitsförderung, Prävention und Selbsthilfe als Zukunfsaufgabe der gesetzlichen Krankenversicherung. Gesundheitspolitische Perspektiven. Hannover 7–14, 1999.

Schwartz, F. W. (2002): Geleitwort zu Stöckel, S., Walter, U. (Hrsg): Prävention im 20. Jahrhundert – Historische Grundlagen und aktuelle Entwicklungen in Deutschland, Juventa, Weinheim 2002.

Shapiro, J. A., Koepsell, T. D., Voigt, L. F., Dugowson, C. E., Kestin, M., Nelson, J. L. (1996): Diet and rheumatoid arthritis in women: a possible protective effect of fish consumption. Epidemiology. 1996 May; 7(3): 256–63.

Statistisches Bundesamt (Hrsg.) (1994): Im Blickpunkt: Ältere Menschen in der Europäischen Gemeinschaft. Metzler-Poeschel, Stuttgart 1994.

Statistisches Bundesamt (Hrsg.) (2000): Statistisches Jahrbuch 2000, Metzler-Poeschel, Stuttgart 2000.

Statistisches Landesamt der Freien und Hansestadt Hamburg (Hrsg.) (2001): Die Stadtteil-Profile 2001. 2. Auflage, Hamburg 2001.

Statistisches Landesamt der Freien und Hansestadt Hamburg (Hrsg.) (2001): Hamburger Statistische Jahrbuch 2001/2002, Hamburg 2001.

Stiksrud, H. A. (1976): Diagnose und Bedeutung individueller Werthierarchien. Lang Frankfurt 1976.

Stöckel, S., Walter, U. (Hrsg.) (2002): Prävention im 20. Jahrhundert – Historische Grundlagen und aktuelle Entwicklungen in Deutschland, Juventa, Weinheim 2002.

Stuck, A. E., Siu, A. L., Wieland, G. D., Adams, J., Rubenstein, L. Z. (1993): Comprehensive geriatric assessment: a meta-analysis of controlled trials. Lancet; 342: 8878; 1032–1036, 1993.

Stuck, A. E., Walthert, J., Nikolaus, T., Büla, C. J., Hohmann, C., Beck, J. C. (1999): Risk factors for functional status decline in community-dwelling elderly people: a systematic literature review. Soc Sci Med, 1999; 48:445–69.

Sullivan, D. F. (1971): A single index of mortality and morbidity. HSMHA Health Rep 86: 347–354, 1971.

Tinetti, M. E, (1986): Performance-oriented assessment of mobility problems in elderly patients. Journal of the American Geriatrics Society, 34, 119–126.

Tinetti, M. E., Inouye, S. K., Gill, T. M., Doucette, J. T. (1995): Shared risk factors for falls, incontinence and functional dependence. Unifying the approach to geriatric syndromes. Journal of the American Medical Association; 1995, 273: 1348–1353.

Tornstam, L. (1975): Health- and self-perception. A system-theoretical approach. The Gerontologist, 1975, 15, 264–271.

Trojan, A., Hildebrandt, H., Faltis, M., Deneke, C. (1987): Selbsthilfe, Netzwerkforschung und Gesundheitsförderung. Grundlagen „gemeindebezogener Netzwerkförderung" als Präventionsstrategie. H.Keupp & B. Röhrle (Hrsg.), Soziale Netzwerke, 294–317, Campus New York 1987.

Trojan, A., Stumm, B., Süß, W. (1997): BürgerInnenbeteiligung in der gesundheitsförderlichen Stadtentwicklung. In: Altgelt, T., Laser, I., Walter, U. (Hrsg.): Wie kann Gesundheit verwirklicht werden? – Gesundheitsfördernde Handlungskonzepte und gesellschaftliche Hemmnisse. 171–182, Juventa Verlag Weinheim 1997.

Troschke, J. v., Kupke, R., Gutjahr, O., Kluge, M., Stünzner, W. v., Wiche, E. (1985): Die soziostrukturelle Prozessevaluation der Deutschen Herz-Kreislauf Präventionsstudie (DHP). Prävention, 8, 35–42, 67–72.

Tucker, K. L., Chen, H., Hannan, M. T., Cupples, L. A., Wilson, P. W. F., Felson, D., Kiel, D. P. (2002): Bone mineral density and dietary patterns in older adults: the Framingham Osteoporosis Study, Am-J-Clin-Nutr. 2002 Jul; 76(1): 245–52.

Vetter, N., Jones, D., Victor, C. (1986): A Health Visitor affects the Problems Others do not reach. Lancet 1986 i:30–32.

Walter, U., Buser, K., Direks, M. L., Dörning, H., Fröhlich, B., Grobe, T., Heide, J., Hoopmann, M., Krauth, C., Liecker, B., Lorenz, C., Reichle, C., Reinhardt, R., Schmidt, T., Weber, J., Weidemann, F., Schwartz, F. W. (2001): Evaluation präventiver Maßnahmen. Abschlussbericht für die AOK-Niedersachsen. Institut für Sozialmedizin, Epidemiologie und Gesundheitssystemforschung (ISEG) in Zusammenarbeit mit der medizinischen Hochschule Hannover. Hannover 2001.

Warner-Reitz, A., Grothe, C. (1981): An interdisciplinary approach to healthy aging. Healthy Lifestyle for Seniors. Meals for Millions/ Freedom from Hunger Foundation, New York 1981.

Watson, I. J., Arfken, C. L., Birge, S. J. (1993): Clock completion: An objektive Screening test for dementia. Journal of the American Geriatrics Society, 41, 1235–1240.

Weritz-Hanf, P. (1997): Medizinische und pflegerische Betreuung von älteren Menschen in Deutschland – heutiger Stand und Zukunftsperspektiven – Vortrag anlässlich projektbegleitender Arbeitstagung am 04. Juni 1997, Albertinen-Haus Hamburg (unveröffentlicht).

Wolf, S. L., Barnhart, H. X., Kutner, N. G., McNeely, E., Coogler, C., Xu, T. (1996): Reducing frailty and falls in older persons: An investigation of Tai Chi and computerized balance training. Journal of the American Geriatrics Society, 44: 489–497, 1996.

Worm, N. (2000): Syndrom X oder ein Mammut auf den Teller! Hallwag 2000.

Yesavage, J. A., Brink, T. L., Rose, T. L. et al. (1983): Development and validation of a geriatric depression screening scale: a preliminary report. Journal of Psychiatric Research 39: 37–49.

Anhang

Materialien der Experten-Vorträge und weitere Informationsmaterialien sowie Materialien für die Dokumentation

Vortrag:
Ärztin

 „Aktive Gesundheitsförderung im Alter"

**Ein Projekt zur Förderung der Gesundheitsvorsorge
älterer Hamburger Bürger**
HERZLICH WILLKOMMEN...
**...Im Namen Ihrer Hausärzte
und des Gesundheitsberater-Teams
aus dem Albertinen-Haus!**

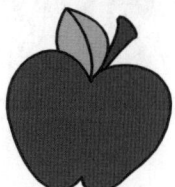

„An Apple each day keeps the doctor away"
**Gibt es ein Rezept für Gesundheit
bis ins hohe Alter?**

Die Pille für Wohlbefinden und Gesundheit

Bewegung

Vielseitige Ernährung

Verzicht auf „Blauen Dunst"

Kontakte und Interessen pflegen

Vorsorge treffen

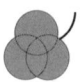 ## Warum werden wir überhaupt alt?

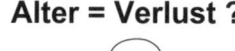

Alter = Verlust ?

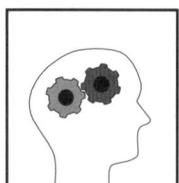 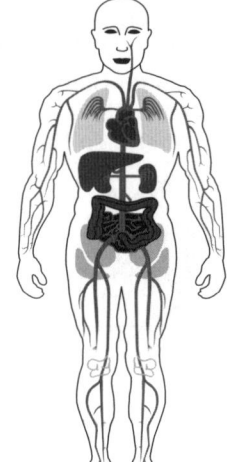 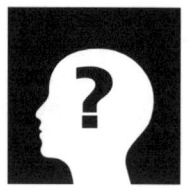

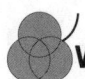 **Was können Sie durch aktive Vorsorge erreichen?**

Nicht dem Leben Jahre, aber den Jahren Leben(-squalität) geben!

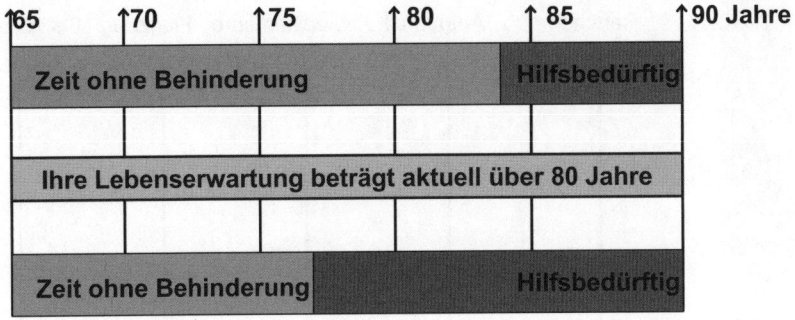

**Werden z.B. Erkrankungen des Bewegungsapparates
vermieden oder angemessen behandelt, können
6 sog. behinderungsfreie Jahre hinzugewonnen werden!**

© Projekt „ Aktive Gesundheitsförderung im Alter" gefördert vom Bundesministerium für Familie, Senioren, Frauen und Jugend; Albertinen-Haus Hamburg 2003

 Alt werden wollen alle, alt sein will keiner

Wer/was bestimmt darüber, wie ich alt werde?

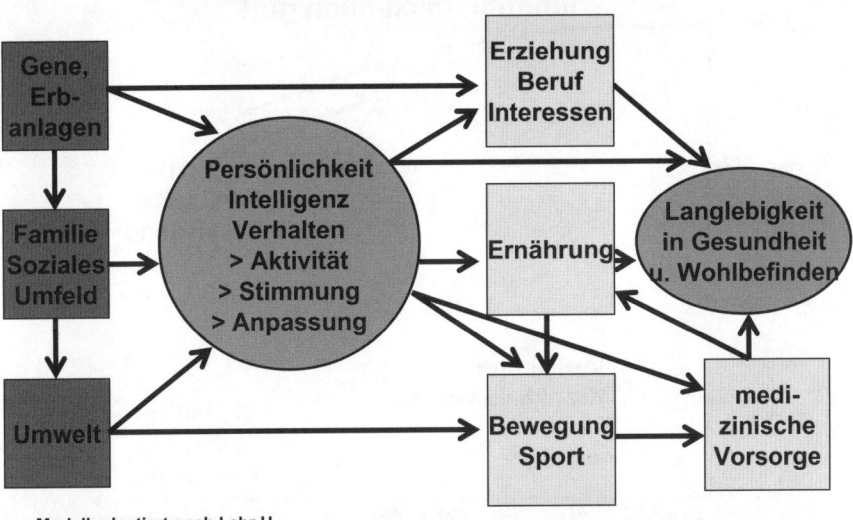

Modell adaptiert nach Lehr,U

© Projekt „ Aktive Gesundheitsförderung im Alter" gefördert vom Bundesministerium für Familie, Senioren, Frauen und Jugend; Albertinen-Haus Hamburg 2003

Was bedeutet eigentlich Risiko?

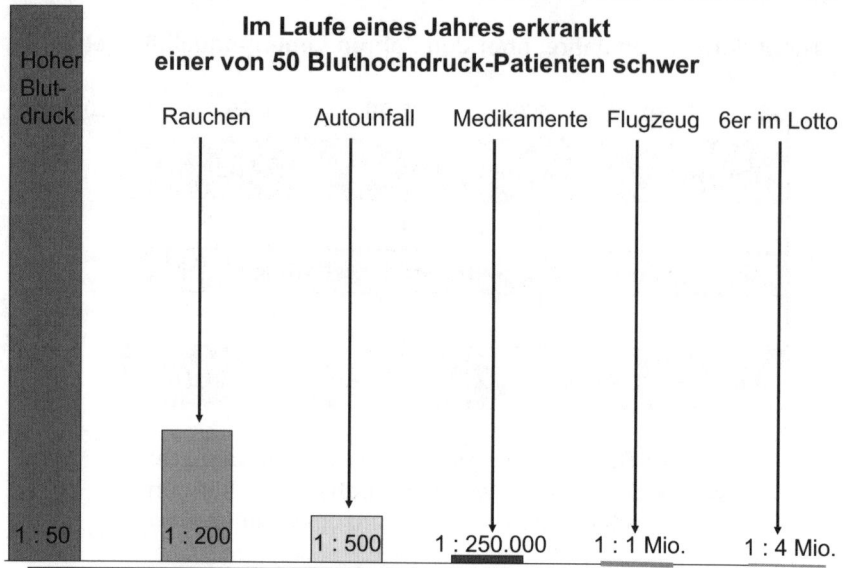

**Im Laufe eines Jahres erkrankt
einer von 50 Bluthochdruck-Patienten schwer**

Hoher Blutdruck — 1 : 50
Rauchen — 1 : 200
Autounfall — 1 : 500
Medikamente — 1 : 250.000
Flugzeug — 1 : 1 Mio.
6er im Lotto — 1 : 4 Mio.

© Projekt „ Aktive Gesundheitsförderung im Alter" gefördert vom Bundesministerium für Familie, Senioren, Frauen und Jugend; Albertinen-Haus Hamburg 2003

Nützen Vorsorgeuntersuchungen?

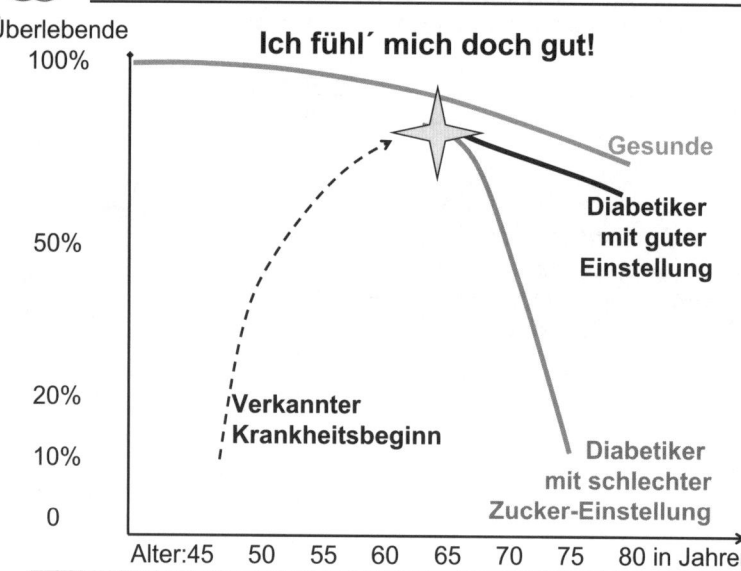

Überlebende

Ich fühl´ mich doch gut!

100%

Gesunde

Diabetiker mit guter Einstellung

50%

20%

Verkannter Krankheitsbeginn

10%

Diabetiker mit schlechter Zucker-Einstellung

0

Alter: 45 50 55 60 65 70 75 80 in Jahren

© Projekt „ Aktive Gesundheitsförderung im Alter" gefördert vom Bundesministerium für Familie, Senioren, Frauen und Jugend; Albertinen-Haus Hamburg 2003

Die Angst ist der schlimmste Feind!

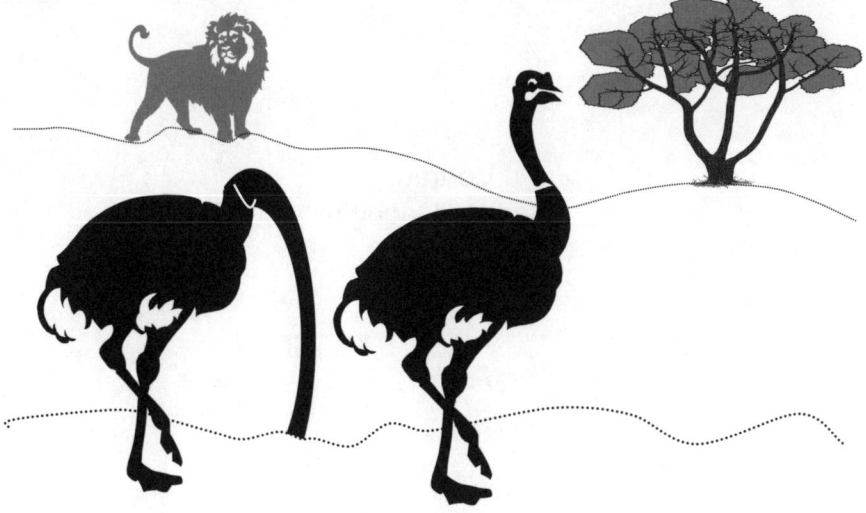

Vortrag:
Sozialpädagogin

Wir wissen nicht, was Ihnen die Zukunft bringt

Vorsorgen
ist besser als Nachsorgen

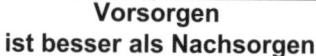
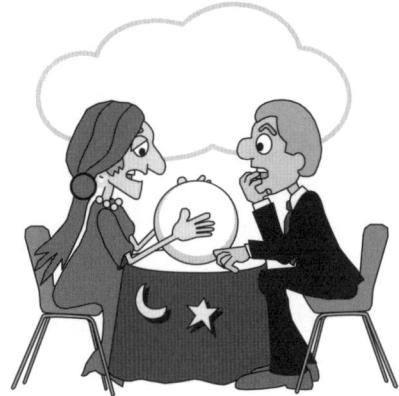

Für einen ruhigeren Schlaf!

Nehmen Sie Ihre Zukunft jetzt in die Hand!

Vorsorgevollmacht	Patientenverfügung
• rechtsverbindlich	• empfehlend, <u>nicht</u> rechtsverbindlich
• kann alle oder einen der folgenden Bereiche erfassen: Finanzen, Vertretung bei Behörden, Gesundheitsfürsorge, Aufenthaltbestimmung	• bezieht sich lediglich auf persönliche Vorstellungen zur medizinischen Behandlung, das Lebensende und die Phase der Bestattung
• ein oder mehrere Personen Ihres Vertrauens können als Betreuer vorgesehen werden	• einen Vertretung durch Personen ist nicht vorgesehen
• erspart ein Betreuungsverfahren	• erfordert Auseinandersetzung mit dem eigenem Leben und Sterben

RECHTZEITIG INFORMIEREN!

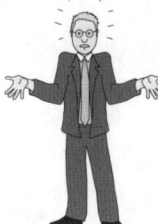

Wo und Wie möchten Sie im Alter leben?

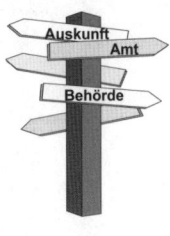

Auskunft
Amt
Behörde

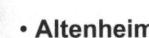
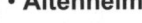

- **Altenheim**
- **Pflegeheim**
- **Betreutes Wohnen**
- **Wohngruppe**
- **Seniorenwohnung**

???

Vortrag:
Physiotherapeut

Alter = Abbau?

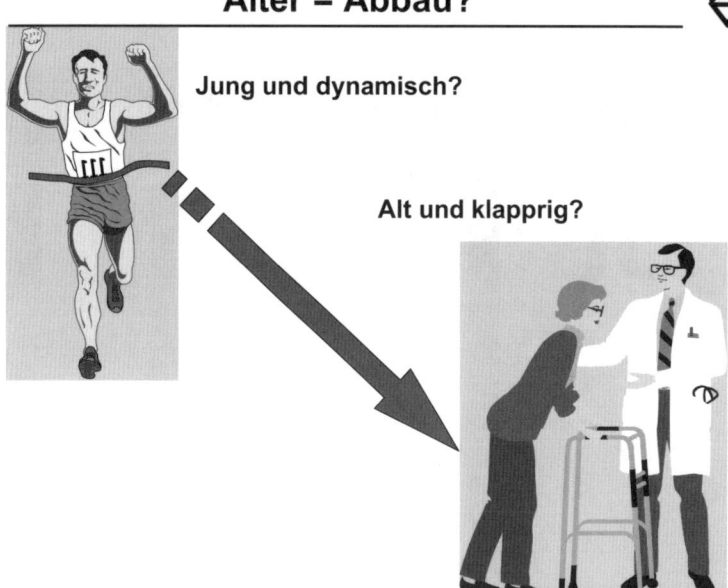

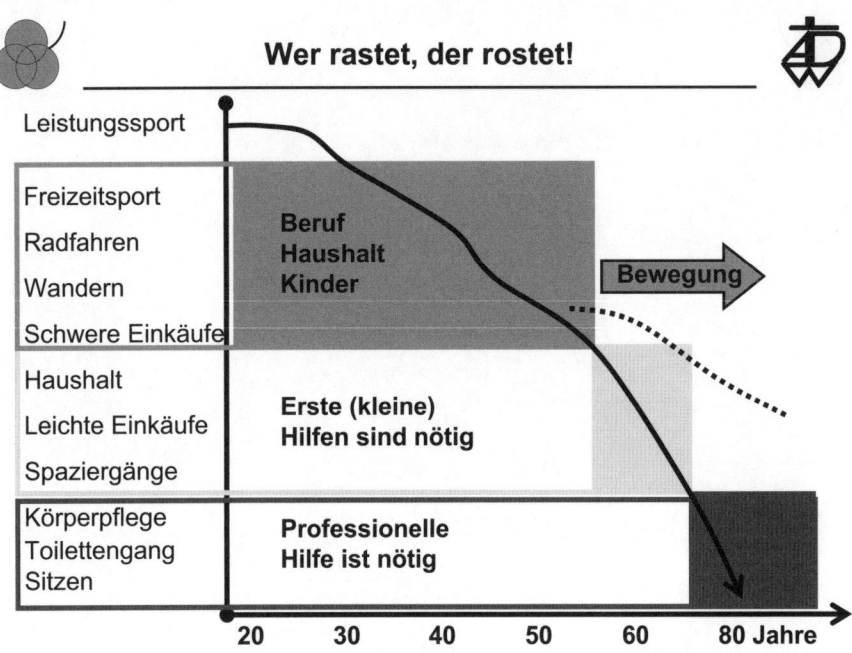

Wer rastet, der rostet!

Leistungssport

Freizeitsport
Radfahren
Wandern
Schwere Einkäufe

**Beruf
Haushalt
Kinder**

Bewegung

Haushalt
Leichte Einkäufe
Spaziergänge

**Erste (kleine)
Hilfen sind nötig**

Körperpflege
Toilettengang
Sitzen

**Professionelle
Hilfe ist nötig**

20   30   40   50   60   80 Jahre

Bewegung: Sie investieren, Sie gewinnen!

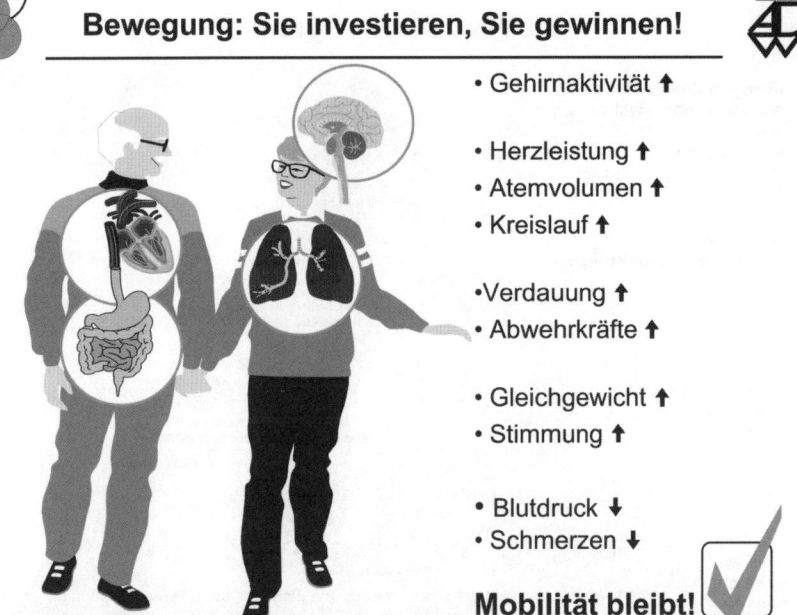

• Gehirnaktivität ↑

• Herzleistung ↑
• Atemvolumen ↑
• Kreislauf ↑

•Verdauung ↑
• Abwehrkräfte ↑

• Gleichgewicht ↑
• Stimmung ↑

• Blutdruck ↓
• Schmerzen ↓

Mobilität bleibt!

171

Vortrag:
Ökotrophologin

Die Nahrungs - Pyramide

Süßes und Knabberkram:
Versteckte Fette, viel Energie

Sichtbare Fette:
z.B. Oliven-, Raps-, Nussöl

Eiweisslieferanten:
Bauen Muskeln und Knochen auf

Kohlenhydrate:
Unsere Energiequelle
daher auf die Menge
achten

Obst,Gemüse:
5 am Tag,
soviel ich
mag

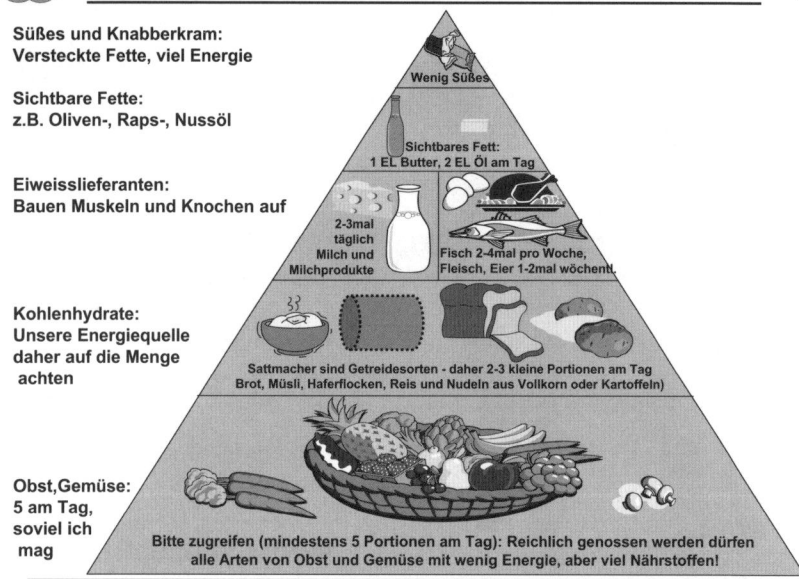

Vortrag:
Ärztin oder Pflegefachkraft

Was ist ein Medikament?

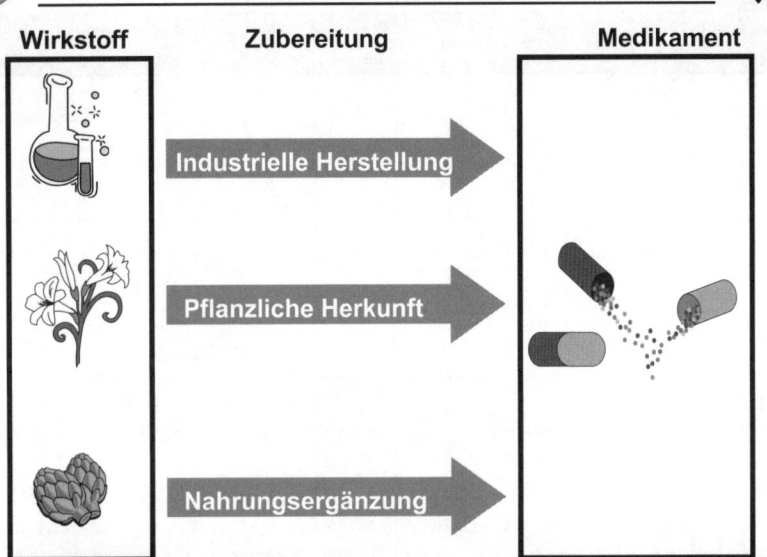

Allein die Dosis macht, dass ein Ding kein Gift!

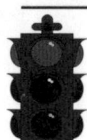

- Mit zunehmendem Alter
  nimmt der Anteil des Fettes im Körper zu,
  der Anteil des Wassers ab.

- Eingenommene Medikamente werden
  schlechter gelöst und vermehrt eingelagert.

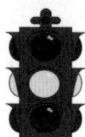

- Bei Überdosierung oder Wechselwirkungen
  droht Gefahr!

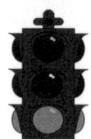

- Nehmen Sie Tabletten stets mit einem Glas Wasser ein
  und trinken Sie ausreichend!
- Nehmen Sie daher genau die empfohlene Dosis ein!
- Fragen Sie, wie und wie lange Sie das Mittel
  nehmen müssen.

© Projekt „ Aktive Gesundheitsförderung im Alter" gefördert vom Bundesministerium für Familie, Senioren, Frauen und Jugend; Albertinen-Haus Hamburg 2003

Zur Vorbereitung für ein Gespräch mit Ihrem Arzt
Medikamenten-Plan

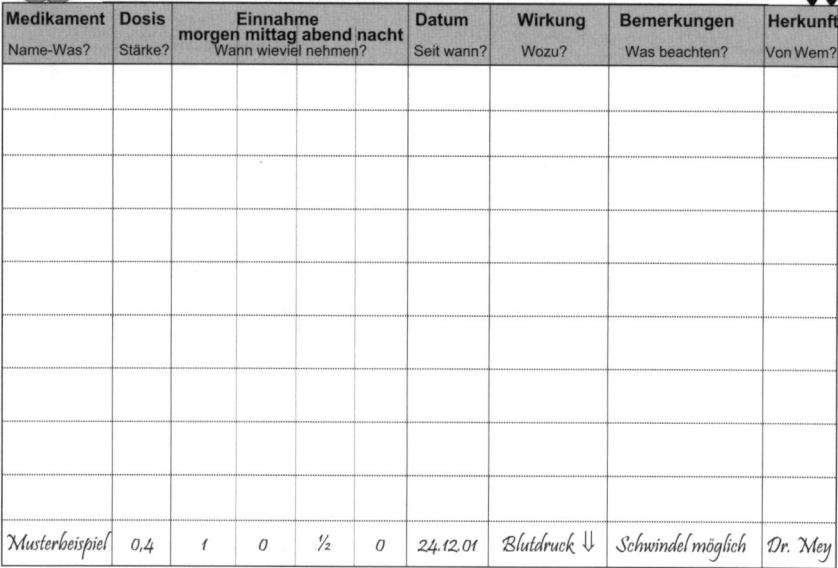

Medikament	Dosis	Einnahme morgen mittag abend nacht				Datum	Wirkung	Bemerkungen	Herkunft
Name-Was?	Stärke?	Wann wieviel nehmen?				Seit wann?	Wozu?	Was beachten?	Von Wem?
Musterbeispiel	0,4	1	0	½	0	24.12.01	Blutdruck ⇓	Schwindel möglich	Dr. Mey

© Projekt „ Aktive Gesundheitsförderung im Alter" gefördert vom Bundesministerium für Familie, Senioren, Frauen und Jugend; Albertinen-Haus Hamburg 2003

Informationsmaterialen,
die den Teilnehmern nach der Veranstaltung
mitgegeben werden

Beratungs- und Koordinierungstelle für
ältere Menschen und ihre Angehörigen im Albertinen-Haus

Psychosoziales Wohlbefinden

Unsere Angebote zielen darauf, Ihre Gesundheit ganzheitlich zu erhalten oder zu bessern. Wer sich "rundum" wohl fühlen möchte, sollte sich Gutes für Leib und Seele tun. Ihre Einstellung gegenüber dem Alter und alt werden bestimmt mit darüber, auf welche Weise Sie alt werden. Eine aktive Auseinandersetzung mit dem älter werden und Informationen über geeignete Vorsorgemaßnahmen für den "Fall der Fälle" hilft Ihnen, Ängste abzubauen und die für Sie persönlich richtigen Entscheidungen zu treffen. Auch dabei möchten wir Sie unterstützen.

Frau Eddelbüttel (Sozialpädagogin) bietet Ihnen Beratung und Hilfe zu folgenden Themenbereichen an:

•Älter werden – Chancen und Risiken:
•Übergang in den ("Un"-) Ruhezustand, Freizeitgestaltung, Ehrenamt
• Wohnen im Alter, Wege aus der Einsamkeit
•Mit der richtigen Vorsorge Krisen leichter meistern
•Patientenverfügung, Vorsorgetestament und Betreuungsrecht, Erbrecht.
•Rund um die Pflege
•Hilfe bei der Pflege behinderter oder dementer Angehöriger,
•Hilfen für Schwerbehinderte, Pflegeversicherung und ambulante Hilfen
•Probleme im häuslichen Umfeld mit Eltern, dem Partner oder Kindern
•Finanzielle Hilfen:
•Was steht mir zu, welche staatliche Stelle ist zuständig?
•Einiges zu diesen Themen wird heute in der Veranstaltung zur Sprache kommen

Wenn Sie darüber hinaus Fragen haben oder Ihnen unklar ist, an wen Sie sich mit einem besonderen Problem wenden können, sprechen Sie Frau Eddelbüttel in der Pause an oder vereinbaren Sie telefonisch einen Termin für ein persönliches Beratungsgespräch unter "vier Augen"

**Sie finden Frau Eddelbüttel im ersten Stock der Akademie I des Albertinen-Hauses,
(vorzugsweise Montag -, Mittwoch - oder Freitag – Vormittag).
Telefon: 040-55 81 – 18 50 (Sekretariat Frau Roseke, Terminvergabe)**

175

Alte und neue Wohnformen

	Wohngemeinschaft	Altenwohnung	Betreutes Wohnen
Bedingung	• Motivation, in einer Gemeinschaft zu leben	• § 5-Schein (Antrag b. Wohnungsamt) • abhängig vom Einkommen	• Mietvertrag m. Vermieter • Mindestalter 60 J.
Vorteil	• Sicherheit	• altengerechte Ausstattung • behindertenfreundlich	• Zusätzlicher Betreuungsvertrag m. Anbieter von Dienstleistungen • unterliegt nicht dem Heimgesetz
Nachteil	• nicht ausgerichtet auf schwere Pflegebedürftigkeit	• In der Regel ohne Betreuung	• Große Unterschiede im Leistungsangebot, • Umfang der Betreuung • Ausstattung der Wohnanlage

© Projekt „ Aktive Gesundheitsförderung im Alter" gefördert vom Bundesministerium für Familie, Senioren, Frauen und Jugend; Albertinen-Haus Hamburg 2002

Alte und neue Wohnformen

	Altenwohnheim	Altenheim	Pflegeheim
Bedingung	• fließende Übergänge z. betreuten Wohnen • braucht keine Pflegestufe	• meist Pflegestufe oder Anerkennung der Heimpflegebedürftigkeit • wenn Haushaltsführung nicht mehr möglich oder gewollt	• Pflegestufe oder Heimpflegebedürftigkeit • Schwerstpflegebedürftigkeit
Vorteil	• überwiegend selbständig leben	• Unterkunft, Betreuung und Verpflegung • Reinigungsservice • ärztl. Versorgung • Betreuungsangebote	• Umfassende Betreuung chronisch Kranker und Pflegebedürftiger • entsprechende Ausstattung d. Räume und Abläufe • Kontakt zu Mitbewohnern
Nachteil	• oft Angliederung an dreistufige Einrichtung	• Zeitabläufe fremdbestimmt	• Individualität wird nicht immer berücksichtigt

© Projekt „ Aktive Gesundheitsförderung im Alter" gefördert vom Bundesministerium für Familie, Senioren, Frauen und Jugend; Albertinen-Haus Hamburg 2002

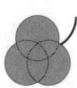

Die Nahrungs - Pyramide

Süßes und Knabberkram:
Versteckte Fette, viel Energie

Sichtbare Fette:
z.B. Oliven-, Raps-, Nussöl

Eiweisslieferanten:
Bauen Muskeln und Knochen auf

Kohlenhydrate:
Unsere Energiequelle
daher auf die Menge
achten

Obst,Gemüse:
5 am Tag,
soviel ich
mag

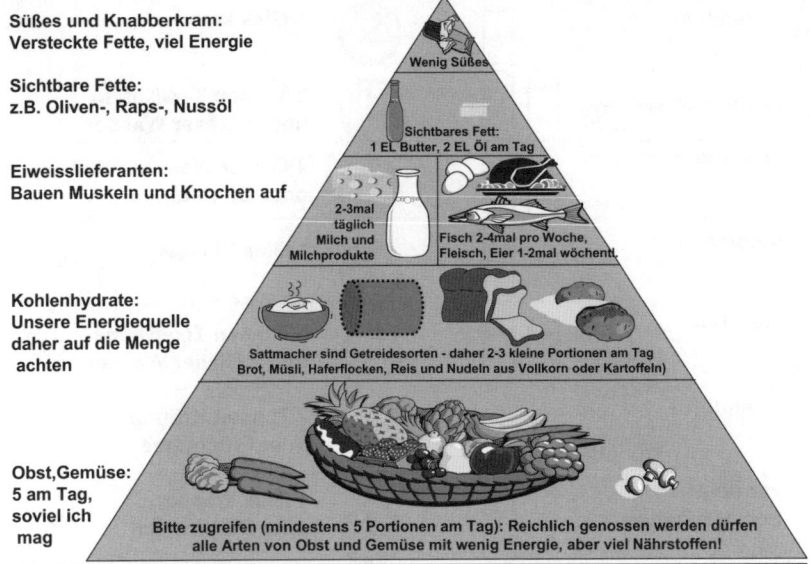

Wenig Süßes

Sichtbares Fett:
1 EL Butter, 2 EL Öl am Tag

2-3mal
täglich
Milch und
Milchprodukte

Fisch 2-4mal pro Woche,
Fleisch, Eier 1-2mal wöchentl.

Sattmacher sind Getreidesorten - daher 2-3 kleine Portionen am Tag
Brot, Müsli, Haferflocken, Reis und Nudeln aus Vollkorn oder Kartoffeln)

Bitte zugreifen (mindestens 5 Portionen am Tag): Reichlich genossen werden dürfen
alle Arten von Obst und Gemüse mit wenig Energie, aber viel Nährstoffen!

Wo sind die versteckten Fette?

Sichtbares Fett ist...

Verstecktes Fett ist in...

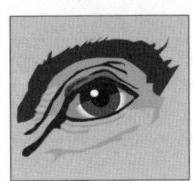

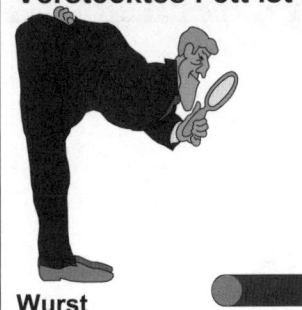

...Butter

...Margarine

...Öle

...Schmalz

Wurst

Käse

Fertigkost

Süßigkeiten

Trinkfahrplan

Aufstehen			**1 Glas Wasser**
Frühstück			**2 Tassen Tee/Kaffee und 2 Gläser Wasser**
vormittags			**2 Gläser Wasser oder Obstschorle**
Mittagessen			**1 Glas Wasser**
zum Tee			**2 Tassen Tee/Kaffee und 2 Gläser Wasser**
Abendbrot			**2 Tassen Kräuter oder Früchtetee**
vor dem Schlafengehen			**1 Glas Wasser oder Buttermilch**

© Projekt „ Aktive Gesundheitsförderung im Alter" gefördert vom Bundesministerium für Familie, Senioren, Frauen und Jugend; Albertinen-Haus Hamburg 2002

Zur Vorbereitung für ein Gespräch mit Ihrem Arzt

Medikamenten-Plan

Medikament Name-Was?	Dosis Stärke?	Einnahme morgen mittag abend nacht Wann wieviel nehmen?				Datum Seit wann?	Wirkung Wozu?	Bemerkungen Was beachten?	Herkunft Von Wem?
Musterbeispiel	*0,4*	*1*	*0*	*½*	*0*	*24.12.01*	*Blutdruck ⇓*	*Schwindel möglich*	*Dr. Mey*

© Projekt „ Aktive Gesundheitsförderung im Alter" gefördert vom Bundesministerium für Familie, Senioren, Frauen und Jugend; Albertinen-Haus Hamburg 2002

Zur Vorbereitung für ein Gespräch mit Ihrem Arzt
Schmerztagebuch 1

Wie stark ist der Schmerz in der letzten Woche gewesen? Kreuzen Sie die Intensität auf der Skala an. Sie reicht von 0 = kein Schmerz bis zu 10 = stärkster vorstellbarer Schmerz

0	10

Bitte kreuzen die für Sie zutreffende Aussagen an:
Haben Sie dauerhaft oder häufig = an mehreren Tagen im Monat Schmerzen?
JA ◯ ,Nein ◯

◯ Ich verspüre häufig oder immer Schmerz, kann ihn aber leicht ignorieren.

◯ Ich verspüre häufig oder immer Schmerz, den ich nicht verdrängen kann, aber mein Alltag wird davon nicht beeinflußt.

◯ Ich verspüre immer oder häufig Schmerz, er läßt sich nicht verdrängen und beeinträchtigt meine Aufmerksamkeit und meine Freizeitaktivitäten.

◯ Ich verspüre immer oder häufig Schmerz, er läßt sich nicht verdrängen und beeinträchtigt alle meine Aktivitäten. Nur einfache Alltagsverrichtungen wie Essen oder der Toilettengang sind noch möglich.

◯ Der Schmerz ist immer oder fast immer da, ich kann Ihn nicht verdrängen und muß die meiste Zeit ruhen oder im Bett bleiben.

Nehmen Sie Schmerzmittel ein ? JA ◯ ,Nein ◯
➥ Wenn Ja, regelmäßig ◯ oder unregelmäßig ◯

© Projekt „ Aktive Gesundheitsförderung im Alter" gefördert vom Bundesministerium für Familie, Senioren, Frauen und Jugend; Albertinen-Haus Hamburg 2002

Zur Vorbereitung für ein Gespräch mit Ihrem Arzt
Schmerztagebuch 2

Bitte beobachten Sie sich an 2 Tagen mit für Sie typischen Schmerzen. Tragen Sie in die erste Zeile die Stärke des Schmerzes ein, darunter Maßnahmen, die sie ergriffen haben, um den Schmerz zu lindern. Bitte benennen Sie evtl. Medikamente gegen Schmerz.

Erklärung Schmerzstärke: Keine Schmerzen = 0, mäßiger Schmerz = X, starker Schmerz = XX

Datum	Aufwachen	Vormittag	Mittag	Nachmittag	Abend	Nacht	Bemerkungen
Schmerzstärke							
Tabletten?							
Salben?							
Wärme?							
Kälte?							
Bettruhe?							

Datum	Aufwachen	Vormittag	Mittag	Nachmittag	Abend	Nacht	Bemerkungen
Schmerzstärke							
Tabletten?							
Salben?							
Wärme?							
Kälte?							
Bettruhe?							

© Projekt „ Aktive Gesundheitsförderung im Alter" gefördert vom Bundesministerium für Familie, Senioren, Frauen und Jugend; Albertinen-Haus Hamburg 2002

Nützliche Adressen für Senioren in Hamburg
Eine kleine Auswahl - dort kann man Ihnen weiter helfen

Ernährung

Ernährungsberatung der BAGS
(Behörde für Arbeit, Gesundheit und Soziales)
Tesdorpfstraße
20148 Hamburg
Telefon: 44 19 52 11

Verbraucherzentrale Hamburg
Kirchenallee 22
20099 Hamburg
Telefon: 24 83 22 - 240

Bewegung

Hamburger Sportbund e.V.
Schäferkampsallee 1
20357 Hamburg
Telefon: 41 90 8 - 226

sportspaß e.V.
Holsteinischer Kamp 87
22081 Hamburg
Telefon: 29 16 61

Freizeit

I.K.A.R.U.S
(Informations- und Kontaktstelle
Aktiver Ruhe-Stand e.V.)
Brandtstwiete 2-4
20457 Hamburg
Telefon: 33 54 08

Lange Aktiv Bleiben L.A.B.
(Lebensabendbewegung) LV Hamburg e V.
Langenstücken 10
22393 Hamburg
Telefon: 601 78 13

Soziales Feld

Altenhilfe
Abteilung der Bezirks-und Ortsämter
(Telefonbuch Stichwort: Behörden)

Die Brücke - Verein für Soziale Hilfen e.V.
Beratungsstelle für ältere Menschen
und ihre Angehörigen
Martinistr. 29
20251 Hamburg
Telefon: 460 21 58

**Beratungsstelle für ältere Bürger
und ihre Angehörigen**
Ochsenzollerstr. 85
22846 Norderstedt
Telefon: 52 88 38 30

KISS-Altona
(Selbsthilfegruppen)
Gaußstraße 21
22756 Hamburg
Telefon 39 57 67

Seniorenbüro Hamburg e.V.
(Ehrenamt)
Steinstr. 19a
20095 Hamburg
Telefon: 30 39 95 07

Ernährung

Bewegung Soziales Feld

Sachregister

A

Ablauf 41, 47
Adaptation 73
ADL 45
Adressen 137
Ärztin 48, 116
Aktivität 111, 140
– körperliche 64, 122, 128, 136
Aktivitäts-Profil 63, 133
Akzeptanz 24
Alltag 69, 108, 148
Altenarbeit 88
Altenhilfe 121
Altenhilfestrukturen 25, 34
Altentagesstätten 75
Alter 59
Altersabbau 110
Altersheilkunde 117
Altersmedizin 117
Alterungsprozess 106
Anmeldung 96
Atmosphäre 82
Aufwand 85
Ausbildung 79
Ausdauer 107
Ausstattung 92, 150
Autonomie 49

B

Beratungsstelle 53, 55, 66 f, 119, 121
Beratungsveranstaltung 115
Bevölkerungsstruktur 30
Bewegung 63, 118, 135, 139
Bewegungsbrief 53
Bewegungseinschränkung 107 f, 111
Bewegungsqualitäten 133
Bildmaterial 49, 100 f
Blutzuckerspiegel 124
Bundesberichterstattung 23

C

Compression of morbidity 20
Computer 141
Curriculum 93 ff

D

Datenschutzbestimmungen 152
Demenz 21
demographischer Wandel 20, 30
DGE (Deutsche Gesellschaft für Ernäh-
    rung) 129
Diagnostik 44
Didaktik 95, 97
Dokumentation 152

E

Effekte 46
– Ceiling- 68 f
Eigenverantwortung 38
Einkaufstraining 138
Einzelgespräch 48, 66
Empfehlung 69
Empowerment 33, 83, 98
Energiebedarf 61
Entscheidungsfindung 83, 97
Erfolg 68
Erfolgskontrolle 114
Ernährung 128
Ernährungsbrief 53, 131
Ernährungsbrief/Bewegungsbrief 52
Ernährungsgewohnheit 131
Ernährungsprotokoll 60, 130 f
1-Tages- 129
Ernährungspyramide 50, 123, 125
Evaluation 62, 152
Experten 51, 82

F

Fette 124, 143
Finanzierung 80
Flüssigkeit 61, 125

Flüssigkeitszufuhr 104
frail elderly 36
Freizeit 141
functional decline 21
5 am Tag 103

G
Gemeindeleben 88
Geriatrie 42, 94, 117
geriatrisches Assessment 32, 56
geriatrisches Screening 56
Geriatrisches Zentrum 45, 57, 114
Geschlecht 59
Gesundheit 31
Gesundheits- und Pflegekonferenz 74
Gesundheitsberater 81, 83, 95, 98, 100,
    102, 133, 135
Gesundheitsberufe 38
Gesundheitsförderung 31 f
Gesundheitssystem 72, 74, 80
Gleichgewicht 107, 109, 122, 147
Grundlagenwissen 102
Gruppenveranstaltung 45 f, 85, 114

H
Hand-out 101
Hausarzt 34, 112
Hausarztpraxis 37 f, 42
Hausbesuch 54 f, 67
health literacy 72
Hotline 93

I
Immobilität 144
Index, glykämischer 104
Innovationspreis 78
Instabilität 146
Instrumente 56
interdisziplinär 86
Internet 142
Interventionsteam 39, 116

K
Kapazität 73
Kenntnisse 94 f
Kleeblatt-Team 39
Kleingruppe Bewegung 53, 132
Kleingruppe Ernährung 52
Kleingruppen 48, 51, 128, 135, 137
Kleingruppenarbeit 47, 91, 102
Komm-Struktur 77
Kommunaler Gesundheitstreff 77 f
Kompetenzteam 81
Kontraindikationen 64, 134
Kontrollüberzeugung 59, 116

Konzentration 147
Konzept 22, 98
Kooperation 25, 74, 87, 90, 112
Kooperationspartner 37
Kosten 86, 90, 93
Kostenerstattung 80
Kraft 107
Krafttraining 110
Krankenkasse 77 f

L
Lebenserwartung 118
Lebensführung 40
Lebensmittelkunde 139
Lebensqualität 22, 149
Lebensumfeld 45
Lebenszyklus 30
lernen 100

M
Mangelernährung 105
Medien 100 f
Medikamente 50, 117, 125, 126 f
Medikamenten-Plan 127
Methode 57
Migranten 76
Mobilität 108, 122 f, 140
Motivation 82, 87, 99, 105
Motivationsprotokoll 60
multidimensional 39
Multiplikatoren 79
Musterbrief 136

N
Nährstoffhauptgruppen 129
Nährstoffzufuhr 104
Nahrungsergänzungsmittel 126
Netzwerk 20, 34, 77, 87 ff, 137 f
Netzwerkarbeit 53
Netzwerkdatenbank 74

O
Öffentlicher Gesundheitsdienst 74
Ökotrophologin 50, 103, 123, 129, 132,
    142
Organisation 86, 89
Osteoporose 124

P
Pädagogik 48
Patientenrekrutierung 58
Patientenverfügung 120
Performance 73
Pflanzenstoffe 124
Pflegebedürftigkeit 21

Pflegekraft 41
Physiotherapeut 49, 121, 134
Präsentation 101
Prävention 31, 44
– primäre 31
– sekundäre 31
– tertiäre 31
Probleme 62
Programm 20, 30, 36, 72
Programmübersicht 115

Q
Qualitätszirkel 43

R
Räumlichkeit 90, 91
Repetition 24
repetitive Reize 99
Reserven 36
Risikofaktoren 32
Ruhestand 119

S
Schmerzen 144, 146
Schmerztagebuch 127
Schnupperkurse 139
Schuhwerk 146
Schulung 46, 96
Schwellenangst 106
Selbsthilfegruppen 24
Selbstreflexion 51
Senioren 82
Seniorenarbeit 89
Senioren-Gesundheitsberater 97
Seniorensport 111, 148
Seniorentreff 75
Setting 75, 77, 112
Settingansätze 77
SGB V, § 20 33, 80
Sitzordnung 91 f
Sozialpädagogin 49, 54, 66, 119
Sportarten 105 f, 109
Stand 145
Stichprobe 57, 59
Stoffwechsel 61
Stressbewältigung 147

T
Tätigkeitsfeld 40 f
Tagesablauf 120
Tagesplanung 92
Therapie 44
Training 109 f, 134
Trinkfahrplan 62, 104, 125

U
Umsetzung 64 f, 68

V
Verantwortung 60
Verbreitung 80
verhältnisorientiert 23
Verhalten 150
Verhaltensforschung 48
verhaltensorientiert 23
Versorgungsbereich 42
Vorbereitung 40, 85
Vorsorgevollmacht 67, 120
Vorträge 47

W
Wechselwirkung 39, 83, 118
Weiterentwicklung 72
Wohlbefinden 106
Wohnformen 54, 121, 141, 149
– Altenheim 150
– Altenwohnheim 150
– Altenwohnung 150
– Pflegeheim 150
– Wohnanlagen 150
– Wohngemeinschaften 150
Wohnqualität 149
Wohnungsbaugenossenschaft 77
Workshop 138 ff, 144, 146 ff
Workshop Einkaufstraining 142

Z
Zielgruppe 22, 36 f
Zugang 21

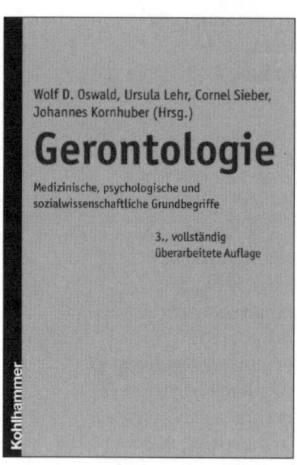

Wolf D. Oswald/Ursula Lehr
Cornel Sieber
Johannes Kornhuber (Hrsg.)

Gerontologie

Medizinische, psychologische und sozialwissenschaftliche Grundbegriffe

3., vollst. überarb. Auflage 2006
488 Seiten mit 23 Abb. und 36 Tab.
Fester Einband/Fadenheftung
€ 49,80
ISBN 3-17-018633-7

Dieses Buch ist ein umfangreiches Nachschlagewerk, das auf übersichtliche und systematische Weise die neuesten wissenschaftlichen Erkenntnisse und auch praxisorientierte Anwendungsmöglichkeiten im Bereich der Gerontologie darlegt. 77 Autorinnen und Autoren verschiedenster Fachrichtungen behandeln neben den Alternstheorien unter anderem so aktuelle Themen wie Alterskrankheiten, Demenz, Altersbilder, Ältere Arbeitnehmer, Lebenslanges Lernen, Gedächtnis, Fragen der Intervention, der Prävention und Rehabilitation, Ernährung und Sport, aber auch Bereiche wie Pflegewissenschaft und Soziale Sicherungssysteme. Dieses Buch ist eine wichtige Informationsquelle für jeden im Bereich der Gerontologie Forschenden und Lehrenden, aber auch für alle in der praktischen Altenarbeit Tätigen.

Die Herausgeber:
Professor Dr. **Wolf D. Oswald,** Direktor des Instituts für Psychogerontologie, Erlangen. Professor Dr. Dr. h.c. **Ursula Lehr,** Institut für Gerontologie der Universität Heidelberg. Professor Dr. med. **Cornel Sieber,** Direktor des Instituts für Biomedizin des Alterns, Nürnberg. Professor Dr. med. **Johannes Kornhuber,** Direktor der Psychiatrischen und Psychotherapeutischen Klinik der Universität Erlangen.

W. Kohlhammer GmbH · 70549 Stuttgart
Tel. 0711/7863 - 7280 · Fax 0711/7863 - 8430